T0194870

Springer-Lehrbuch

Weitere Bände in der Reihe http://www.springer.com/series/1183

Maximilian Storz

PJ und Famulatur im Ausland

Mit einem Geleitwort von
Sven Gottschling

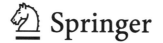

Maximilian Storz
Ölbronn-Dürrn
Baden-Württemberg
Deutschland

ISSN 0937-7433 ISSN 2512-5214 (electronic)
Springer-Lehrbuch
ISBN 978-3-662-57656-4 ISBN 978-3-662-57657-1 (eBook)
https://doi.org/10.1007/978-3-662-57657-1

Die Deutsche Nationalbibliothek verzeichnet diese Publikation in der Deutschen Nationalbibliografie; detaillierte bibliografische Daten sind im Internet über http://dnb.d-nb.de abrufbar.

Umschlaggestaltung: deblik Berlin
Fotonachweis Umschlag: © Africa Studio/stock.adobe.com

Springer ist ein Imprint der eingetragenen Gesellschaft Springer-Verlag GmbH, DE und ist ein Teil von Springer Nature
Die Anschrift der Gesellschaft ist: Heidelberger Platz 3, 14197 Berlin, Germany

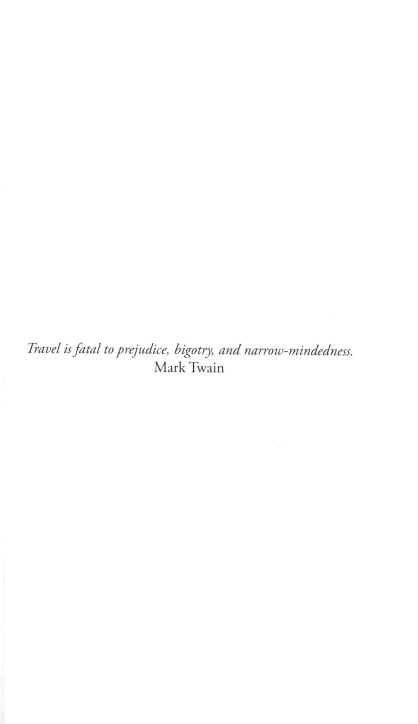

Travel is fatal to prejudice, bigotry, and narrow-mindedness.
Mark Twain

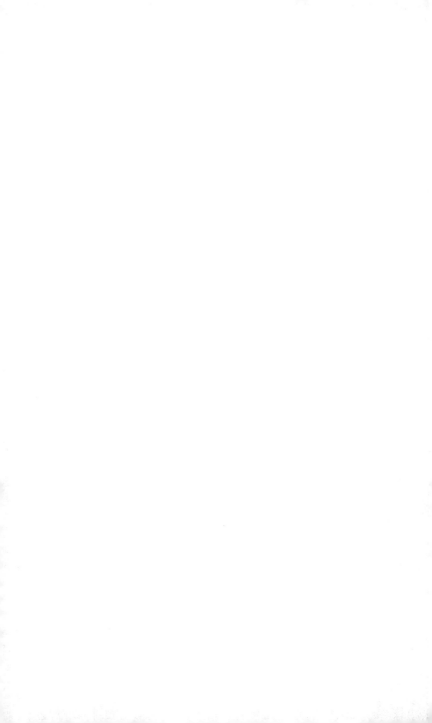

Geleitwort

Reisen macht einen bescheiden. Man erkennt, welch kleinen Platz man in der Welt besetzt (Gustav Flaubert).

Als ich Medizin studierte, ging es noch lange nicht so verschult zu wie heute. Trotz der größeren Freiheiten, die wir damals hatten, brannten wir darauf, praktische Erfahrungen zu sammeln und das möglichst weit weg. Das Medizinsystem und die medizinische Versorgung in anderen Ländern kennenzulernen und auch ein Stück weit die eigene, sehr eingeengte Lebenswirklichkeit einordnen und zurechtrücken zu können, habe ich als unglaublich bereichernd erlebt. Und so waren genau diese Famulaturen und das PJ die prägendsten medizinischen und auch menschlichsten Begegnungen in meiner gesamten Studienzeit. Mein Aufenthalt in England während meines chirurgischen PJ-Tertials, hat mir beispielsweise vor Augen geführt, wie schnell wissenschaftliche Erkenntnisse sofort in die Tat umgesetzt werden. Denn zu diesem Zeitpunkt erschien im Lancet eine Publikation, die zeigte, dass ein normaler Standard-Mundschutz nur für wenige Minuten eine Keimbarriere darstellt. Konsequenterweise trug in dieser viszeralchirurgischen Abteilung dann auch kein Arzt und keine Schwester im OP mehr einen Mundschutz. Um die Keimbelastung im offenen Bauch möglichst gering zu halten, drehte man immerhin kurz den Kopf zur Seite, wenn man im OP niesen musste.

Weitere Famulaturen, zum Beispiel in Namibia oder auch ein PJ-Tertial in Südafrika, haben bei mir nicht nur zu einer ganz gewaltigen Horizonterweiterung im medizinischen Bereich geführt – oder wann hat man schon mal die Gelegenheit, mit einem Arzt von Dorf zu Dorf zu fahren und in Schulklassenzimmern kleinere Operationen vorzunehmen? Auch mein Aufenthalt in der Trauma-Unit am Groote Schuur Krankenhaus in Kapstadt war unglaublich beeindruckend; so viele Schuss- und Stichverletzungen sieht man normal nur in Kriegs- oder Krisengebieten.

Was ich auch jedem dringendst empfehlen würde, der eine Auslandsfamulatur oder ein Auslands-PJ macht, ist, sich in gemeinschaftliche Studentenunterkünfte einzubuchen. Man trifft dort Menschen aus aller Welt, hat rege Gelegenheit zum Austausch und lernt viel über das Medizinstudium, aber auch die spätere Arbeit als Arzt in diesen Ländern.

Max Storz ist mit diesem Buch ein wunderbarer Ratgeber und Begleiter gelungen, den ich mir in dieser Form für meine Famulaturen und PJ-Tertiale im Ausland sehnlichst gewünscht hätte. Was habe ich mir damals die

Finger wund telefoniert und die Hacken blutig gelaufen, um an die notwendigen Informationen zu kommen, die hier in kompakter übersichtlicher Form dargestellt sind. Und nicht nur, dass er sich mit den allgemeinen Fragen wie der Organisation und Vorbereitung eines solchen Aufenthaltes beschäftigt, nein, die bekanntesten und beliebtesten Zielländer für Medizinstudenten werden ausführlich mit ihren Besonderheiten abgehandelt und auch ethische und kulturelle Aspekte kommen nicht zu kurz. Kurzum: dieses Buch ist eigentlich für jeden Medizinstudenten ein Pflichtkauf, denn Auslandsaufenthalte im Rahmen des Medizinstudiums sind nun mal die schönsten, wertvollsten, prägendsten, aber auch mit Sicherheit spannendsten Wochen und Monate im Leben eines jeden Medizinstudenten.

Zu Reisen bedeutet, sich zu entwickeln (Pierre Bernardo).

Im Juni 2018   Prof. Dr. Sven Gottschling

Vorwort

Famulatur und PJ sind ein integraler Bestandteil des deutschen Medizinstudiums. Die Möglichkeit diese Praktika im Ausland zu absolvieren, bietet Studentinnen und Studenten einzigartige Chancen und Entwicklungsmöglichkeiten. Wer mit dem Gedanken spielt wird jedoch auch mit einer Reihe organisatorischer Fragen konfrontiert. Auf welche Rahmenbedingungen muss ich achten? Wie komme ich überhaupt an einen Praktikumsplatz? Welche Dokumente werden hierfür benötigt und welche Kosten kommen auf mich zu?

Zu meiner Studentenzeit gab es kein aktuelles Buch, dass diese Fragen kompakt beantworten konnte. Mühsam musste ich mir Informationen im Internet zusammensuchen und zahlreiche, teils frustrane, Telefonate führen. Häufig erhielt ich dabei veraltete oder sogar widersprüchliche Informationen. Von vielen Möglichkeiten habe

ich außerdem „zu spät" erfahren und dadurch die entsprechenden Bewerbungsfristen verpasst. Im Rahmen meiner Auslandsaufenthalte entstand deshalb dieser Guide,
um Medizinstudenten die Organisation eines Auslandsaufenthaltes zu erleichtern.

Ziel ist es, Studenten vom Anfang bis zum Ende,
d. h. von den Modalitäten über die Voraussetzungen bis
hin zur Planung und Durchführung eines Auslandsaufenthaltes Hilfestellungen zu geben. Neben einer prägnan-
ten Darstellung der durch die Approbationsordnung für
Ärzte vorgegebenen Anforderungen an Famulatur und
PJ sind mir praxisnahe Hinweise zur Organisation und
Bewerbung besonders wichtig. Das Buch beinhaltet deshalb nicht nur Vorlagen und Checklisten, sondern auch
wichtige Tipps aus der Praxis und Erfahrungsberichte.
Damit dient es als kompakter Ratgeber, um im bereits
inhaltlich sehr gefüllten Medizinstudium Zeit bei der
Organisation zu sparen.

Ich kann jeden Medizinstudenten nur dazu animieren
einen Teil seiner Ausbildung im Ausland zu absolvieren,
um seinen Horizont zu erweitern und um neue Pers-
pektiven zu entwickeln. Der Wert dieser Erfahrungen
wird einem oft erst später bewusst und heute denke ich
gerne an diese prägende Zeit zurück. Wer sich durch
administrative Hürden nicht abschrecken lässt, dem
winken unvergessliche Momente und viele interessante
Begegnungen.

Zur besseren Lesbarkeit wird nur die männliche Form für Studierende, Ärzte und sonstige Personen verwendet. Mit allen Ansprachen sind jedoch immer sowohl Männer als auch Frauen angesprochen. Ich gebe an, dass kein Interessenskonflikt besteht.

Im Juni 2018   Maximilian Storz

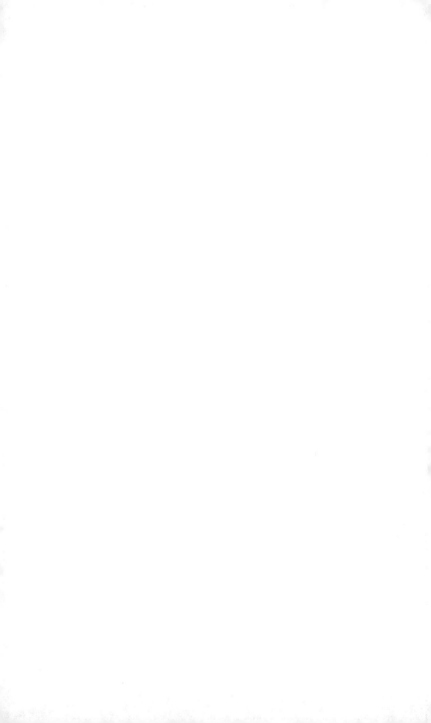

Danksagung

Dieses Buch ist meinen Eltern gewidmet.

Ich danke Professor Dr. Sven Gottschling für seine fortwährende Unterstützung während meines kompletten Studiums.

Außerdem geht mein Dank an das gesamte Team des Springer-Verlages, insbesondere an Frau Stöhla und Frau Doyon für die sehr freundliche Betreuung sowie an Frau Dr. Kahl-Scholz für das Lektorat und die konstruktive Zusammenarbeit. Ebenfalls möchte ich mich bei all denjenigen bedanken, die mich während meines Studiums und meiner bisherigen Assistenzarztzeit begleitet haben, insbesondere Dr. Lücke, Dr. Heymann, Dr. Al-Mashhadi, Dr. Lory, Prof. Nikolaou und Professor Lee.

Mein besonderer Dank gilt Suhyeon Hong, Roy Marcus, Claudia Schütz, Anne-Christiane Kentgens, Anna von Gagern und natürlich Mikolaj Kaczynski für unvergessliche gemeinsame Dienste.

Inhaltsverzeichnis

1 Einleitung   1
   1.1   Warum überhaupt ins Ausland?   2
   1.2   Lebenserfahrung kann man nicht
         „anerkennen" lassen   5
   1.3   Hinweise zum Buch   9

2 Famulatur   13
   2.1   Allgemeines   13
   2.2   Famulaturzeugnis   21
   2.3   Fragen und Antworten   24

3 Praktisches Jahr (PJ)   33
   3.1   Allgemeines   33
   3.2   Formalitäten   34
   3.3   PJ-Bescheinigung   42
   3.4   Fragen und Antworten   44

4   Organisation 49
4.1   Prinzipielle Überlegungen 49
4.2   Wie komme ich an einen
       Praktikumsplatz? 50
4.3   Die Bewerbung 55
4.4   Das Anschreiben 56
4.5   Benötigte Dokumente 61
4.6   Bewerbungszeitpunkt 83
4.7   Gebühren 85
4.8   Observership, Clinical Elective und
       Internship 88
4.9   Absagen und ausbleibende Antworten 91
4.10 Erfahrungsberichtdatenbanken 95
4.11 Auslandsaufenthalt: Alleine oder mit
       Freunden bzw. Partner? 100
4.12 Fragen und Antworten 102

5   Vorbereitung 107
5.1   Versicherungen 107
5.2   Impfungen 109
5.3   Unterkunft 112
5.4   Anreise, Visum und
       Einreisebestimmungen 118
5.5   Gepäck 122
5.6   Sprache und Sprachkurs 126
5.7   Fachliteratur 132
5.8   Sonstiges 136

6   Finanzierung 145
6.1   Welche Finanzierungsmöglichkeiten
       gibt es? 146

7   Länder   153
   7.1   Schweiz   153
   7.2   Frankreich   167
   7.3   Spanien   175
   7.4   USA   182
   7.5   Kanada   191
   7.6   Großbritannien   196
   7.7   Irland   208
   7.8   Australien   216
   7.9   Neuseeland   223
   7.10   Südafrika   227
   7.11   Südkorea   234
   7.12   Dänemark   241
   7.13   Italien   247

8   Das Praktikum   251
   8.1   Der erste Tag   251
   8.2   Der Praktikumsverlauf   254
   8.3   Der letzte Tag   257
   8.4   Sonstiges   260

9   Ethische und kulturelle Aspekte   269
   9.1   Das eigene Kompetenzniveau   271
   9.2   Notfälle und vital bedrohliche
       Situationen   275
   9.3   Wertschätzung und Integrität   278
   9.4   Kulturelle Unterschiede und
       Werteorientierungen   279
   9.5   Administrativer Aufwand und
       Belastung des Gastgebers   281

10   Systematische Nachbereitung   285
    10.1   Debriefing   285
    10.2   Der eigene Erfahrungsbericht   288

11   Forschungsaufenthalte. Summer Schools.
    Global- und Public-Health-Projekte   293

12   Hilfreiche Ressourcen   299
    12.1   Fachzeitschriften für
           Medizinstudenten   299
    12.2   Checklisten   301
    12.3   Vorlagen   311

Literatur und Internetseiten   315

Sachverzeichnis   329

Über den Autor

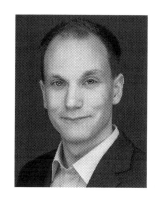

Dr. med. Maximilian Storz, geboren 1990, absolvierte sein Studium an der medizinischen Fakultät der Universität des Saarlandes. Während des Studiums verbrachte er mehrere Famulaturen und PJ-Tertiale im Ausland, unter anderem in Südkorea, Dänemark und der Schweiz. Der Autor ist derzeit als Assistenzarzt für Innere Medizin tätig und lebt in Tübingen. Im Rahmen seiner Auslandsaufenthalte waren nicht nur die medizinischen Aspekte und Vorgehensweisen in anderen Ländern wegweisend, sondern

auch die sozialen, wirtschaftlichen und kulturellen Gegebenheiten. Noch heute sind für den
Autor die Auslandsaufenthalte die
wichtigsten und nachhaltigsten
Erfahrungen seines Studiums.
Aktuell beschäftigt er sich intensiv mit ernährungstechnischen
Fragen in der Klinik, die vor
allem durch Beobachtungen während seiner Zeit in Korea
angeregt wurden.

Abkürzungsverzeichnis

ÄAppO   Approbationsordnung für Ärzte
AFMC   The Association of Faculties of Medicine of Canada
AMA   American Medical Association
AMSJ   Australian Medical Student Journal
BMA   British Medical Association
BVMD   Bundesvertretung der Medizinstudierenden in
             Deutschland e.V
CV   Curriculum Vitae
DAAD   Deutscher Akademischer Austauschdienst
DCEM   Deuxième cycle des études médicales
FY   Foundation Year
GP   General Practitioner
HIPAA   Health Insurance Portability and Accountability Act
HPAT   Health Professions Admission Test
HPCSA   Health Professions Council of South Africa
IELTS   International English Language Testing System
LCME   Liaison Committee on Medical Education

LOM	Letter of Motivation
LOR	Letter of Recommendation
MIR	Médico Interno Residente
MoU	Memorandum of Understanding
MRSA	Methicillin-resistenter Staphylococcus aureus
NHS	National Health Service
NSAID	Nichtsteroidales Antirheumatikum
OSHA	Occupational Safety and Health Administration
PCEM	Premier cycle des études médicales
PEP	Postexpositionsprohylaxe
PJ	Praktisches Jahr
RISE	Research Internships in Science and Engineering
SBB	Schweizerische Bundesbahn
SNU	Seoul National University
TOEFL	Test of English as a Foreign Language
USCE	United States Clinical Experience
USMLE	United States Medical Licensing Examination

1

Einleitung

Weltweit werden unter Medizinstudenten Auslandsaufenthalte im Rahmen ihres Studiums immer beliebter
[1, 2, 3]. Bereits 2005 gaben 40 % der britischen
Medizinstudenten an, ein Praktikum in einem „Entwicklungsland" absolviert zu haben [4]. In einer aktuellen
Umfrage berichten ca. 30 % der amerikanischen Studenten über die Teilnahme an einem „Global Health Elective"
[5]. Für Deutschland gibt es diesbezüglich keine aktuellen
Zahlen, es ist jedoch davon auszugehen, dass hierzulande
der Prozentsatz noch höher ist.

Dies liegt zum einen daran, dass man im Gegensatz
zu vielen anderen Ländern bereits zu Beginn des klinischen Studienabschnittes die Möglichkeit hat, im Rahmen einer Famulatur Zeit im Ausland zu verbringen.
Zum anderen kommt nach erfolgreichem Bestehen des

© Springer-Verlag GmbH Deutschland, ein Teil von
Springer Nature 2018
M. Storz, *PJ und Famulatur im Ausland,* Springer-Lehrbuch,
https://doi.org/10.1007/978-3-662-57657-1_1

zweiten Abschnittes der ärztlichen Prüfung mit dem praktischen Jahr eine weitere Möglichkeit hinzu. Im Gegensatz zu einem Erasmus-Semester sind eine Famulatur bzw. ein PJ-Tertial in der Regel leichter zu organisieren, die Anerkennung durch das Landesprüfungsamt bereitet erfahrungsgemäß weniger Schwierigkeiten.

Unabhängig vom Studiengang hat man als internationaler Student die Chance, andere Länder kennenzulernen, seine interkulturellen Kompetenzen zu stärken und die Sprachkenntnisse zu verbessern. Man hat die Möglichkeit zu reisen und eine andere Perspektive auf sein eigenes Studentenleben zu entwickeln. Zudem bieten medizinische Auslandspraktika eine Reihe fachspezifischer Vorteile.

1.1 Warum überhaupt ins Ausland?

Viele Studenten stehen Auslandspraktika wegen des hohen organisatorischen Aufwandes und der damit verbundenen Kosten eher skeptisch gegenüber. Natürlich ist es möglich, seine komplette medizinische Ausbildung in Deutschland zu absolvieren, jedoch bieten internationale Aufenthalte im Rahmen einer Famulatur oder eines PJ-Abschnitte viele Vorteile.

Zunächst hat man die Chance, mit Krankheitsbildern in Kontakt zu kommen, die man in seinem Heimatland gar nicht oder nur in geringer Ausprägung sieht [6, 7, 8]. Wer in einem Land mit hoher HIV-Prävalenz und schlechter medizinischer Versorgung ein Praktikum absolviert, wird dort z. B. viel häufiger auf AIDS-definierende Erkrankungen und Symptome stoßen als hierzulande.

Auch einige Infektionskrankheiten, wie z. B. die Blastomykose, sind vielen deutschen Studenten gänzlich unbekannt, im Süden der USA kommt sie jedoch häufig vor.

Oder nehmen wir exemplarisch Japan und Südkorea: Beide Länder haben eine im Vergleich zu Deutschland hohe Inzidenz an Magenkarzinomen. Aufgrund des häufigen Vorkommens wurden dort unter anderem Screening- und systematische Aufklärungsprogramme eingeführt, die es hierzulande in diesem Umfang nicht gibt. Wer sich für dieses spezielle Thema interessiert, kann dort von weltweit anerkannten Experten lernen. Man hat somit die Chance, gezielt an Einrichtungen zu arbeiten, die sich mit Erkrankungen und Fragestellungen beschäftigten, die in Deutschland selten oder weniger relevant sind. Studenten, die die Chance haben, solche Erkrankungen zu sehen, profitieren nach ihrer Heimkehr bei der Versorgung von Immigranten und Reiserückkehrern aus dem Ausland [7].

Gerade in Ländern mit eingeschränkten Ressourcen und eher schlechter medizinischer Versorgung, lernt man insbesondere nur mit dem Nötigsten klarzukommen. Laut Thompson et al. wirkt sich dies positiv auf die praktischen Fähigkeiten, z. B. im Rahmen der körperlichen Untersuchung, aus [9]. Der Fokus liegt hierbei auf der strukturierten Anamnese und der gründlichen körperlichen Untersuchung.

> Wer Patienten sicher und vollständig untersuchen kann, benötigt oft weniger technische Hilfsmittel (z. B. medizinische Bildgebung oder teure laborchemische Untersuchungen), um eine Diagnose zu stellen.

Dies spart nicht nur Zeit und Geld, sondern kommt auch den Patienten zugute, die dadurch weniger Ärzte aufsuchen müssen. Panosian und Coates fassen das unter den Schlagworten „back-to-basics diagnosis" und „cost-conscious practice" zusammen [10].

Neben der Erweiterung des medizinischen Fachwissens haben Auslandsaufenthalte einen positiven Einfluss auf die persönlichen Eigenschaften [11].

> Medizinstudenten, die im Rahmen von internationalen Praktika Erfahrungen sammeln konnten, haben nach Smith et al. ein höheres Interesse an ehrenamtlichem Engagement [12].

Sie kümmern sich häufiger um benachteiligte bzw. unterversorgte Bevölkerungsschichten und bringen sich im Rahmen von gemeinnütziger Arbeit ein [13, 14]. Dies ist besonders im Hinblick auf die Tatsache, dass der studentische Idealismus mit fortschreitender Ausbildung tendenziell eher abnimmt, von großer Bedeutung [15]. Internationale Praktika, gerade in ressourcenarmen Ländern, fördern Eigenschaften wie Mitgefühl und Empathie [7, 16]. Zudem werden kulturelle Kompetenzen gestärkt und Vorurteile abgebaut. Einige Studien weisen auch einen positiven Effekt auf das Selbstbewusstsein und die Kommunikationsfähigkeiten nach [17, 18, 19].

Überdies haben medizinische Auslandspraktika einen Einfluss auf die Fachwahl und die Karriere. Studenten tendieren danach eher dazu, in der unmittelbaren Patientenversorgung zu arbeiten oder im Bereich „Public

Health" tätig zu sein [13, 16, 20]. Auch das Interesse an der hausärztlichen Tätigkeit nimmt zu [14]. Durch Auslandspraktika bekommt man die Chance, mit internationalen Kollegen zusammen zu arbeiten und kann so sein berufliches Netzwerk und natürlich die eigenen Fremdsprachenkenntnisse weiter ausbauen. Internationale Praktika machen sich gut im Lebenslauf und unterstreichen Eigenschaften wie Anpassungsfähigkeit, Flexibilität und Offenheit.

Die Gründe sind also vielfältig und wurden bereits 1993 in einem Editorial in der Fachzeitschrift Lancet treffend zusammengefasst:

> No other part of the course transforms students so rapidly and profoundly, and both they and their teachers argue strongly that the overseas elective should find a secure place in any new medical curriculum [21].

1.2 Lebenserfahrung kann man nicht „anerkennen" lassen

Das Medizinstudium ist lang, voller Prüfungen und gespickt mit vielen Hürden. In Gesprächen mit Absolventen lassen sich jedoch immer wieder bestimmte Muster finden. Sie berichten, dass sie retrospektiv den klinischen Studienabschnitt als vergleichsweise sehr schnell vorübergehend empfunden haben. Auf der anderen Seite wird die Vorklinik von vielen als überwiegend „zäh" bezeichnet.

Wer das erste Staatsexamen der Medizin geschafft hat und sich im klinischen Abschnitt wiederfindet, wird zwar auf andere Inhalte stoßen, das System bleibt jedoch gleich. Multiple-Choice-Klausuren, Seminare und fest vorgegebene Disziplinen, die man als Student zu durchlaufen hat, lassen wenig Spielraum für eigene Gestaltung und Ideen. Zwar kann man Wahlfächer belegen oder sich für zusätzliche Kurse anmelden; einen Fokus wie in vielen Masterstudiengängen kann man jedoch nicht selbst setzen. Natürlich dient hierzu die Facharztausbildung. Trotzdem hat man oft wenig Spielraum, eigene Wünsche, Ideen und Vorstellungen während des Studiums einzubringen.

In Gesprächen mit Kollegen und früheren Kommilitonen über mit dem Medizinstudium verbundene Auslandsaufenthalte bin ich immer wieder auf einige Kernaussagen gestoßen:

* „Hier habe ich selbst Verantwortung übernommen, selbst geplant, Dinge organisiert und mein Studium zum ersten Mal selbst gestaltet."
* „Ich konnte Dinge tun, für die während eines regulären Semesters kein Platz war. Mit großer Freude blicke ich jetzt als Assistenzärztin auf die Unbeschwertheit während meiner Auslandsaufenthalte zurück."
* „Es war eine Genugtuung, der Monotonie des Semesters zumindest für eine einmonatige Famulatur zu entfliehen. Man nimmt sich ja jedes Semester viel vor, spätestens nach drei Wochen ist man aber wieder im selben Trott und arbeitet die enorme Stoffmenge ab".
* „Selbstpflege wird uns im Studium nicht beigebracht. Pflichtbewusstsein, Auswendiglernen und unkritisches Hinterfragen jedoch oft genug. Ich habe jeden Kurs besucht, kein Buch war mir zu dick, kein Skript zu

komplex. Für mich selbst blieb wenig Zeit. Heute bereue ich es."

Eine Famulatur oder ein PJ-Abschnitt im Ausland braucht neben entsprechenden finanziellen Mitteln hauptsächlich Zeit. Viele Studenten tendieren jedoch dazu, ihr Studium durchzuziehen – häufig in der Regelstudienzeit. Einige Medizinstudenten vertreten schließlich die Meinung, dass das Studium „schon lange genug sei" und man „ja auch irgendwann fertig sein wolle". Häufig wird vergessen oder übersehen, dass man diese Möglichkeiten als approbierter Arzt in diesem Umfang wahrscheinlich nie wiederbekommen wird. Für ein „Elective" wird nämlich schon rein formell der Studentenstatus benötigt, zudem hat mal als Assistenzarzt „nur" 30 Tage Urlaub pro Jahr. Gerade der Berufseinstieg ist nach wie vor hart und hält viele Hürden parat. Der Urlaub wird deshalb auch meist als Erholungsurlaub benötigt.

Zudem trimmt uns das Studium auf „formelle Anerkennung" im Sinne von Stempeln, Unterschriften und Noten. Eine nicht anerkannte Famulatur steht für einige nach wie vor symbolisch für „verschwendete" Zeit, schließlich muss man diese ja nachholen und weitere 30 Tage Semesterferien opfern. Wenn man während seines Studiums den Wunsch hat, etwas Bestimmtes zu sehen, dann sollte man dies versuchen umzusetzen. Der klinische Studienabschnitt ist schneller vorbei als gedacht und die Assistenzarztzeit kommt bestimmt.

Die Absolventen werden zudem immer jünger, vielen von uns winken 40 Jahre oder mehr in diesem Beruf. Deshalb muss man sehr kritisch hinterfragen, ob es hierbei auf einen oder zwei Monate mehr während des Studiums ankommt. Zu lernen, für die Dinge einzustehen, die einen interessieren und begeistern, ist ebenfalls eine Kunst. Mir selbst gelang es während des Studiums nur partiell.

> Lebenserfahrung und Charakterformung lassen sich nicht durch die Signatur eines Sachbearbeiters des Landesprüfungsamtes bescheinigen.

Ich kann deshalb Studenten nur dazu ermutigen, Dinge zu tun, die durch Letztere als „unmöglich" bezeichnet werden.

Abschließend sei noch ein häufiger Kritikpunkt an medizinischen Auslandspraktika erwähnt, den jeder Student bestimmt schon einmal in ähnlicher Form zu Semesterbeginn erlebt hat.

Student A: „Wo hast du famuliert?"

Student B: „Ich war vier Wochen in Schweden in der Gynäkologie im Universitätskrankenhaus in Lund".

Student A: „Oh, schön! Hattest du es locker?"

Natürlich haben Auslandspraktika den Ruf, stressfreier und angenehmer zu sein als hierzulande. Ein gewisses „Urlaubsfeeling" ist integraler Bestandteil. Wer jedoch einmal als Wahljahrstudent in der Schweiz war oder den typischen amerikanischen Klinikalltag mehrere Wochen mitgemacht hat, weiß, dass es ein Vorurteil ist, dass nur in Deutschland als Student viel gearbeitet wird. Wer sich für eine entspannte Famulatur auf Barbados oder Trinidad und Tobago entscheidet, tut dies meist bewusst.

Jeder Student ist individuell für sein Studium und seinen Wissenszuwachs verantwortlich. Während einige durch Praktika gut vorbereitet in das Leben als Assistenzarzt starten, sind andere ihr Studium eher „entspannt" angegangen und weisen entsprechende Defizite auf.

> Pauschalisierungen (Auslandspraktikum = Freizeit) sind in den allermeisten Fällen unzutreffend und falsch.

Man sollte sich durch o. g. Dialoge und ähnliche Aussagen nicht herunterziehen lassen. Unter dem Strich kommt es lediglich darauf an, wie man selbst die Zeit beurteilt und ob man subjektiv glücklich war bzw. in dieser Zeit den medizinischen Horizont erweitern konnte.

1.3 Hinweise zum Buch

Das vorliegende Buch ist wie folgt aufgebaut. In den Kap. 2 und 3 werden die **Rahmenbedingungen und Modalitäten** für Famulatur und PJ besprochen. Kap. 4 ist der **Organisation** gewidmet und geht dabei vor allem auf die Bewerbung ein. Kap. 5 enthält wichtige Informationen zur **Vorbereitung** und **Planung** eines Auslandsaufenthaltes. Die **beliebtesten Destinationen** deutscher Studenten werden in den landespezifischen Abschnitten in Kap. 7 ausführlich besprochen. Wichtige **Themen rund um das Praktikum** selbst finden sich in Kap. 8. Die folgenden Abschnitte sind nach Themenblöcken geordnet und beinhalten ethische und kulturelle Aspekte und zahlreiche Ressourcen rund um den Auslandsaufenthalt, wie z. B. weitere Checklisten und Hilfestellungen.

Über alle Kapitel verteilt finden sich wertvolle Tipps und Erfahrungsberichte mit Erfahrungen früherer Kommilitonen. Aus Datenschutzgründen sind für die Nachnamen nur Initialen angegeben oder der Name wurde abgeändert. Ein „Frage-und-Antwort"-Teil am Ende der wichtigsten Kapitel behandelt unklare Punkte, die im Rahmen von Famulatur und PJ im Ausland immer wieder auftauchen. Zahlreiche Querverweise und Referenzen auf Internetseiten von Universitäten, Krankenhäusern und Drittanbietern runden das Buch ab.

Hinweis: Aus rein pragmatischen Gründen werden in diesem Buch keine genauen Kontaktdaten im Sinne von E-Mail-Adressen oder Anschriften in den Bewerbungskapiteln angegeben. Adressen, Telefonnummern und Ansprechpartner ändern sich häufig und können schon am nächsten Tag nicht mehr aktuell sein. Aus diesem Grund werden in diesem Buch nur Krankenhausnamen bzw. Universitäten genannt, mithilfe des Internets findet man schnell die Kontaktdaten der aktuell zuständigen Person. Auch die Bewerbungsmodalitäten (benötigte Dokumente, Gebühren, etc.) unterliegen einem fortlaufenden Wandel. Schon allein deshalb sollte man sich zuvor ausreichend informieren, bevor man sich bei einer Adresse bewirbt, die man in einem alten Erfahrungsbericht gefunden hat.

In einigen Punkten, z. B. bei der Anerkennung eines PJ-Tertials, wird oftmals an das Landesprüfungsamt verwiesen und zu bestimmten Fragen können keine verbindlichen Aussagen gemacht werden. Dies liegt daran, dass sich die Regularien von Universität zu Universität und von Landesprüfungsamt zu Landesprüfungsamt unterscheiden. Bei der Anerkennung eines Auslandstertials handelt es sich stets um eine Einzelfallentscheidung, die sich auf das konkrete PJ bezieht. Die Entscheidung obliegt ausschließlich dem Landesprüfungsamt, der zuständige Sachbearbeiter muss dabei viele verschiedene Einzelfaktoren (Ausbildungsstandard der Klinik, Vollständigkeit der vorliegenden Dokumente, etc.) beachten. Im Voraus kann somit niemals eine definitive Aussage zur Anerkennung getroffen werden. Etwaige Anerkennungen in der Vergangenheit sind dementsprechend zwar als positiv zu werten, eine Berufung darauf ist jedoch nicht möglich.

Der Autor erklärt, dass keine Interessenskonflikte vorliegen. Bei der Nennung von Internetseiten von Drittanbietern handelt es sich lediglich um Vorschläge, die sich, basierend auf Erfahrungsberichten früherer Studenten, bewährt haben. Natürlich steht es jedem Studenten frei, diese zu benutzen oder auch nicht. Aus Kapazitätsgründen war es zudem nicht möglich eine umfangreichere Länderliste aufzunehmen. Die enthaltenen Länder werden jedoch ausführlich und detailliert besprochen. Das Internet bietet zudem eine Reihe von schnell verfügbaren Erfahrungsberichten (Abschn. 4.9).

2

Famulatur

2.1 Allgemeines

Warum famuliert man überhaupt? Diese Frage wird häufig gestellt und lässt sich aus verschiedenen Blickwinkeln heraus beantworten. Formal gesehen ist die viermonatige Famulatur eine Zulassungsvoraussetzung zum zweiten Abschnitt der ärztlichen Prüfung. Ohne einen entsprechenden Nachweis wird man nicht zum Examen zugelassen. Aus bildungspolitischer Sicht sollen sich die Studierenden mit den Strukturen und Abläufen in der ärztlichen Patientenversorgung vertraut machen. Dies umfasst sowohl die stationäre als auch die ambulante Krankenversorgung. Darüber hinaus hat man im Rahmen einer Famulatur häufig erstmals die Möglichkeit, auch praktische Erfahrung zu sammeln und dem

© Springer-Verlag GmbH Deutschland, ein Teil von Springer Nature 2018
M. Storz, *PJ und Famulatur im Ausland,* Springer-Lehrbuch, https://doi.org/10.1007/978-3-662-57657-1_2

theoretischen Universitätsalltag zu entfliehen. Famulaturen bieten die ideale Grundvoraussetzung, um Fähigkeiten wie Blut abnehmen oder das Legen intravenöser Zugänge zu erlernen.

Zudem soll die Famulatur auf den späteren Berufsalltag vorbereiten. Man kann z. B. Assistenzärzte während ihres Stationsalltags begleiten oder in die verschiedenen Funktionsabteilungen eines Krankenhauses rotieren. Für viele Studenten stellt die Famulatur zudem die erste Möglichkeit dar, in den Operationssaal zu kommen.

> Je präziser die eigenen Wünsche und Vorstellungen, desto zielgerichteter kann man eine Famulatur und deren Inhalt planen.

So sind z. B. Famulaturen in speziellen Abteilungen wie der Sonographie möglich.

Weiterhin dient die Famulatur als wichtige Orientierungshilfe für die spätere Tätigkeit. Insbesondere kleinere Fachgebiete, mit denen man im Studium relativ wenig in Kontakt kommt (Rechtsmedizin, Humangenetik, etc.), können so erkundet werden. Empfehlenswert ist es, Famulaturen in verschiedenen Fachrichtungen zu machen, um ein möglichst großes Spektrum abzudecken. Damit hat man für sich selbst die Möglichkeit, Antworten auf grundlegende Fragen der späteren Berufstätigkeit zu finden. Dies beinhaltet die Frage nach der Tätigkeit (eher konservativ wie z. B. in der Inneren Medizin oder operativ wie z. B. in der Chirurgie) und Ausrichtung (unmittelbare

Patientenversorgung wie z. B. Notaufnahme oder Fächer mit wenig Patientenkontakt wie z. B. in der Radiologie oder Pathologie).

Überdies kommt man im Rahmen einer Famulatur mit anderen Studenten externer Universitäten in Kontakt und hat die Möglichkeit, sich über Studium und Kurse auszutauschen. Mit etwas Glück und Aufmerksamkeit lässt sich über eine Famulatur auch gleich ein Betreuer für eine potenzielle Doktorarbeit finden Erfahrungsgemäß beginnen viele Studenten ihre spätere Assistenzarztkarriere auch an einer Klinik, an der sie zuvor ein PJ-Tertial oder eine Famulatur absolviert haben – gerade wenn diese einen bleibenden Eindruck hinterlassen hat. Bei der Planung einer Famulatur gilt es, einige Formalitäten zu beachten, auf die nachfolgend eingegangen wird.

Formalitäten

Die für eine Famulatur wichtigen Rahmenbedingungen und Formalitäten können sich teilweise von Landesprüfungsamt zu Landesprüfungsamt unterscheiden. Es ist daher sehr wichtig, sich frühzeitig selbst über die Voraussetzungen des jeweiligen Landesprüfungsamtes zu informieren. Diese Informationen findet man meist auf der Homepage der eigenen Universität und direkt beim zuständigen Landesprüfungsamt. Dort finden sich auch entsprechende Vordrucke, wie z. B. Zeugnisformulare oder der Antrag auf Anerkennung einer Famulatur im Ausland (Abschn. 2.2), welche sehr hilfreich sind und stets verwendet werden sollten.

Die vom Landesprüfungsamt zur Verfügung gestellten Vordrucke enthalten sämtliche relevanten Eckdaten

(Zeitraum, Fachrichtung etc.), die der zuständige Betreuer ausfüllen muss. Nichts ist ärgerlicher als eine abgeleistete Famulatur, die aufgrund einer Verletzung der Vorgaben des Landesprüfungsamtes nicht anerkannt wird.

> Deshalb ist es ratsam, rechtzeitig, d. h. am besten vor der ersten Famulatur, einen Blick auf die zur Verfügung gestellten Merkblätter zu werfen und die folgenden wichtigen Punkte zu beachten.

Zeitraum

Eine Famulatur kann nicht in der Vorlesungszeit absolviert werden.

> Famulaturen sind entsprechend § 7 ÄAppO unbedingt während der vorlesungsfreien Zeit abzuleisten.

Das zuständige Landesprüfungsamt kann rein rechtlich gesehen die Anerkennung einer Famulatur während der Vorlesungszeit verweigern. Viele Landesprüfungsämter sind bei der Handhabung dieser Regel sehr streng und es kam bereits mehrfach vor, dass eine einmonatige Famulatur wegen eines einzigen Tages, der in der Vorlesungszeit lag, nicht anerkannt wurde. Folglich ist es wichtig, sich vorab bei der zeitlichen Planung die entsprechenden Semesterzeiten und den Zeitraum der vorlesungsfreien Zeit anzuschauen. Diese finden sich auf der Homepage der Heimatuniversität. Auch wenn für die meisten

Studenten das Semester mit der letzten Klausur endet, sind für die zuständigen Behörden und Verwaltungsorgane ausschließlich die offiziellen Semesterzeiträume ausschlaggebend. Wer den Praktikumsstart direkt im Anschluss an die letzte Klausur plant, sollte dies also unbedingt im Voraus mit dem zuständigen Landesprüfungsamt abklären.

In einigen Ländern, insbesondere in den USA, sind die Zeiträume für einmonatige Rotationen von den entsprechenden Universitäten und Medical Schools fest vorgegeben (Abschn. 7.4). Der Bewerber muss schon im Rahmen des Bewerbungsverfahrens bestätigen, dass er dies akzeptiert und Änderungen nicht zulässig sind. Diese Zeiten sind fest vorgeschrieben und meist nicht verhandelbar. Kollidiert die Famulatur aus organisatorischen Gründen mit der Vorlesungszeit, lohnt es sich bei einer Überschneidung von wenigen Tagen telefonisch das Landesprüfungsamt zu kontaktieren. Die jeweiligen Mitarbeiter drücken in Ausnahmefällen ggf. ein Auge zu, sofern die Problematik sachlich erklärt wird oder der Stundenplan an den entsprechenden Tagen überhaupt keine Vorlesungen mehr vorsieht; letztendlich enden viele Kurse und Praktika ja bereits vor dem offiziellen Semesterschluss. Einige Landesprüfungsämter verlangen hierfür allerdings eine schriftliche Bestätigung (mit Dienstsiegel und Unterschrift) durch das Studiendekanat. Andere wiederum erkennen Famulaturen, die in der Unterrichtszeit abgeleistet wurden, ausnahmslos nicht an. Hier lohnt sich eine Abklärung im Voraus, um sich unnötigen Ärger und Frust zu ersparen.

Einige Krankenhäuser bieten zudem auch an, die Bescheinigung auf den vom Studenten gewünschten Zeitraum zu datieren. Das bedeutet, dass ganz normal

30 Kalendertage abgeleistet werden, aber der Zeitraum so bescheinigt wird, dass er definitiv in der vorlesungsfreien Zeit liegt. Ein persönlicher Ansprechpartner in der betroffen Klinik ist hierbei hilfreich. Sofern während den Semesterferien mehr als eine Famulatur absolviert wird, dürfen diese sich zeitlich logischerweise nicht überschneiden.

Dauer

Die insgesamt viermonatige Famulatur (§ 1 Abs. 2 Satz 1 Nr. 4, ÄAppO) ist bis zum Beginn des praktischen Jahres abzuleisten.

Ohne die entsprechenden Nachweise wird man nicht zum zweiten Abschnitt der ärztlichen Prüfung zugelassen. Insgesamt müssen **120 Kalendertage** nachgewiesen werden. Diese 120 Tage beinhalten auch Wochenenden und Feiertage. Famuliert man z. B. vom 1. März bis zum 30. März hat man insgesamt 30 Kalendertage abgeleistet. Eine Famulatur, die am 1. Februar beginnt und am 28. Februar endet, erfüllt hingegen nicht die einschlägigen Voraussetzungen des Landesprüfungsamtes, schließlich wurden ja keine 30 Kalendertage abgeleistet. Es soll an dieser Stelle nochmals explizit erwähnt werden, dass die **Wochenenden ebenfalls mit dazu zählen**.

Entgegen der gängigen Meinung vieler Studenten muss eine Famulatur nicht immer an einem Montag beginnen, jeder andere Wochentag ist ebenso möglich. Offiziell sind Famulaturen immer ganztätig und unter ärztlicher

Anleitung abzuleisten. Es ist zu beachten, dass Famulaturen, die in der Vorklinik, also vor dem Bestehen des ersten Abschnitts der ärztlichen Prüfung, gemacht wurden, generell nicht anerkannt werden. Einige Landesprüfungsämter ermöglichen zudem ein „Splitting", d. h. die Aufteilung einer Famulatur in Teilabschnitte. Eine einmonatige Famulatur kann somit in zwei Abschnitte von jeweils 15 Tagen aufgeteilt werden

In welchen Einrichtungen kann man famulieren?
Famuliert wird in Krankenhäusern, stationären Rehabilitationseinrichtungen, hausärztlichen Praxen und in ärztlich geleiteten Einrichtungen der ambulanten Krankenversorgung.

> Aktuell müssen zwei Monate (60 Kalendertage) in einem Krankenhaus, ein Monat (30 Kalendertage) in der hausärztlichen Versorgung und ein Monat (30 Kalendertage) in einer ärztlich geleiteten Einrichtung der ambulanten Krankenversorgung abgeleistet werden.

Auslandsfamulaturen bei Hausärzten werden meist nicht akzeptiert, da diese nach § 73 Abs. 1a SGB V nicht an der hausärztlichen Versorgung in Deutschland teilnehmen. Eine im Ausland in einer Einrichtung der ambulanten ärztlichen Krankenversorgung oder in einem Krankenhaus absolvierte Famulatur wird hingegen meist problemlos angerechnet. Auch hier kann es Unterschiede zwischen den einzelnen Landesprüfungsämtern geben.

Krankheit

Welcher Student kennt folgendes Szenario nicht: Der Stundenplan ist vollgepackt mit Pflichtvorlesungen, Praktika und Seminaren. Man schleppt sich mit letzter Kraft durch das überfüllte Semester und die Klausurenphase, nur um dann direkt in die Famulatur zu starten. Der Cortisolspiegel und der Leistungsdruck fallen langsam ab, man fühlt sich schlapp und wird krank. Dies kann auch im Zeitraum einer Famulatur passieren und dazu führen, dass man nicht arbeiten kann. Folglich kommt es zur Unterbrechung der 30 Kalendertage, welche offiziell entsprechend notiert werden muss.

Während einige Krankenhäuser hier penibel auf die Einhaltung der entsprechenden Zeiten pochen, sind andere wiederum sehr kulant. Es empfiehlt sich, die Situation mit dem zuständigen Betreuer zu besprechen, um eine für beide Seiten zufriedenstellende Lösung zu finden. Es bietet sich z. B. an, die fehlenden Tage hinten anzuhängen oder als Ausgleich einen Dienst mitzumachen. Da die meisten Famulaturen unbezahlt sind und sich viele Ärzte noch an ihre eigene Studentenzeit zurückerinnern, wird auch hier, z. B. bei einem oder zwei Fehltagen, gerne mal ein Auge zugedrückt. Letztendlich ist es nur wichtig, dass Ihnen auf Ihrer Bescheinigung insgesamt 30 Kalendertage bzw. Arbeitstage bestätigt werden.

2.2 Famulaturzeugnis

Nach Abschluss der Famulatur sollte man sich die abgeleistete Zeit unbedingt schriftlich bestätigen lassen. Hierbei sollten die offiziellen Vordrucke des zuständigen Landesprüfungsamtes verwendet werten. Die meisten Landesprüfungsämter bieten Vordrucke in verschiedenen Sprachen an (Englisch, Französisch, Spanisch, etc.). Diese Formulare haben den Vorteil, dass sie meist zweisprachig sind und im Gegensatz zu rein fremdsprachigen Vordrucken später nicht übersetzt werden müssen. Beachtet werden muss unbedingt, dass die personenbezogenen Daten richtig und vollständig erfasst wurden.

Weiterhin sollte eine kurze Beschreibung enthalten sein, wo genau die Famulatur absolviert wurde (in der Klinik oder in der ambulanten Versorgung). Das zuständige Krankenhaus oder die Universität muss einen Stempel auf das Dokument setzen und eine Unterschrift muss vorhanden sein. Erfahrungsgemäß empfiehlt es sich, das Formular seinem zuständigen Betreuer schon einige Tage vor Ablauf der Famulatur vorausgefüllt in doppelter Ausführung zu übergeben.

> Das Ausstelldatum darf nicht vor dem Abschlussdatum der Famulatur liegen, das Landesprüfungsamt kann in diesem Fall die Anerkennung verweigern!

Wer seine Bestätigung erst am letzten Tag einfordert, riskiert unter Umständen eine Verzögerung der Bearbeitung.

Dies ist insbesondere dann ärgerlich, wenn man seine Abreise unmittelbar nach Praktikumsende geplant hat und z. B. schon ein Flug gebucht wurde. In solchen Fällen müssen die Dokumente nachgesandt werden und es entsteht häufig unnötig Ärger. Es empfiehlt sich also, seinen Betreuer rechtzeitig darauf anzusprechen.

Besonderheiten

Das Zeugnis muss sauber ausgedruckt werden und darf keine handgeschriebenen Korrekturen (mit Kugelschreiber, Tipp-Ex etc.) enthalten. Sofern das Dokument nicht am PC ausgefüllt wurde, empfiehlt sich eine saubere Handschrift mit Text in Druckbuchstaben. Einige Institutionen, z. B. in der Schweiz, verlangen für die Ausstellung des Zeugnisses eine Bearbeitungsgebühr.

Viele Kliniken verwenden hauseigene Vordrucke, hier empfiehlt es sich trotzdem, seine eigene Vorlage zusätzlich mitzubringen. Im Gegensatz zum praktischen Jahr benötigt man für ein Famulaturzeugnis keine Unterschrift des Dekans, ein Stempel der Universität oder des Krankenhauses ist vollkommen ausreichend. Das unterschriebene Formular wird dann beim zuständigen Landesprüfungsamt eingereicht und nach einiger Zeit erhält man eine entsprechende Bestätigung. Bei Auslandsfamulaturen kann dies erfahrungsgemäß oftmals mehrere Monate in Anspruch nehmen.

Für die ordnungsgemäße Anerkennung der Famulatur werden vom Landesprüfungsamt Originalunterlagen gefordert, das Einreichen von Kopien ist nicht möglich. Wer seine Dokumente postalisch versendet, sollte diese als Einschreiben verschicken. Da es bereits vorkam, dass

Unterlagen auf dem Postweg oder bei den entsprechenden Behörden selbst verloren gingen, sollten zuvor immer Kopien angefertigt werden. Idealerweise lässt man sich die Bescheinigungen immer in doppelter Ausführung aushändigen, um für solche Situationen gewappnet zu sein. Wer bereits versucht hat, eine Bestätigung seiner letzten Famulatur in Indien nachzufordern, weiß, dass dies unter Umständen mit sehr viel Aufwand und Frustration verbunden sein kann. In der Regel lohnt es sich auch, Famulaturzeugnisse digital auf der Festplatte zu speichern.

Arbeitszeugnis

Nach einer Famulatur macht es Sinn, sich vom jeweiligen Betreuer ein kurzes Arbeitszeugnis ausstellen zu lassen. Dies beinhaltet neben Informationen zu der Person Angaben zu den Tätigkeiten und zur Mitarbeit. Das Arbeitszeugnis kann dann eventuell für spätere Bewerbungen verwendet werdet. Insbesondere im anglo-amerikanischen Raum sind diese Referenzen von großer Bedeutung und man sollte sich unbedingt darum bemühen. Im Gegensatz zum Famulaturzeugnis geht das Arbeitszeugnis nicht an das Landesprüfungsamt, es bleibt im eigenen Besitz und kann im weiteren Verlauf der medizinischen Karriere von großem Nutzen sein.

Das Famulaturzeugnis dient lediglich als schriftliche Bestätigung über das abgeleistete Praktikum, das Arbeitszeugnis gibt Aufschluss über inhaltliche Fragen. Plant man z. B. eine internistische Laufbahn mit Schwerpunkt Kardiologie und hat gerade eine zweimonatige Famulatur bei einem weltweit bekannten amerikanischen Kardiologen absolviert, kann ein entsprechendes Arbeitszeugnis weitere

Türen öffnen. Im angloamerikanischen Raum wird diese Art von Arbeitszeugnis auch als „Letter of Recommendation" (LoR) bezeichnet. Dieser enthält neben Angaben zur Arbeitsleistung und zum Verhalten auch Information zur Person selbst und darüber hinaus. Es ist also als eine Art „erweitertes" Arbeitszeugnis aufzufassen.

Insbesondere, wer mit dem Gedanken spielt, nach dem Studium die Bundesrepublik Deutschland zu verlassen und sein Glück im Ausland zu suchen, sollte sich deshalb darum bemühen, einige aussagekräftige „Letters of Recommendation" zu sammeln. Auch in hart umkämpften Segmenten wie z. B. in der Forschung oder in beliebten Fachrichtungen können diese bei einer späteren Bewerbung den Unterschied ausmachen.

2.3   Fragen und Antworten

1. Ich bin mir nicht sicher, ob mein gewähltes Krankenhaus den geforderten Richtlinien entspricht. Wohin kann ich mich wenden?

    Im Rahmen der Famulatur spielt diese Frage im Gegensatz zum PJ eine eher untergeordnete Rolle. Bei Unklarheiten ist es ratsam, sich unbedingt mit dem zuständigen Landesprüfungsamt in Verbindung setzen. Hierbei empfiehlt sich ein freundliches Telefonat. Wer sich vorab ausreichend über seine Wunschdestination informiert, kann bereits am Telefon auf wichtige Fragen direkt eine Antwort geben. Dies hinterlässt einen guten Eindruck und erhöht im Zweifelsfall auch die Chancen. Auf jeden Fall sollte man sich den Inhalt des Telefonats noch schriftlich bestätigen lassen, denn häufig liegen zwischen einer Anfrage und der eigentlichen Famulatur organisationsbedingt mehrere Monate oder sogar ein Jahr. Der zuständige Mitarbeiter beim Landesprüfungsamt hat täglich mit vielen verschiedenen Fällen und Studenten zu tun und erinnert sich wahrscheinlich nicht an spezielle Einzelfälle. Eine schriftliche Aussage erspart unnötigen Ärger und Diskussionen. Im Zweifelsfall lieber einmal mehr anrufen und Unklarheiten frühzeitig klären.

2. Kann ich in jedem Fach famulieren?

Nein, es gibt hier spezielle Regelungen für bestimmte Fächer wie z. B. der klinischen Chemie, der Mikrobiologie, der Pathologie oder der Rechtsmedizin. Hier müssen besondere Voraussetzungen erfüllt sein, damit Famulaturen aus diesen Fachgebieten als Krankenhausfamulaturen anerkannt werden. Der Betreuer muss bescheinigen, dass man z. B. an der Erstellung von Therapieplänen teilgenommen hat und Patientenkontakt Teil des Praktikums war. Für genauere Informationen soll an dieser Stelle auf die entsprechenden Merkblätter der Landesprüfungsämter verwiesen werden, auch hier gibt es individuelle Unterschiede zu beachten. Solche Fragen müssen unbedingt bereits bei der Bewerbung abgeklärt werden. Im Gegensatz zu den „großen Fächern" wie z. B. der Inneren Medizin gibt es in den kleineren Fächern meist weniger Famulanten. Die entsprechenden Betreuer freuen sich meist sehr über potenziellen „Nachwuchs" und helfen oft gern bei der Anerkennung.

3. Kann ich mehr als eine Famulatur im Ausland machen?

Natürlich, formal gesehen steht dem nichts im Wege. Bei Unklarheiten sollte aber auch dies mit dem Landesprüfungsamt abgeklärt werden.

4. Ich möchte in Österreich famulieren. Handelt es sich hierbei auch um eine Auslandsfamulatur?

Sowohl Famulaturen in der Schweiz als auch in Österreich werden, trotz gemeinsamer Sprache, als Auslandsfamulaturen gewertet.

5. Ist jede Famulatur innerhalb Deutschlands automatisch eine Inlandsfamulatur?

Fast ausnahmslos ja. Wer allerdings z. B. eine Famulatur in den Einrichtungen der US-Armee, z. B. auf der Airbase in Landstuhl oder Rammstein, absolviert, muss sich dies als Auslandsfamulatur anerkennen lassen.

6. Kann ich auch mehr als 120 Kalendertage famulieren?

Das ist möglich. Die oben genannten 120 Kalendertage stellen lediglich eine Zulassungsvoraussetzung zum zweiten Abschnitt der ärztlichen Prüfung dar. Letztendlich kann man so viele Famulaturen absolvieren, wie man möchte. Dies hängt von den eigenen Interessen und Schwerpunkten ab. Überdies ist es natürlich eine Kostenfrage, da Famulaturen meistens nicht vergütet werden. Theoretisch kann man sich im Rahmen eines Urlaubssemesters die Zeit für zusätzliche Famulaturen nehmen. In diesem Kontext ist es auch möglich, mehrere Famulaturen in den nicht-klinischen Fächern (Rechtsmedizin, Pathologie, etc...) zu absolvieren, da hier die Notwendigkeit der

Anerkennung durch das Landesprüfungsamt nicht besteht. Trotzdem sollte man sich für jede Famulatur und für jedes Praktikum eine Bestätigung und idealerweise ein Arbeitszeugnis ausstellen lassen. Reguläre Famulaturen müssen allerdings nach wie vor in der vorlesungsfreien Zeit absolviert werden.

7. Die Abteilung, in der ich gerne famulieren würde, hat keine eigene Station, sondern ist lediglich konsiliarisch für andere Abteilungen in der Klinik tätig (z. B. klinische Infektiologie). Geht das?

Die sollte kein Problem darstellen. Entscheidend ist letztendlich, was auf Ihrem Famulaturzeugnis steht. Beschreiben Sie genau ihre Tätigkeit auf der Bescheinigung und lassen Sie diese entsprechend signieren. In diesem Fall bietet es sich an, 30 Tage in der „Inneren Medizin" (klinische Infektiologie) anzugeben. Bei Unklarheiten sollten Sie sich an das zuständige Landesprüfungsamt wenden.

8. Die Klinik, in der ich gerne famulieren würde, hat mir mitgeteilt, dass für Studenten aufgrund der Gesetzgebung kein „Hands-On"-Kontakt erlaubt ist und meine Aufgaben dann stark vom Betreuer abhängig sein werden. Kann ich hier trotzdem famulieren?

In einigen Ländern wie z. B. Japan ist dies für Studenten üblich. Es handelt sich hierbei also um ein reines „Observership" (Abschn. 4.7). Eine Famulatur ist natürlich trotzdem möglich und auch hier besteht oft ein sehr hoher Lerneffekt.

9. Ich würde gerne in der Karibik famulieren! Ist dies nicht schlecht für meine spätere Karriere?

   Dass bei so einer Famulatur nicht unbedingt das Medizinische im Vordergrund steht (obwohl man gerade hier sehr viel und häufig auch eine andere „Art" von Medizin lernen kann) dürfte Vielen klar sein. Nichtsdestotrotz stellt eine einzige Famulatur lediglich einen kleinen Ausschnitt aus einem langen und teilweise auch zähen Studium dar. Es ist also völlig legitim, seinen Horizont zu erweitern und sich auch entspannende Phasen in sein Studium einzubauen. Neben medizinischen Gesichtspunkten stehen bei Auslandsfamulaturen schließlich auch kulturelle Aspekte im Vordergrund. Es handelt sich um einen Irrglauben, dass man für einen hohen Lerneffekt viele Stunden arbeiten muss. Die Einstellung zur Arbeit ist oftmals von weitaus größerer Bedeutung. Solche Aufenthalte stellen gerade im Hinblick auf das verschulte Medizinstudium auch einen enormen Gewinn an Lebenserfahrung dar.

10. Mein Krankenhaus hat keinen eigenen Stempel. Was nun?

    Auch das kam schon vor, Stempel sind schließlich nicht überall so beliebt wie in Deutschland. In diesem Fall sollte man versuchen, an einen Stempel der jeweiligen Abteilung zu kommen. Sofern auch diese keinen eigenen hat, sollte man bei den dort tätigen ärztlichen Kollegen fragen. Die entsprechenden Dokumente sollten dann unbedingt auf einem Kopfbogen der Einrichtung ausgestellt werden. Archivieren Sie auch in diesem Fall unbedingt den kompletten E-Mail-Verkehr mit dem entsprechenden Krankenhaus, um einen zusätzlichen Nachweis zu haben.

11. Mein Krankenhaus weigert sich, das von mir mitgebrachte Formular zu unterschreiben, bietet mir stattdessen jedoch ein Formular in der Landessprache an.

Dies kommt zwar sehr selten vor, allerdings müssen auch solche Entscheidungen respektiert werden. Hier hilft später nur der Gang zum anerkannten Übersetzer. Neben der beglaubigten Übersetzung muss meistens auch der Klinik- bzw. Praxisstempel übersetzt werden.

12. Wann soll ich die Anrechnung der Famulatur beim Landesprüfungsamt beantragen?

Idealerweise so schnell wie möglich nach Abschluss der Famulatur. Die Anerkennung nimmt erfahrungsgemäß teilweise mehrere Wochen in Anspruch. Beantragt man die Anrechnung zu spät, d. h. erst in den fortgeschrittenen klinischen Semestern, riskiert man unter Umständen die rechtzeitige Zulassung zum zweiten Abschnitt der ärztlichen Prüfung.

13. Kostet die Anrechnung der Famulatur beim Landesprüfungsamt Geld?

Einige Landesprüfungsämter erheben für die Anrechnung einer Auslandsfamulatur eine Bearbeitungsgebühr – am Besten im Voraus abklären.

14. Ich habe mein Famulaturzeugnis verlegt/mein Famulaturzeugnis ging auf dem Postweg zum Landesprüfungsamt verloren. Was soll ich jetzt tun?

Sehr ärgerlich, aber kein Weltuntergang. Das Landesprüfungsamt fordert zur Anerkennung einer Auslandsfamulatur immer die Vorlagen eines Originalzeugnisses. Viele Studenten schicken dieses per Post; in

diesem Fall lohnen sich also auf jeden Fall die Mehr-
kosten für ein Einschreiben. Hier sei noch erwähnt,
dass man während der Öffnungszeiten auch persönlich beim Landesprüfungsamt vorbeigehen kann. Wie
bereits an früher Stelle erwähnt, sollte man sich das
Zeugnis immer in doppelter Ausführung ausstellen
lassen, damit man noch im Besitz eines weiteren Ori-
ginals ist. Sollte dies nicht zutreffen, nimmt man am
besten erneut Kontakt mit dem ehemaligen Betreuer
auf und bittet, nach Schilderung der Situation, um die
erneute Ausstellung eines Zeugnisses.

15. Hilfe, meine Famulatur wird mir trotz ordnungsgemä-
ßer Dokumentation nicht anerkannt! Habe ich jetzt
einen Monat umsonst gearbeitet?

Auch dies kann passieren und stellt den „Worst
Case" dar. Umsonst arbeitet man allerdings bei den
meisten Famulaturen, denn die wenigsten werden entlohnt. Allerdings hat man etwas ganz Wesentliches
gewonnen: Lebenserfahrung und im Rahmen der Auslandsfamulatur Einblicke in eine fremde Kultur. Auch
wenn die Zeit nicht angerechnet wird, konnte man
trotzdem ein weiteres Fachgebiet erkunden, ein anderes Land bereisen und hoffentlich nette Menschen
kennen lernen. Später im Klinikalltag denkt man
sicherlich gerne an die großartigen und meist einzigartigen Erfahrungen zurück.

16. Ich spreche die entsprechende Landessprache nicht und aufgrund des streng getakteten Semesterplans und meiner Doktorarbeit habe ich auch keine Zeit für einen Sprachkurs. Lohnt sich eine Famulatur trotzdem?

Wie bereits zuvor erwähnt, geht es bei einer Famulatur nicht nur um einen medizinischen Wissenszuwachs, sondern auch darum, Lebenserfahrung zu sammeln und seine Sozialkompetenzen zu erweitern. Zwar kommt man auch mit Englisch meist sehr weit, die Integration in den Klinikalltag gestaltet sich damit doch zumeist schwerer. Sich z. B. während einer Famulatur in Frankreich nur auf seine Englischkenntnisse zu verlassen, macht wenig Sinn. Die Frage lässt sich nicht pauschal beantworten, gute Kenntnisse in Medical English sind aber im weiteren Verlauf der eigenen Karriere (beim Lesen englischsprachiger Fachliteratur, im Umgang mit ausländischen Patienten, etc.) stets hilfreich. Generell gilt, je besser die eigene Vorbereitung, desto schneller findet man Anschluss.

3

Praktisches Jahr (PJ)

3.1 Allgemeines

Das praktische Jahr, im Folgenden auch kurz als PJ bezeichnet, findet im letzten Jahr des Medizinstudiums statt und setzt ein erfolgreiches Bestehen des zweiten Abschnitts der ärztlichen Prüfung voraus. Es beginnt immer in der zweiten Hälfte der Monate Mai oder November, abhängig davon, wann Sie Ihr Examen gemacht haben. Die genauen Anfangszeiten unterscheiden sich dabei von Jahr zu Jahr und werden von den medizinischen Dekanaten festgelegt.

© Springer-Verlag GmbH Deutschland, ein Teil von Springer Nature 2018
M. Storz, *PJ und Famulatur im Ausland,* Springer-Lehrbuch,
https://doi.org/10.1007/978-3-662-57657-1_3

3.2   Formalitäten

Zeitraum und Dauer

Gemäß § 3 ÄAppO ist das praktische Jahr in drei Aus-bildungsabschnitte (auch als **Tertial** bezeichnet) zu je 16 Wochen unterteilt. Insgesamt umfasst das PJ also 48 Wochen, wobei je 16 Wochen in den Fächern Chir-urgie und Innere Medizin abgeleistet werden müssen. Die restlichen 16 Wochen umfassen das „**Wahltertial**", hier darf man weitestgehend selbst bestimmen, in welcher Fachrichtung diese Zeit abgeleistet wird. Dabei gilt es, unbedingt die Rahmenbedingungen der Heimatuniversität zu beachten: diese 16 Wochen müssen entweder in der All-gemeinmedizin oder einem anderen klinisch-praktischen Fachgebiet abgeleistet werden. Die Studiendekanate der Universitäten stellen hierfür eine Liste mit den möglichen Fächern zur Verfügung. Meist ist es so, dass das gewünschte Wahlfach auch von der Heimatuniversität bzw. deren Lehr-krankenhäusern angeboten werden muss.

Im Vergleich zur Famulatur hat man im PJ relativ ein-fach die Möglichkeit „**Fehltage**" zu nehmen; einen Grund hierfür muss man nicht angeben. Auf das gesamte prak-tische Jahr (48 Wochen Ausbildungszeiten) können Fehlzeiten bis insgesamt 30 Ausbildungstage angerechnet werden.

Es gilt zu beachten, dass die Fehlzeit innerhalb eines Abschnitts keinesfalls 20 Ausbildungstage überschreiten darf!

Zudem gibt es Sonderregeln für gesplittete Tertiale im Ausland. Anrechnungsfragen müssen rechtzeitig abgeklärt werden. Wer sein Auslandstertial in zwei Abschnitte á acht Wochen aufteilt („Splitting"), kann in diesem Fall nur eingeschränkt oder ggf. gar keine Fehlzeiten anrechnen lassen. Hier unterscheiden sich die Landesprüfungsämter teils deutlich und eine generelle Aussage ist nicht möglich.

Wofür die genommenen Fehltage verwendet werden, bleibt komplett dem Studenten überlassen. Ob man also für einen Zahnarztbesuch einen Tag frei braucht oder einfach eine Pause machen möchte, steht jedem frei. Einige Studenten verkürzen durch Fehltage auch ein für sie ungeliebtes Tertial um bis zu einen Monat.

> Es sei auch hier nochmals explizit erwähnt, dass mehr als 20 Fehltage pro Tertial nicht möglich sind. Hier kann es zu Problemen bei der ordnungsgemäßen Anrechnung des Tertials kommen.

Erfahrungsgemäß ist es lohnenswert, sich einige Fehltage für das letzte Tertial aufzusparen. Je nach dem, wann man vom Landesprüfungsamt zum dritten Abschnitt der ärztlichen Prüfung geladen wird, kann man so mehrere Tage zur zusätzlichen Vorbereitung herausholen. Wer bereits zu Beginn des praktischen Jahres seine ihm zustehenden 30 Fehltage komplett verplant hat, ist zudem im Notfall unflexibel. Es ist ratsam, sich stets einige Tage für Krankheitsfälle (Grippe, Weisheitszähne, etc.) und ähnliches aufzusparen. Nicht genommene Fehltage verfallen am Ende des praktischen Jahres und werden logischerweise nicht vergütet. Wie bei der Famulatur erfolgt auch beim PJ die Ausbildung in der Regel ganztägig und an allen Wochenarbeitstagen.

In welcher Reihenfolge die drei Tertiale absolviert werden, bleibt dem Studenten überlassen. Viele Studenten nehmen am Ende des praktischen Jahres 20 Fehltage um das dritte Tertial zu verkürzen und um sich besser auf die letzte große Prüfung vorbereiten zu können. Handelt es sich beim Wahlfach um das Fach, dass man später auch gerne beruflich ausüben möchte, sollte man es eher nicht in das dritte Tertial legen. Strebt man eine internistische oder chirurgische Karriere an, ist dies eher zweitrangig. Zudem sollte man die Reihenfolge auch vom Zeitpunkt der Planung bzw. der Verfügbarkeit an Plätzen abhängig machen – je früher man sich bewirbt desto höher stehen die eigenen Chancen.

Wer sein letztes Tertial im Ausland absolviert, sollte zudem genug Pufferzeit für die Heimreise einplanen. Gerade nach einem Langstreckenflug von Australien nach Deutschland ist man nur bedingt aufnahmefähig und benötigt einige Tage um sich zu akklimatisieren bzw. um wieder in den Lernrhythmus zu finden.

Einige Universitäten und akademische Lehrkrankenhäusern gewähren den Studenten zudem Studientage, um den im PJ erlernten Stoff zu vertiefen und sich auf die mündliche Abschlussprüfung vorzubereiten. An diesen Tagen werden Studenten von praktischen Tätigkeiten entbunden und haben z. B. die Möglichkeit zum Eigenstudium, zur Literaturrecherche und zur Teilnahme an Fortbildungsveranstaltungen und Seminaren. Was bis 2012 noch Standard war, fiel, im Rahmen der Anpassung der Approbationsordnung und der damit verbundenen Erhöhung der Fehltage von 20 auf 30, weg. Konkret bedeutet dies, dass Studientage nicht überall angeboten werden und die Regelung uneinheitlich ist. An einigen Universitätskliniken erhält man z. B. einen Studientag pro Woche, an anderen einen halben Tag und an anderen Kliniken hingegen gar keinen. Letztendlich liegt es im Ermessen der jeweiligen Kliniken, ob Studientage gewährt werden oder nicht. Informieren Sie sich also am besten zu Beginn des jeweiligen Tertials und klären Sie zudem ab, ob eine Kumulation möglich ist.

> Die Studientagregelung ist bisher bundesweit nicht einheitlich geregelt.

Bezüglich dem „Thema Schwangerschaft und PJ" empfiehlt es sich zunächst Rücksprache mit dem Studiendekanat und dem Landesprüfungsamt zu halten. Durch wesentlichen Neuregelungen zum Mutterschutz, die zum 1. Januar 2018 in Kraft getreten sind, hat sich die Lage für Schwangere Kommilitoninnen deutlich verändert. Da Studentinnen im PJ noch den Studentenstatus haben, galten für sie, bis vor kurzem, nicht die gesetzlichen Bestimmungen zum Mutterschutz. Dies hat sich mit der Gesetzesreform geändert und viele Veränderungen wurden in Gange gesetzt. Bis es hier eine offizielle Antwort der Landesprüfungsämter gibt, empfiehlt es sich, die Situation individuell mit den jeweils zuständigen Ämtern zu besprechen um eine adäquate Lösung zu finden.

Wo kann ich mein PJ ableisten?

Die Ausbildungsabschnitte können entweder in den Universitätskrankenhäusern/Lehrkrankenhäusern der Universität, an der Sie immatrikuliert sind (Heimatuniversität), oder in anderen Universitätskrankenhäusern/ Lehrkrankenhäusern anderer Universitäten absolviert werden, sofern dort genügend Plätze zur Verfügung stehen.

Dies betrifft sowohl das In- als auch das Ausland. Die praktische Ausbildung in ausländischen Praxen, z. B. im Rahmen eines Tertials in der Allgemeinmedizin, ist hingegen nicht möglich. Die Zuteilung der PJ-Plätze fällt in den Zuständigkeitsbereich der Hochschulen und wird meist individuell unterschiedlich gehandhabt. Plant man ein Tertial im Ausland oder hat gar schon eine Zusage dafür erhalten, sollte man dies unbedingt der zuständigen Person im Studiendekanat melden. Die Universitäten sind generell „verpflichtet", ihren Studenten einen PJ-Platz anzubieten.

Sollte man diesen nicht benötigen, ist es ratsam, dies schon rein aus administrativen Gründen rechtzeitig dem Dekanat mitzuteilen; dieses kann den Platz dann anderweitig vergeben.

An die ausländische Klinik werden außerdem einige Anforderungen gestellt. So muss die entsprechende Einrichtung z. B. zwingend über eine Röntgenabteilung verfügen oder an ein Labor angeschlossen sein. Die genauen Anforderungen entnimmt man § 4 (2) ÄAppO. Dadurch soll sichergestellt werden, dass es sich bei der Ausbildungsstätte um eine adäquat ausgerüstete und nicht zu kleine Klinik handelt, welche mit den üblichen deutschen Universitätskliniken vergleichbar ist. In Westeuropa, Nordamerika, Neuseeland, Australien und Japan hat man mit diesen Anforderungen meist keine Probleme.

Daneben muss der ausländische Studienaufbau dem deutschen im Wesentlichen entsprechen, d. h. das Studium muss ca. sechs Jahre lang dauern und auch einen praktischen Teil im letzten klinischen Studienjahr beinhalten. Von „ihrer Art, ihrem Inhalt und Umfang" muss die Ausbildung ebenfalls der hiesigen entsprechen, das bedeutet, dass die Ausbildung z. B. ganztägig an fünf Wochentagen stattfinden sollte. Eine Reihe weiterer Kriterien findet sich in den Merkblättern der Landesprüfungsämter. Einige Landesprüfungsämter sind bei der Handhabung dieser Regeln sehr streng und akzeptieren im Rahmen des praktischen Jahres generell keine Aufenthalte in Ländern, in denen Studenten keine praktischen Aufgaben nachkommen dürfen. Gleiches gilt auch für „**Observerships**" (Abschn. 4.7). In eher theoretischen Fächern mit geringerem Patientenkontakt, wie z. B. der Radiologie, werden durch die Landesprüfungsämter jedoch häufig Ausnahmen gemacht. Zudem sollte man sein Vorhaben, wenn möglich, auch immer mit dem ärztlichen Direktor der entsprechenden Abteilung seiner Heimuniversität absprechen und sich dessen „Segen" holen. Im Zweifelsfall kann dies bei der Anerkennung helfen.

Wer einen Aufenthalt in den USA, Kanada, Großbritannien, Australien oder Neuseeland plant, sollte sich um ein „**Medical Elective**" bewerben (Abschn. 4.7). Diese Studienphase ist am ehesten mit dem PJ vergleichbar und entspricht den Voraussetzungen der Landesprüfungsämter. Da die dortigen Studenten meist deutlich praxisnaher als hierzulande ausgebildet werden, gibt es bei der Anrechnung in Bezug auf die oben genannten Voraussetzungen meist keine Probleme. In der Schweiz sollte man sich um eine Stelle als „Wahljahrstudent" oder „Unterassistent" bewerben, in Österreich um eine „KPJ-Stelle". Für Bewerbungen nach Spanien und Mexiko benutzt man am besten die Bezeichnung „Internado rotatorio", um eine dem PJ ähnliche Ausbildung zu gewährleisten. Frankreich stellt eine Sondersituation dar. Da die Studenten hier während ihr „Stages" die Klinik meist gegen 14:00 verlassen, handelt es sich offiziell nicht um eine „ganztägige" Ausbildung. Einige Landesprüfungsämter verlangen dementsprechend einen Nachweis darüber, dass die Ausbildung ganztägig stattfand.

Diese Punkte klingen zunächst komplex und anspruchsvoll, allerdings wird dadurch sichergestellt, dass die Ausbildung während eines Auslandstertials mit der Ausbildung in der Heimat vergleichbar ist. Die Landesprüfungsämter stellen online Listen mit bereits anerkannten Universitäten und deren angeschlossenen Lehrkrankenhäusern zur Verfügung. Diese sind nach Kontinenten bzw. Ländern geordnet und werden regelmäßig aktualisiert. Kliniken, die hier aufgeführt sind, wurden in der Vergangenheit bereits anerkannt und es sollte bei vollständiger Vorlage aller Nachweise nach dem Auslandstertial keine Probleme mit der Anerkennung geben. Es sei jedoch explizit darauf hingewiesen, dass die

Aufführung einer bestimmten Klinik in oben genannten Listen keinen Rechtsanspruch auf die Anerkennung einer entsprechenden praktischen Ausbildung durch die deutschen Prüfungsämter beinhaltet. Dafür bedarf es nach wie vor des Nachweises der entsprechenden Bescheinigungen und der Bestätigung des Landesprüfungsamtes (Abschn. 3.3)

Die meisten Hochschulen bieten **PJ-Informationsabende** an, die sehr hilfreich sind und deren Besuch dringend anzuraten ist. Man erhält hier generelle Informationen zum organisatorischen Ablauf des praktischen Jahres und hat die Möglichkeit, eigene Frage zu stellen. Zudem stellen sich die einzelnen Fachabteilungen der Heimatuniversität vor und meist sind ein oder mehrere Vertreter des zuständigen Landesprüfungsamtes vertreten.

> Auch hier gilt es, sich rechtzeitig zu informieren und die jeweiligen Fristen, bis wann die eigene PJ-Planung beim Studiendekanat eingereicht werden muss, zu beachten.

>> Den Informationsabend sollte man schon ein halbes Jahr früher besuchen als eigentlich nötig, so verschafft man sich mit mehr Informationen und mehr Zeit zur besseren Planung.

3.3   PJ-Bescheinigung

Ähnlich wie bei der Famulatur muss man sich auch während des praktischen Jahres jedes abgeleistete Tertial einzeln schriftlich bestätigten lassen. Auch hier stellen die Landesprüfungsämter entsprechende Vordrucke zur Verfügung. Die Hürden bei der Anerkennung eines Auslandstertials liegen, verglichen mit einer Famulatur, jedoch höher. Wie viele PJ-Tertiale im Ausland absolviert werden dürfen, ist von der jeweiligen Universität bzw. dem Landesprüfungsamt abhängig.

Damit ein Tertial angerechnet werden kann, muss man sich zunächst die fachliche Gleichwertigkeit der Ausbildung (Äquivalenz) im Ausland von dem für das betreffende Fachgebiet zuständigen PJ-Beauftragten an der Heimatuniversität bestätigen lassen. Um wen es sich für das jeweilige Fach handelt, erfährt man auf der Homepage des Studiendekanats. Auch hier gibt es wieder einen Vordruck, der sich „**Äquivalenzbescheinigung** zur Bestätigung der Gleichwertigkeit von im Ausland erbrachten Studienleistungen im PJ" nennt. Insbesondere, wer mehrere Tertiale fernab der Heimatuniversität plant, sollte sich hierum schon aus rein logistischen Gründen vor PJ-Beginn kümmern.

Daneben benötigt man eine Bescheinigung des ausländischen Krankenhauses über die praktische Ausbildung. Der Vordruck hierzu nennt sich „Bescheinigung über die praktische Ausbildung in der Krankenanstalt (Praktisches Jahr)". Das Dokument muss mit einem Siegel bzw. Stempel und der Unterschrift des ausbildenden Arztes versehen sein. Personenbezogenen Daten müssen richtig und vollständig erfasst werden.

Da es sich beim PJ formal um einen Teil des Studiums handelt, muss man offiziell an der jeweiligen Universität immatrikuliert sein. Gerade im angloamerikanischen Raum ist dies z. T. mit sehr hohen Kosten verbunden und häufig ist eine Immatrikulation auch aus rechtlichen Gründen nicht ohne weiteres möglich. In diesem Fall bedarf es einer sogenannten „**Statusbescheinigung**". Hierbei handelt es sich um eine Bescheinigung des Dekans der Gastuniversität, aus der hervorgeht, dass man „dieselben Rechte, Pflichten und Verantwortlichkeiten wie Medizinstudentinnen/en der Gastuniversität hatte". Hierfür benötigt man die Unterschrift des Dekans und dessen Stempel.

Dies stellt leider immer wieder ein großes Problem bei der Anerkennung von PJ-Tertialen dar, da man diesen meist nicht ohne weiteres bekommt. Zwar übernimmt man als ausländischer Student wahrscheinlich ähnliche Tätigkeiten wie die dortigen Studenten, man ist aber nicht offiziell immatrikuliert und zahlt auch keine oder z. B. im Vergleich zum angloamerikanischen Raum, meist deutlich geringere Studiengebühren. Daneben gibt es noch eine Reihe rechtlicher Gründe, warum viele Universitäten dieses Formular nicht unterschreiben. Einige Gastuniversitäten und Lehrkrankenhäuser in Großbritannien sind mittlerweile dazu übergegangen deutsche Studenten direkt bei der Bewerbung auf diese Problematik hinzuweisen.

Welche Möglichkeiten hat man nun als Student? Zunächst kann man sich eine andere Gastuniversität suchen oder sich eben gegen Entrichtung der entsprechenden Gebühren immatrikulieren. Eine weitere Option besteht darin, Kontakt mit dem Landesprüfungsamt aufzunehmen, in seltenen Fällen wurden hier schon Ausnahmen gemacht. Überdies akzeptieren einige Landesprüfungsämter in Sonderfällen auch die Unterschrift des Chefarztes der ausländischen Klinik.

In der Regel stellt dieses Formular meist das Hauptproblem im Rahmen der Anrechnung dar. Ohne „Statusbescheinigung" bzw. Unterschrift und Stempel des Dekans wird ein Tertial in nahezu allen Fällen nicht anerkannt. Es kann deshalb nicht oft genug betont werden, dass man sich bereits im Rahmen der Bewerbung informieren sollte, ob das Dokument unterzeichnet bzw. gestempelt wird oder nicht. Sollte dies nicht der Fall sein und hat auch ein Gespräch mit dem zuständigen Sachbearbeiter beim Landesprüfungsamt keinen Erfolg, sollte man sich bei einer anderen Klinik bewerben und den sicheren Weg wählen.

3.4   Fragen und Antworten

1. Ich würde gerne während meines PJ Geld sparen und mich deswegen an meiner Heimatuniversität exmatrikulieren, um den Semesterbeiträgen zu entgehen. Ist dies möglich?

   Nein, dies ist leider nicht möglich. Das PJ stellt einen festen Bestandteil des Hochschulstudiums dar – man muss also zwingend während dieser Zeit immatrikuliert sein. Allerdings ist es bei einem PJ im Ausland möglich, sich zumindest seinen Beitrag für das Semesterticket zurückerstatten zu lassen. Die Voraussetzungen hierfür sind von Universität zu Universität unterschiedlich, die erste Anlaufstelle für weitere Informationen ist der AStA (Allgemeiner Studierendenausschuss). In vielen Fällen muss lediglich einen Nachweis über den Auslandsaufenthalt erbracht bzw. der Studierendenausweis vorlegt werden.

2. Ich habe ein Kind, kann ich das praktische Jahr auch in Teilzeit absolvieren?

   Eine Ableistung in Teilzeit ist ohne weitere Begründung möglich. Das praktische Jahr kann in Teilzeit mit 50 oder 75 Prozent der wöchentlichen Ausbildungszeit abgeleistet werden. Die muss man sich im Voraus durch das zuständige Studiendekanat genehmigen lassen. Es lohnt sich also, sich rechtzeitig darum zu kümmern. Weiterhin ist zu beachten, dass sich das praktische Jahr in diesem Fall verlängert. Wer z. B. „nur" zu 50 % arbeitet, benötigt für das gesamte praktische Jahr 96 Wochen (2-mal 48 Wochen). Da es sich hierbei um eine Seltenheit handelt, solltet man zuvor mit dem Studiendekanat und dem Landesprüfungsamt Kontakt aufnehmen, um sich eine schriftliche Genehmigung einzuholen.

3. Ich möchte mir meine kompletten 30 Fehltage für das letzte Tertial aufsparen, um mich besser auf den letzten Abschnitt der ärztlichen Prüfung vorbereiten zu können. Geht das?

   Nein. Es ist leider nicht möglich, mehr als 20 Fehltage innerhalb eines Tertials zu nehmen. Da dies durch § 3 Abs. 3 ÄAppO geregelt ist, machen die Landesprüfungsämter hier auch keine Ausnahmen. In oben genanntem Beispiel verfallen dann somit zehn von 30 möglichen Fehltagen.

4. Ich beabsichtige, ein Tertial in der Schweiz zu absolvieren. Gelten hier meine Fehltage uneingeschränkt?

Eine häufig gestellte Frage, die immer wieder Probleme bereitet. Die Ihnen in Deutschland zustehenden Fehltage gelten im Ausland nicht. Natürlich gibt es hier auch Ausnahmen und einige Gastuniversitäten bzw. Lehrkrankenhäuser sind diesbezüglich sehr kulant. In der Schweiz unterschreibt man allerdings im Rahmen des praktischen Jahres einen Arbeitsvertrag, in dem Fehlzeiten klar geregelt sind. Meist bekommt man dort zwei freie Tage pro Monate. Diese Urlaubstage werden auf der PJ-Bescheinigung nicht vermerkt, dafür hat man auch keine Möglichkeit, die Fehltage aus Deutschland zu nehmen. Möchte man trotzdem Fehlzeiten nehmen, ist dies über eine kürzere Vertragslaufzeit zu regeln. So kann man z. B. anstatt 16 Wochen (ein Tertial) nur einen Vertrag für zwölf Wochen unterschreiben und den Rest durch Fehltage kompensieren (vier Wochen – entspricht 20 Fehltagen).

5. Während des praktischen Jahres habe ich ein Kind bekommen und habe nach zwei Tertialen die Ausbildung unterbrochen. Jetzt möchte ich das Studium abschließen – muss ich das PJ von vorn beginnen?

Nein. Bei Unterbrechung aus wichtigem Grund kann man sich bereits abgeleistete Teile des praktischen Jahres anrechnen lassen. Voraussetzung hierfür ist allerdings, dass diese nicht länger als zwei Jahre zurückliegen.

6. Ich habe ein PJ-Tertial in Frankreich absolviert. Meine Universität bzw. das für mich zuständige Landesprüfungsamt bietet allerdings nur englischsprachige Bescheinigungen an. Wie komme ich an eine französische?

Die Formulare und Vorlagen der Landesprüfungsämter unterscheiden sich zwar optisch, sie sind jedoch inhaltlich oft deckungsgleich. Die LMU München bietet viele Vorlagen an, unter anderem in den Sprachen Englisch, Französisch, Spanisch, Italienisch und Türkisch.

7. Ich plane ein PJ-Tertial in der Rechtsmedizin in den USA, diese Fachrichtung wird jedoch im Rahmen der PJ Ausbildung an meiner Universität nicht angeboten. Geht dies trotzdem?

Nein. Nur Fächer, die im Rahmen der PJ-Ausbildung auch an der eigenen Heimatuniversität regulär angeboten werden, können im Ausland belegt werden. Wer eine Karriere im Wahlfach in Betracht zieht, sollte im Einzelfall überlegen für das PJ die Universität zu wechseln.

8. Ein Bekannter von mir, der an einer anderen Universität studiert, hat ein PJ-Tertial an einer kanadischen Klinik absolviert, welches laut ihm „problemlos genehmigt" wurde. Kann ich ebenfalls mit einer reibungslosen Anerkennung rechnen?

Nein. Die Regularien unterscheiden sich von Universität zu Universität und von Landesprüfungsamt zu Landesprüfungsamt. Leider sind diese teils immer noch uneinheitlich und man sollte sich niemals auf solche Aussagen verlassen. Es liegt in der eigenen Verantwortung jedes Studenten, sich bezüglich der Regularien zu informieren und Unklarheiten mit dem zuständigen Landesprüfungsamt zu besprechen. An einigen Universitäten ist es z. B. möglich, alle drei Tertiale im Ausland zu absolvieren, an anderen ist dies nicht erlaubt.

>> Für das PJ kann sich der Wechsel der Universität unter Umständen lohnen. Insbesondere, wer bereits konkrete Vorstellungen bezüglich seiner weiteren Karriere hat und die entsprechenden Strukturen an seiner jetzigen Universität nicht vorfindet, profitiert ggf. davon.

4

Organisation

4.1 Prinzipielle Überlegungen

Zuerst sollte man sich natürlich überlegen, in welchem
Land und in welchem Zeitraum man ein Praktikum
machen möchte. Wie lange soll der Aufenthalt dauern
und welche Fachrichtung streben Sie an? Haben Sie schon
ein konkretes Ziel im Sinn oder sind Sie flexibel? Wer
nach Inspiration sucht, sollte mit Kommilitonen aus den
höheren klinischen Semestern sprechen oder sich auf den
einschlägigen Internetportalen informieren. Mittlerweile
gibt es ganze Datenbanken, die ausschließlich Berichte
von früheren Famulanten und PJ-Studenten enthalten
(Abschn. 4.10). Diese sind sehr hilfreich und enthalten
oft wertvolle Tipps zum Bewerbungsverfahren, möglichen
Unterkünften und zum Freizeitangebot einer Region.

© Springer-Verlag GmbH Deutschland, ein Teil von
Springer Nature 2018
M. Storz, *PJ und Famulatur im Ausland*, Springer-Lehrbuch,
https://doi.org/10.1007/978-3-662-57657-1_4

Nachdem man sich für eine Destination entschieden hat, hat man prinzipiell verschiedene Möglichkeiten, dort an einen Praktikumsplatz zu kommen, z. B. über ein Kooperationsprogramm der Heimatuniversität oder über eine individuelle Bewerbung.

4.2   Wie komme ich an einen Praktikumsplatz?

Prinzipiell gibt es mehrere Möglichkeiten, um an einen Praktikumsplatz zu kommen. Häufig hat die Heimatuniversität ein oder mehrere Kooperationsprogramme mit ausländischen Universitäten. Im Rahmen dieser Programme kann man ein halbes oder ganzes PJ-Tertial an einem Lehrkrankenhaus der Partneruniversität verbringen. In vielen Fällen besteht die Partnerschaft bereits seit mehreren Jahren und man muss sich um die Anerkennung keine Gedanken machen. Ein weiterer Vorteil ist die sehr gute Organisation durch die entsprechenden Austauschkoordinatoren. So ist es oft kein Problem im Rahmen des Austauschs an eine preisgünstige Unterkunft in einem Wohnheim zu kommen, da Studenten von Partneruniversitäten meist bevorzugt behandelt werden.

Durch die Kooperation werden erfahrungsgemäß auch die Studiengebühren und Bewerbungsgebühren erlassen. Dies ist insbesondere bei amerikanischen, kanadischen und australischen Universitäten ein enormer Vorteil, da dort die Gebühren pro Monat häufig mehrere Tausend Dollar betragen. Aufgrund der oben genannten Vorteile sind Plätze im Rahmen von Kooperationsprogrammen begehrt und die Konkurrenz entsprechend groß. Fast immer gibt es pro Jahr nur eine Handvoll Plätze, auf die man sich bewerben kann. Trotzdem lohnt es sich, da man insbesondere bei der Planung des PJs auf die Unterstützung der entsprechenden Koordinatoren und somit auch der Universität zurückgreifen kann. Bei der Bewerbung sollte man sich deshalb große Mühe geben. Tipps zum Inhalt der Bewerbung und zu den benötigten Dokumenten finden sich in den folgenden Kapiteln.

Weiterhin gibt es die Möglichkeit, sich um einen Praktikumsplatz bei einer Organisation, wie z. B. der BVMD, zu bewerben. Dabei handelt es sich um die **Bundesvertretung der Medizinstudierenden in Deutschland e. V.**, die an den 38 medizinischen Fakultäten in Deutschland vertreten ist. Sie bietet unter anderem den Famulantenaustausch an, über den Sie sich auch auf deren Homepage genauestens informieren können [23]. Diese Art von Austausch bietet viele Vorteile und ist sicherlich insbesondere für Studenten interessant, die sich bei der BVMD engagieren, da diese im Rahmen des punktebasierten Bewerbungsverfahrens Bonuspunkte erhalten. Das Bewerbungsverfahren für die dort angebotenen Projekte wird auf der BVMD-Internetseite ausführlich erklärt.

> Achten Sie unbedingt auf die Bewerbungsfristen!

Für die Bewerbung fällt eine geringe Bewerbungsgebühr an, eine Platzgarantie bekommt man hierfür allerdings nicht. PJ-Tertiale können aktuell nicht über die BVMD organisiert werden.

Zudem gibt es eine Reihe weiterer Organisationen wie z. B. IPPNW (Internationale Ärzte für die Verhütung des Atomkriegs), die im Rahmen ihrer Arbeit z. B. das Programm „Famulieren & Engagieren" anbieten [24]. Natürlich sollten Sie sich mit den Grundsätzen und Wertvorstellungen der jeweiligen Organisation identifizieren können. Auch kirchliche Träger bieten, insbesondere in Afrika, Südamerika und Osteuropa, oft Praktikumsplätze an. Man sollte der entsprechenden Konfession angehören, da eine Teilnahme an Gottesdiensten und Messen oftmals erwartet wird. In vielen Fällen wird Ihnen als Lohn für die Arbeit kostenfrei eine Unterkunft und Verpflegung zur Verfügung gestellt. Auch diese Plätze sind sehr beliebt, häufig stehen pro Jahr nur eine Handvoll davon zur Verfügung.

> Beachten Sie unbedingt die individuell sehr unterschiedlichen Bewerbungsfristen; teilweise muss man sich bereits ein Jahr oder länger im Voraus bewerben.

Daneben gibt es professionelle Anbieter, die für Geld ein Praktikum inklusive Unterkunft, Verpflegung und Unterhaltungsprogramm organisieren. Diese Anbieter kümmern sich auf Wunsch auch um die entsprechenden Versicherungen und um weitere Dokumente mit Ausnahme des entsprechenden Visums. Es fällt damit ein Großteil der administrativen Arbeit weg. Zu beachten sind allerdings die sehr hohen Kosten, die je nach Wunschdestination bei mehreren Tausend Dollar pro Monat liegen können.

Die Anbieter unterscheiden sich deutlich bei den angebotenen Leistungen und Preisen, ein Vergleich, welche Leistungen im jeweiligen Angebot enthalten sind und welche nicht, lohnt sich also. Es empfiehlt sich auch genau zu überprüfen, wer hinter dem jeweiligen Angebot steht. Häufig handelt es sich um hoch kommerzialisierte Projekte, bei denen oft für geringe Leistungen große Summen aufgebracht werden müssen.

Aus finanzieller Perspektive ist es deshalb ratsam, die Planung seiner Aufenthalte selbst in die Hand zu nehmen.

» Wer über einen professionellen Anbieter ein Praktikum machen möchte, sollte sich nicht nur die Krankenhausbewertungen, sondern auch die Anbieterbewertungen genauestens anschauen. Einige Anbieter haben zwar eine ansehnliche Homepage mit vielen professionellen Bildern, erhalten jedoch meist durchgehend schlechte Bewertungen von Studenten.

Wer seinen Auslandsaufenthalt von der ersten Kontaktaufnahme bis zum Praktikumsende selbst in die Hand
nimmt, hat zwar viel Arbeit, aber auch umso mehr
Glücksmomente. Die Freude von seinem Wunschkranken-
haus eine Zusage zu bekommen, aus dem Flieger zu stei-
gen um ein unbekanntes Land zu erkunden und während
des Praktikums neue Dinge zu sehen, die man so von seiner Heimatuniversität nicht kennt, sind unbezahlbar und
nicht mit Geld aufzuwiegen. Das Gefühl, an einem Pro-
jekt zu wachsen und etwas zu realisieren, das man zuvor
monatelang minutiös selbst organisiert hat, macht die
meisten Studenten unglaublich stolz.

Ein weiterer Vorteil besteht darin, dass man sich im
Rahmen eines selbstorganisierten Aufenthaltes bezüglich
Ablauf und Programm gewisse „Freiräume" verschaffen
kann und somit seine eigenen Schwerpunkte setzt. Das
heutige Medizinstudium kennzeichnet sich v. a. durch
sein überfülltes Curriculum und eine Unmenge an Regeln,
Vorschriften und Pflichten. Welche Kurse man besuchen
muss und welche Scheine zu erwerben sind, ist genauestens festgelegt. Bei der Wahl Ihrer Praktikumsdestination
können Sie somit zum ersten Mal selbst bestimmen,
wohin Sie gehen möchten und was Sie dort inhaltlich
interessiert.

Besonders für Studenten mit eingeschränkten finanziellen Möglichkeiten ist die individuelle Bewerbung
ideal. Man kann sich gezielt eine Universität bzw. ein
Krankenhaus suchen, das keine oder nur sehr geringe
Gebühren für den Aufenthalt verlangt. Achten muss man
hierbei unbedingt auf die unterschiedlichen Formen von

Gebühren, die anfallen können (Abschn. 4.6). Ebenso kann man für eine Famulatur den Zeitraum innerhalb der Semesterferien weitestgehend frei wählen und so z. B. bei einer Famulatur in Spanien die Hauptsaison und die damit verbundenen hohen Kosten für eine Unterkunft umgehen. Wer frühzeitig plant, kann seine Kosten weiter reduzieren, indem er entsprechend rechtzeitig ein Flugticket oder eine Bahnreise bucht. Weitere Möglichkeiten zur Finanzierung finden sich in Abschn. 4.7.

Individuelle Bewerbungen eignen sich auch dann hervorragend, wenn man bereits zeitlich knapp dran ist und die Bewerbungsfristen von oben erwähnten Austauschprogrammen nicht mehr einhalten kann. Wer schon im Rahmen eines vorherigen Praktikums alle für die Bewerbung notwendigen Unterlagen zur Verfügung hat, braucht zudem nicht unbedingt ein halbes Jahr Vorlaufzeit. Es ist durchaus möglich, auch in wenigen Wochen bzw. Monaten relativ „spontan" ein tolles Praktikum zu organisieren. Dies gilt insbesondere für Aufenthalte in kleineren Häusern, die sonst eher selten von Studenten besucht werden.

4.3   Die Bewerbung

Bewerbung per Telefon oder E-Mail?
Diese Frage wird sehr häufig gestellt. Viele Studenten scheuen sich vor einem telefonischen Anruf und ziehen deshalb eine schriftliche Bewerbung vor. E-Mails gehen allerdings häufig im Klinikalltag unter oder werden nur sporadisch beantwortet.

> Wer also ausreichend Sicherheit in der jeweiligen Landessprache besitzt, macht mit einem Telefonat sicherlich nichts falsch, es hat auch eine deutlich persönlichere Wirkung als eine E-Mail.

Diese Entscheidung sollte natürlich auch situationsabhängig getroffen werden: Wer z. B. sehr kurzfristig noch ein PJ-Tertial in der Schweiz absolvieren möchte, ist mit einer telefonischen Anfrage sicherlich besser beraten. Die meisten Studenten werden allerdings trotzdem eine schriftliche Bewerbung vorziehen, bei der aber sowohl inhaltlich als auch formal eine Reihe von Punkten beachtet werden müssen.

Erfahrungsbericht: Lea S., Universität Witten/Herdecke

„Für meine erste Auslandsfamulatur habe ich mich noch per E-Mail beworben, für mein PJ in Frankreich dann per Telefon. Es ist nicht nur deutlich einfacher, da man meist direkt an den richtigen Ansprechpartner verwiesen wird, sondern spart auch viel Zeit, da ein Großteil des Schriftverkehrs wegfällt. Binnen weniger Tage nach Eingang meiner Unterlagen hatte ich so eine Zusage für ein Tertial in Marseille."

4.4 Das Anschreiben

Das „richtige" Anschreiben gibt es natürlich nicht, allerdings gilt es bei der ersten Kontaktaufnahme einige Dinge zu beachten. Einer der am weitesten verbreiteten Fehler unter Studenten ist es, das Anschreiben mit dem Motivationsschreiben zu verwechseln (Abschn. 4.5.1).

Das Anschreiben dient lediglich dazu, den Erstkontakt, meist per E-Mail, herzustellen. Ein gutes Anschreiben stellt die Person kurz vor und fasst prägnant das Anliegen zusammen.

> Es sei explizit erwähnt, dass hier einige wenige Zeilen vollkommen ausreichen. Wer einen zu langen Text schickt, riskiert, dass dieser gar nicht erst gelesen wird.

Außerdem sollte man über eine seriöse E-Mail-Adresse verfügen. Hier eignet sich z. B. die Adresse, die man von der eigenen Universität zur Verfügung gestellt bekommt. Mit unseriösen Namen, auch solche mit medizinischem Hintergrund, wie „strokemaster@mail.de" oder „supergliom24@mail.de", laufen Sie Gefahr, dass die Nachricht sofort gelöscht wird.

Zunächst muss ein geeigneter Betreff für die E-Mail gewählt werden. Hierfür eignen sich Schlagworte wie „Clinical Elective", „Internship", „Cinical clerkship" oder in einigen speziellen Fällen auch „Observership" (was sich hinter den einzelnen Begriffen verbirgt ist in Abschn. 4.8 zu lesen). Möchten Sie Informationen bezüglich einer Rotation in Harvard (Harvard Medical School) einholen, bietet sich z. B. auch folgender Betreff an: „Enquiry regarding a clinical elective at HMS".

> Beachten Sie unbedingt, dass viele international renommierte Universitäten bereits online auf ihrer Homepage ausführlich Auskunft über die entsprechenden Modalitäten für einen Aufenthalt geben.

Danach geht es an den eigentlichen Inhalt des Anschreibens. Auch hier gibt es einige Eckdaten, die auf jeden Fall enthalten sein sollten. Neben dem eigenen Namen sollte unbedingt die Heimatuniversität namentlich erwähnt werden.

》》 Wer diese Informationen nicht bereits in das Anschreiben integriert hat, sollte sie zumindest bei den Kontaktdaten angeben.

Dies liegt daran, dass einige Institutionen nur Studenten von Universitäten und Hochschulen akzeptieren, mit denen bereits ein Austauschabkommen bzw. Vertrag besteht (sog. „Affiliation Agreement" oder MoU – Memorandum of Understanding). In vielen Fällen fallen für einen Aufenthalt auch Gebühren an (sog. „Teaching Fees"), welche bei bestehender Partnerschaft zwischen den Universitäten ggf. entfallen oder drastisch reduziert werden. Weitere Informationen zu diesem Thema finden Sie in Abschn. 4.7. Machen Sie gerade ein Erasmus-Semester, sollten Sie trotzdem Ihre Heimatuniversität angeben, da dies letztendlich entscheidend ist und Sie dort mit großer Wahrscheinlichkeit im nächsten Semester wieder immatrikuliert sind.

Zudem sollten auf jeden Fall Angaben zu Ihrem aktuellen Studienjahr und zur Gesamtdauer Ihrer medizinischen Ausbildung gemacht werden. Speziell in Kanada, den USA und Australien werden häufig nur Studenten für eine Rotation akzeptiert, die sich im letzten Jahr ihrer medizinischen Ausbildung befinden. Das bedeutet, dass die Chancen für eine Famulatur in den entsprechenden Kliniken gering sind, Sie aber durchaus ein PJ-Tertial dort machen können.

Weiterhin sollten Sie bereits im Anschreiben Ihren Wunschzeitraum für ein Praktikum erwähnen. Je flexibler Sie sind, desto höher sind auch die Chancen auf einen entsprechenden Platz. Insbesondere in den skandinavischen Ländern, aber auch in Irland, bieten viele Universitätskliniken nur noch Plätze während der Semesterferien der eigenen Studenten an (meist in den Sommermonaten Juli, August und September). Es hat sich bewährt, entweder selbst konkrete Zeiträume vorzuschlagen oder, z. B. im Rahmen einer Famulatur, nach einem dreißigtägigen Praktikum in einer bestimmten Periode zu fragen.

>> Achten Sie in englischsprachigen Anschreiben unbedingt auf ein korrektes Datum, hier kann es, je nach Adressat, schnell zu Missverständnissen kommen.

Beachten Sie, dass die Zeiten für das praktische Jahr fest vom Landesprüfungsamt vorgegeben sind; Änderungen sind hier meist nur mit entsprechenden Fehlzeiten und nach Kompensation durch Urlaubstage (z. B. bei Verkürzung) möglich.

Natürlich sollten Sie auch schon präzise Angaben bezüglich Ihrer Wunschabteilung machen. Je flexibler Sie hier sind, desto höher stehen die Chancen auf eine erfolgreiche Bewerbung. Möchte man z. B. eine Famulatur in der Inneren Medizin machen, kann man sich an großen Kliniken auf eine Stelle in mehreren Abteilungen (Kardiologie, Gastroenterologie etc.) bewerben. Das Anschreiben sollte, wenn möglich, in der jeweiligen Landessprache oder alternativ in Englisch verfasst sein. Beispiele und Vorlagen für Anschreiben finden sich in Abschn. 12.3.

Achten Sie unbedingt auf korrekte Orthographie und Interpunktion. Auch beim Thema Anhang scheiden sich die Meinungen. Einige Studenten hängen direkt Motivationsschreiben und Lebenslauf an die E-Mail an, andere informieren sich hingegen zuerst, welche Dokumente überhaupt benötigt werden.

» Anhänge sollten eine Größe von **maximal 5 Megabyte** nicht überschreiten und es sollten hierfür nur gängige Dateiformate (z. B. PDF-Format) verwendet werden.

An wen richte ich mein Anschreiben?
Prinzipiell gibt es hier zwei Möglichkeiten: Entweder Sie gehen den offiziellen Weg über die Universität bzw. das entsprechende Lehrkrankenhaus oder Sie richten Ihre Bewerbung direkt an das ärztliche Personal. Letzteres hat

den Vorteil, dass die Bewerbung direkt bei der jeweiligen Abteilung ankommt. Der Nachteil liegt darin, dass viele E-Mails im klinischen Alltag untergehen und gar nicht erst gelesen oder beantwortet werden. Eine allgemeingültige Empfehlung gibt es hier nicht. Viele große Universitäten sehen es nur ungern, wenn direkt Bewerbungen an ihre Mitarbeiter geschickt werden. Meist gibt es eine zentrale Verwaltung bzw. Koordinationsstelle (im Englischen meist als „Elective Coordinator" bezeichnet), die sich darum kümmert.

Bewirbt man sich hingegen in einem kleinen Haus, lohnt es sich häufig, seine Bewerbung an den Chefarzt der Abteilung oder den leitenden Oberarzt zu richten. Sofern man potenziell infrage kommt, wird die Bewerbung dann meist auch direkt an die richtige Stelle weitergeleitet, um zu überprüfen, ob man die Voraussetzungen (sog. „eligibility requirements") für eine Rotation im jeweiligen Haus überhaupt erfüllt. Hierfür müssen meist mehrere Dokumente und Nachweise wie folgt geliefert werden.

4.5 Benötigte Dokumente

Nachdem man sich ein aussagekräftiges und prägnantes Anschreiben erstellt hat, sollte man sich frühzeitig um weitere notwendige Dokumente kümmern. Je nach Zielland und Einrichtung reichen ggf. schon eine Immatrikulationsbescheinigung und ein kurzes Schreiben des Dekans aus. Erfahrungsgemäß verlangen allerdings insbesondere die amerikanischen und kanadischen Universitäten eine ganze

Reihe zusätzlicher Bestätigungen und Formulare (z. B. Nachweis über USMLE, Abschn. 4.12). Es sei explizit darauf hingewiesen, dass man baldmöglichst beginnen sollte, diese zu sammeln. In der Regel ist es so, dass für Praktika an Universitätskliniken und akademischen Lehrkrankenhäusern mehr Dokumente benötigt werden als an kleinen, peripheren Häusern.

Je nach Umfang kann es mehrere Wochen oder sogar Monate dauern, bis man alle Dokumente zusammen hat. Achten Sie auch hier unbedingt auf eine korrekte Erfassung der personenbezogenen Daten. Alle Dokumente sollten mit einem aktuellen Datum versehen und in englischer Sprache oder der jeweiligen Landessprache verfasst sein. Häufig müssen Formulare vom Dekan der medizinischen Fakultät oder vom Studiendekanat unterschrieben und abgestempelt werden. Auch hier lohnt es sich, die jeweiligen Bescheinigungen in doppelter Ausführung ausstellen zu lassen. Welche Dokumente besonders häufig benötigt werden, erfahren Sie nachfolgend.

4.5.1 Motivationsschreiben

Das Motivationsschreiben ist die wichtigste Komponente der Bewerbung. Wer sind Sie, warum wollen Sie ein Praktikum im Ausland machen und warum gerade hier? Das Motivationsschreiben, auch als Letter of Motivation (LoM) bezeichnet, ist Ihre persönliche Visitenkarte und fasst kurz und prägnant Ihren Hintergrund bzw. die Intention Ihrer Bewerbung zusammen. Bedenken Sie, dass viele renommierte Universitäten nur wenige Plätze für externe Studenten anbieten und diese entsprechend hart umkämpft sind. Man sollte hierfür also ausreichend Zeit und Mühe investieren und ggf. auch Hilfe einholen. Wer nur repetitiv Standardphrasen wiederholt, verringert seine Chancen auf einen Platz deutlich. Ein häufiger Fehler ist es, nur über sich selbst zu sprechen. Informieren Sie sich über Ihre Wunschabteilung bzw. Ihre Wunschdestination und erklären Sie, was Sie hier besonders begeistert.

Die Bedeutung des Motivationsschreibens für Bewerbungen im angloamerikanischen Raum wird erfahrungsgemäß von vielen Studenten unterschätzt. Insbesondere bei Bewerbungen um einen Praktikumsplatz in den USA sollte man großen Wert auf den Inhalt und die entsprechenden Formulierungen legen. Man wird während des Praktikums häufiger darauf angesprochen werden als man zuvor vermutet. Wer schon im Motivationsschreiben spezielle Interessen aufzeigt und Präferenzen äußert, hat ggf. die Chance, während des Praktikums mehr zu sehen und spezielle Veranstaltungen zu besuchen (z. B. Kongressteilnahmen).

> Hier gilt: Die Zeit ist gut investiert, denn das Motivationsschreiben ist das Herz der Bewerbung.

Oftmals ist es schon auf den ersten Blick ersichtlich, ob ein Motivationsschreiben lieblos aus vielen Quellen zusammen kopiert wurde oder ob ein gewisser Zeitaufwand dahintersteckt. Die eigene Ausdrucksweise und die semantischen Fähigkeiten vieler Medizinstudenten leiden stark unter dem Druck der Vorklinik. Die enorme

Wissensmenge, die hier in unser Gehirn gepresst wird, muss selten aktiv wiedergegeben werden. Dies geschieht meist nur durch das Beantworten von Multiple-Choice-Fragen. Entsprechend schwer tun sich viele Medizinstudenten beim ersten Schreiben eines freien Textes nach langer Zeit. Sofern Sie auch davon betroffen sind, sollten Sie sich unbedingt Hilfe suchen und das Werk sorgfältig durch Freunde und Verwandte Korrektur lesen lassen. Hier kann ggf. auch das Sprachenzentrum der Universität (Abschn. 4.9) helfen oder entsprechende Kontakte vermitteln. Ansonsten sollten Sie sich schon jetzt darüber informieren, wann die nächste Party der Fakultät für Anglistik oder Amerikawissenschaften stattfindet.

4.5.2 Lebenslauf

Ein übersichtlicher und aussagekräftiger Lebenslauf (curriculum vitae, CV) ist ebenfalls ein integraler Bestandteil jeder Bewerbung. Dieser sollte auf jeden Fall Informationen zu der bisherigen medizinischen Laufbahn enthalten. Wo studieren Sie und seit wann? Wann haben Sie Ihr Staatsexamen absolviert? Welche Famulaturen haben Sie bereits gemacht, wie lange und in welcher Abteilung? Hierbei empfiehlt sich ein systematischer Aufbau, um die bisherige Arbeitserfahrung („Professional Experience") bestmöglich zu präsentieren. Eine Famulatur bzw. ein PJ-Tertial wird dabei häufig als „Clinical Elective" bezeichnet. Es bietet sich an, zuerst die Tätigkeit und dann die Universität bzw. Klinik zu nennen. Ihre bisherige Famulatur in der Abteilung für Kardiologie an der Harvard Universität könnte z. B. so aussehen:

„Clinical elective at the Department of Cardiology at Massachusetts General Hospital, Harvard Medical School"

Sie können die Reihenfolge natürlich auch tauschen, solange Sie für alle Praktika eine klare und einheitliche Struktur beibehaltet. Haben Sie bereits zusätzliche Kurse, z. B. einen „Medical English" oder einen Sonographie-Kurs, besucht, sollte dies auf jeden Fall erwähnt werden. Auch Publikationen oder die Teilnahme an wissenschaftlichen Projekten und Kongressen werten den Lebenslauf mitunter deutlich auf. Arbeiten Sie bereits an einer Doktorarbeit, kann auch dies erwähnt werden.

> **»** **Eine medizinische Doktorarbeit wird von vielen Studenten leider immer noch unzutreffend als „PhD Thesis" übersetzt, dieser Fehler sollte tunlichst vermieden werden!**

Achten Sie unbedingt auf eine korrekte Rechtschreibung und eine saubere Darstellung. Der Lebenslauf sollte nicht überladen wirken, in den meisten Fällen genügt eine Seite völlig aus.

Ein guter Lebenslauf braucht viel Zeit und Geduld, dies sollte allerdings als Investition in die eigene Zukunft betrachtet werden.

Auch für spätere Bewerbungen wird der Lebenslauf immer wieder benötigt, also lieber einmal richtig und sorgfältig machen. Schauen Sie entsprechende Vorlagen von Professoren an internationalen Universitäten an, um sich Anregung zu verschaffen und Ideen zu gewinnen. Die entsprechenden Fachtermini finden Sie am Ende des Buches (Kap. 12). Für mehr Informationen zur Gestaltung und Inhalt eines allgemeinen Lebenslaufs sei an dieser Stelle auf die entsprechende Fachliteratur und das Internet verwiesen.

4.5.3 Dean's Letter

Für fast alle Bewerbungen wird auch ein sogenannter „Dean's Letter" benötigt. Es handelt sich dabei um ein Empfehlungsschreiben des Studiendekans, meist in englischer Sprache. Aus dem Schreiben sollte hervorgehen, dass das Dekanat die Bewerbung unterstützt und es bisher keine Probleme während der universitären Laufbahn gab („Statement of Good Standing"). Die meisten Dekanate haben hierfür ein Standardschreiben erstellt, welches normalerweise einfach per E-Mail beantragt werden kann. Es enthält neben den persönlichen Daten Angaben über die Fremdsprachenkenntnisse sowie das aktuelle Fachsemester. Letzteres ist für viele Universitäten und Institutionen wichtig, da häufig nur Studenten im letzten Studienjahr akzeptiert werden.

Um das Empfehlungsschreiben zu erhalten, müssen Sie neben dem Antrag meist nur eine aktuelle Immatrikulationsbescheinigung sowie einen Nachweis über die Fremdsprachenkenntnisse einreichen. Hierfür fallen keine Kosten an und die Bearbeitungsdauer liegt bei ca. einer Woche. In einigen Fällen muss der Dekan auch bestätigen, dass Sie für Ihren Auslandsaufenthalt entsprechend versichert sind. Solche Punkte sind im Voraus abzuklären, da dies meist nicht Inhalt eines Standardschreibens ist. Auf das Thema Versicherungen wird an späterer Stelle genauer eingegangen (Abschn. 5.1).

» Der Wortlaut ist hier oft entscheidend. Einige amerikanische Universitäten verlangen in diesem Schreiben bestimmte Formulierungen (z. B. „Medical student in good standing currently enrolled in the 6th year of our medical educational program").

4.5.4 Transcript of Records

Ebenfalls beim Studiendekanat erhalten Sie das häufig benötigte „Transcript of Records". Hierbei handelt es sich um eine übersetzte Auflistung aller bisher im Studium erzielten Leistungen. Beachten Sie, dass außerhalb Deutschlands häufig eine andere Notenskala als bei uns verwendet wird. Während z. B. in der Schweiz 6 die Bestnote darstellt, hat man hierzulande damit natürlich nicht bestanden. Es ist deshalb ratsam, bei Unklarheiten noch zusätzlich ein Blatt zum deutschen Notensystem beizulegen (sog. German Grading System). Die einzelnen Noten werden dort erklärt und definiert. Sofern dies nicht automatisch bei dem Notenspiegel dabei ist, finden Sie es mit jeder beliebigen Suchmaschine im Internet.

Falls Ihr Empfehlungsschreiben des Studiendekans keine Angaben zum aktuellen Fachsemester und zur Dauer des Studiums enthält, sollten diese Informationen spätestens hier vermerkt sein. In manchen Ländern dauert das Medizinstudium länger und man sollte nicht automatisch davon ausgehen, dass man trotz fünf Studienjahren als sog. „final-year student" angesehen wird. Einige Hochschulen bieten mittlerweile ihren Studenten auch an, das Transkript über eine Internetplattform (wie z. B. HIS) selbst auszudrucken. Beachten Sie, dass Sie es sich trotzdem in einigen Fällen offiziell vom Studiendekanat stempeln lassen müssen. Der Notenspiegel sollte so aktuell wie möglich sein und auch Informationen zu den Blockpraktika (im englischen auch als „core clerkships" bezeichnet) beinhalten, da diese häufig als Grundvoraussetzung für eine Rotation im Ausland angesehen werden. Für das Transcript of Records fallen keine Kosten an und die Bearbeitungsdauer liegt, je nach Universität, bei ca. einer Woche.

4.5.5 Immatrikulationsbescheinigung

Die Immatrikulationsbescheinigung ist ein Standarddokument, welches man sich selbst über das Internet oder an einem entsprechenden Automaten an der Universität ausdrucken lassen kann. Beachten Sie, dass auch die

Immatrikulationsbescheinigung je nach Empfänger ggf. vom Studiendekanat gestempelt und unterschrieben werden muss. Manche Universitäten und Klinken verlangen bei Antritt des entsprechenden Praktikums erneut die Vorlage einer aktuellen Immatrikulationsbescheinigung.

4.5.6 Empfehlungsschreiben

Einige Universitäten verlangen mittlerweile neben dem Dean's Letter auch ein oder mehrere Empfehlungsschreiben (Letters of Recommendation). Für viele Studenten stellt dies eine große Hürde dar, da ihnen ein persönlicher Ansprechpartner fehlt und die Betreuung an vielen deutschen Hochschulen doch eher unpersönlich ist. Hier bieten sich mehrere Möglichkeiten an. Im Idealfall haben Sie schon von früheren Famulaturen oder Praktika ein entsprechendes Schreiben erworben. Ansonsten dienen als erster Ansprechpartner der Doktorvater bzw. der Betreuer der Doktorarbeit. Die meisten Professoren und Ärzte an der Klinik sind sehr beschäftigt. Mit etwas Hartnäckigkeit erklärt sich meist doch jemand dazu bereit, sich die Mühe zu machen. Idealerweise nehmen Sie dieser Person bereits einen Teil der Arbeit ab, indem Sie schon eine Grundstruktur des Schreibens (Adressat, Absender, Betreff, etc...) vorformulieren und Ideen für potenzielle Inhalte liefern.

Es geht hierbei nicht um einen seitenlangen Roman, sondern um eine kurzes und prägnantes Schreiben, warum gerade Sie für den Auslandsaufenthalt geeignet sind. Je bekannter und höher der Autor des Schreibens auf der Karriereleiter steht, desto besser. Es ist immer gut, die Unterschrift bzw. den Stempel des ärztlichen Direktors der entsprechenden Abteilung auf dem Dokument zu haben, auch wenn das Schreiben selbst „nur" von einem befreundeten Assistenzarzt verfasst wurde. Je mehr Arbeit Sie der betroffenen Person im Voraus abnehmen, desto höher stehen die Erfolgschancen. Achten Sie unbedingt auf eine adäquate Ausdrucksweise und korrekte Orthographie sowie Interpunktion. Das Schreiben sollte auf einem Briefkopf der eigenen Universität oder der jeweiligen Klinik gedruckt sein, ein Klinikstempel wertet das Schreiben weiter auf.

Halten Sie Empfehlungsschreiben wenn möglich immer aktuell, dies demonstriert Interesse und Arbeitsbereitschaft. Die entsprechenden Word-Dokumente sollte man gut aufheben, damit man für spätere Bewerbungen nur Datum und Inhalt leicht modifizieren muss. Es ist besser, ein oder wenige sehr gute Empfehlungsschreiben zu besitzen, als viele unpräzise Referenzen, die auf jeden beliebigen Studenten zutreffen könnten. Versuchen Sie, sich eine individuelle Note zu geben und von der Masse abzuheben. Sofern Sie noch am Anfang des klinischen Studienabschnitts stehen oder sich an der Universität niemand dazu bereit erklärt Ihnen ein Schreiben zu erstellen, müssen Sie sich anderweitig umsehen. Ein weiterer potenzieller Ansprechpartner ist in diesem Fall der Hausarzt. Auch hier gilt: Je mehr Vorarbeit Sie leisten, umso höher stehen die Erfolgschancen. Auch Empfehlungsschreiben von nicht-ärztlich tätigen Personen können der Bewerbung helfen. Haben Sie beispielsweise an einem Forschungsprojekt oder Public-Health-Projekt teilgenommen, sollten Sie versuchen, über diese Schiene an eine Referenz zu kommen.

Die Suche nach geeigneten Referenzen kann teils sehr schwer und mühselig sein, entsprechend viel Zeit nimmt sie oft in Anspruch. Hier sollten Sie auf jeden Fall mehrere Wochen einplanen. Vergessen Sie nicht, dass die große Mehrheit der Personen für Sie einen Teil ihrer Freizeit opfert, etwas Geduld und ein kleines Dankeschön sind oft angebracht. Abschließend sei gesagt, dass das Empfehlungsschreiben natürlich auch zu dem Lebenslauf passen muss. Wenn Sie erst seit einigen Monaten im klinischen Studienabschnitt sind und in der Referenz von jahrelanger klinischer Erfahrung die Rede ist, passt dies nicht zusammen.

4.5.7 Gesundheitsnachweise und Impfungen

Nachweise zur gesundheitlichen Eignung sind unabdingbar. Welche Nachweise Sie genau erbringen müssen und in welchem Umfang, hängt maßgeblich von der Zieluniversität bzw. Klinik ab. Unter Umständen reicht schon eine einfache Hepatitis-Serologie aus, in einigen Fällen braucht man reihenweise Titer bis hin zu einem Tuberkulose-Screening. Die meisten Institutionen stellen bestimmte Formulare, sog. „Health Questionnaires", zur Verfügung. Dort gilt es eine Reihe von Fragen zu beantworten, z. B. welche Länder in den vergangenen Jahren bereist wurden, ob aktuell Symptome wie Husten, Fieber, Nachtschweiß etc. vorhanden sind und ob bereits Kontakt mit an Tuberkulose erkrankten Personen bestand.

Weiterhin müssen Sie natürlich diverse Angaben zu den Impfungen machen. Teilweise wird hier nur nach Impfdaten (inklusive Boosterimpfungen) und der Häufigkeit gefragt, manchmal sind allerdings auch genaue Impftiter erforderlich. Letzteres trifft besonders für die Hepatitis-Serologien zu. Es empfiehlt sich auch einen Scan des eigenen Impfpasses beizulegen.

In der Regel wird man von der Heimuniversität bzw. der eigenen Universitätsklinik bereits zu Beginn des klinischen Studienabschnitts aufgefordert, sich beim Betriebsarzt vorzustellen. Neben einer allgemeinen Untersuchung wird hier auch der Impfstatus überprüft und ggf. werden Impftiter bestimmt. Wer schon zu diesem Zeitpunkt weiß, dass er im weiteren Studienverlauf ins Ausland möchte, kann sich viel Arbeit sparen. Oft ist es möglich, über den Betriebsarzt kostenlos an weitere Titer zu kommen, z. B. an eine Varizellen-Serologie bei unklarem Immunstatus. Man kann sich natürlich auch im späteren Studienverlauf alle benötigten Titer und Dokumente beim Hausarzt besorgen, dies ist meist aber mit Mehraufwand und Kosten verbunden, da die Universität hier nichts übernimmt.

Bei den Varizellen ist zu beachten, dass für die älteren Jahrgänge unter den Studenten noch keine Impfung zur Verfügung stand. Viele Kliniken, insbesondere im angloamerikanischen Raum, fordern hier dann einen entsprechenden Titer oder eine Bestätigung durch einen Arzt, dass der Bewerber schon an Windpocken (im englischen als „Chickenpox" bezeichnet) litt. Beachten Sie, dass auch ein entsprechendes Laborblatt oft signiert und gestempelt sein muss. Eine weitere Besonderheit stellt die Influenzaimpfung dar, die für Klinikangestellte in Deutschland nicht verpflichtend ist. Für Rotationen in den USA ist sie hingegen mittlerweile bei vielen Institutionen fest vorgeschrieben und wird dort auch als „Flu Shot" bezeichnet (Abschn. 7.4). Ein entsprechender Nachweis ist hier zu liefern, da man sich die Impfung sonst dort vor Ort besorgen muss.

Einen Sonderfall stellt die Tuberkulose dar. Viele Kliniken fordern entweder einen aktuellen IGRA-Test oder einen Hauttest nach Mendel-Mantoux.

> Achten Sie unbedingt auf das Datum, da die Differenz zwischen Ausstellung und erstem Arbeitstag manchmal einen bestimmten Zeitraum nicht überschreiten darf.

Ebenso wird von einigen Universitäten ein Röntgenbild des Thorax in zwei Ebenen gefordert. Für den anfertigenden Radiologen ist es ein leichtes, einen kurzen, formlosen Zweizeiler zu verfassen, der bestätigt, dass keine Tuberkulose-typischen Veränderungen auf dem Röntgenbild zu sehen sind.

> Die amerikanischen Kliniken sind bezüglich Gesundheits- und Versicherungsfragen sehr streng, ohne vollständig ausgefüllte Formulare und Angaben wird die Bewerbung meist nicht weiter bearbeitet.

Für die Einreise in manche Länder sind spezielle Impfungen fest vorgeschrieben. Um an diese Informationen zu kommen, empfiehlt sich ein Blick auf die Internetseite des Auswärtigen Amtes und, je nach Zielland, der Gang zum Reise- oder Tropenmediziner. Dieser kann euch kompetent beraten, insbesondere wenn es neben dem Impfschutz um andere Themen wie z. B. die Malariaprophylaxe geht. Hier lohnt sich auch ein Anruf bei der zuständigen Krankenkasse, um die Frage nach einer Kostenübernahme zu klären.

Lassen Sie sich unbedingt alle Informationen schriftlich bestätigten, idealerweise direkt auch in englischer Sprache, da diese Nachweise fast immer problemlos international anerkannt werden. Um den Arbeitsaufwand während des klinischen Studienabschnitts zu reduzieren, empfiehlt es sich, gleich zu Beginn ein entsprechendes Übersichtsblatt in englischer Sprache zu erstellen. Dort tragen Sie die Daten aller erhaltenen Impfungen ein und fügen, falls vorhanden, die entsprechenden Titer hinzu. Bitten Sie einen Mediziner, z. B. Ihren Hausarzt, dies auf seinem Briefkopf auszudrucken, zu unterschreiben und natürlich abzustempeln. Dies erspart viel Bürokratie und Aufwand, da man nicht für jede Bewerbung erneut zum Arzt gehen muss. Heben Sie sich auch hier das entsprechende Word-Dokument gut auf, falls sich einige Inhalte ändern sollten.

Nur wenige Institutionen bestehen auf die Verwendung ihrer eigenen Dokumente/Health Questionnaires; falls dies doch der Fall sein sollte, kann man die Daten einfach übertragen. Da es je nach Terminverfügbarkeit und Labor mehrere Wochen dauern kann, bis Sie alle Unterlagen zusammmen haben, sollten Sie frühzeitig damit beginnen. Abschließend sei gesagt, dass einige ausländische

Krankenhäuser, insbesondere in Großbritannien, mittlerweile eine Gesundheitsuntersuchung durch einen eigenen Betriebsarzt fest vorschreiben (Abschn. 7.6). Diese ist verpflichtend und mit Kosten von bis zu 200 £ verbunden.

4.5.8 Fremdsprachennachweis

Auch bei den Fremdsprachennachweisen gibt es regional sehr große Unterschiede. An großen Universitätskliniken und akademischen Lehrkrankenhäusern wird in der Regel ein Nachweis der englischen Sprache gefordert. An kleineren Häusern wird in vielen Fällen kein Sprachnachweis verlangt. Gängige Testformate sind der TOEFL-Test (Test of English as a Foreign Language) und der IELTS-Test (International English Language Testing System) [25, 26]. Dabei handelt es sich um standardisierte Sprachtests, die Kenntnisse der englischen Sprache von Nicht-Muttersprachlern überprüfen und einordnen. Diese Tests prüfen unter anderem das Verständnis von geschriebener und gesprochener Sprache sowie das selbstständige Schreiben und Sprechen. Da die meisten Studenten, insbesondere während der Vorklinikzeit, ihre Englischkenntnisse kaum benötigen, wird eine entsprechende Vorbereitung auf diese Kurse dringend empfohlen, um ein vernünftiges Ergebnis zu erzielen.

In vielen Ländern, wie z. B. in Frankreich, müssen zusätzlich noch Kenntnisse in der Landessprache nachgewiesen werden. Die meisten Tests sind mit Arbeit, Vorbereitung und Kosten verbunden. Diese betrugen z. B. im Jahr 2017 für den TOEFL-Test ca. 250 Euro. Es gibt allerdings auch Möglichkeiten, dies zu umgehen.

Einige Institutionen bieten die Möglichkeit einen sog. „TOEFL-Voucher" vorzulegen. Das bedeutet, dass man bei der entsprechenden Koordinationsstelle anstatt eines TOEFL-Ergebnis auch einen alternativen Test vorzeigen darf, der ausreichende Englischkenntnisse attestiert. Solch einen alternativen Sprachtest kann man häufig z. B. beim Sprachenzentrum der Heimatuniversität erwerben. Diese sind meist auch deutlich günstiger und es fällt in einigen Fällen lediglich eine Verwaltungsgebühr von ca. 20 Euro an. Sie sollten sich allerdings rechtzeitig darüber informieren, da es auch hier große regionale Unterschiede gibt und nicht jede deutsche Universität dies anbietet. Der entsprechende Test wird meist als „Sprachbescheinigungen für Auslandsaufenthalte" bezeichnet. Vom Umfang ähnelt er dem TOEFL und dauert ca. drei Stunden. Auch hier werden Ihre Fähigkeiten im Sprechen und Schreiben sowie im Lese- und Hörverstehen geprüft. Beachten Sie, dass auch hierfür eine gewisse Vorbereitungszeit notwendig ist und gute Ergebnisse kein Selbstläufer sind. Um sich besser vorbereiten zu können, lohnt es sich, Kommilitonen aus höheren Semestern bezüglich des ungefähren Ablaufs anzusprechen.

Wenn Sie sich in Bezug auf Ihre Fremdsprachenkenntnisse sicher sind und entsprechende Nachweise haben (z. B. von Ihnen in der betreffenden Sprache veröffentliche Fachartikel, Zertifikate von Sprachkursen, etc.) gibt es noch eine weitere Option. Einige Studenten haben es geschafft, die oben genannten Tests zu umgehen, in denen sie einfach eine Auflistung ihrer bisher erworbenen Zertifikate im Sinne eines Vouchers eingereicht haben. Insbesondere, wer schon einen Medical English-Kurs vorweisen kann, hat gute Erfolgschancen. Wie man hier vorgehen möchte, bleibt jedem selbst überlassen, je besser Ihre Sprachkenntnisse, insbesondere beim Fachvokabular, desto höher Ihr Lerneffekt während des Praktikums. Auf das Thema Sprachkurs wird an späterer Stelle nochmals detailliert eingegangen (Abschn. 5.6).

4.5.9 Polizeiliches Führungszeugnis

Einige Universitäten und Krankenhäuser, hauptsächlich in den USA und Kanada, fordern mittlerweile für eine Famulatur bzw. ein PJ-Tertial ein polizeiliches Führungszeugnis bzw. eine Hintergrundüberprüfung. Im Englischen wird das Dokument auch als „Criminal Background Check" bezeichnet. Dieses sollte keine Einträge enthalten und nicht älter als drei bzw. sechs Monate sein. Achten Sie hier unbedingt auf das Datum, da dies häufig sehr streng geregelt wird. Schauen Sie auch genau nach, ob Sie es bereits bei der Bewerbung oder erst bei Antritt des Praktikums vorlegen müssen. Je nach Zeitspanne, die dazwischen liegt, kann es sein, dass das polizeiliche Führungszeugnis dann ggf. erneut beantragt werden muss, weil das Datum überschritten wurde. Dies ist nicht nur ärgerlich, sondern verursacht auch zusätzliche Kosten.

Das polizeiliche Führungszeugnis erhalten Sie unter Vorlage des Personalausweises (oder Reisepasses) bei Ihrer örtlichen Meldebehörde. Hierfür fallen Kosten von knapp 15 Euro an. Eine weitere Möglichkeit besteht darin, es direkt online beim Bundesamt für Justiz zu beantragen [27]. Bitte beachten Sie, dass Sie das Dokument in deutscher Sprache erhalten. Sofern man sich bisher nichts zu Schulden hat kommen lassen, wird dies mit „keine Einträge" bestätigt. Es reicht meist vollkommen aus, dies mit einer kurzen Übersetzung der Bewerbung beizulegen. Sofern eine offizielle Übersetzung gefordert wird, empfiehlt es sich, freundlich beim Studiendekanat anzufragen. Dieses bestätigt meist kostenlos mit einem Einzeiler, dass das polizeiliche Führungszeugnis keine Einträge enthält („[…] contains no entries"). Wer es ganz bürokratisch mag, kann sich gegen eine Gebühr das Führungszeugnisses durch das Bundesamt für Justiz überbeglaubigen lassen oder sich durch das Bundesverwaltungsamt eine sog. Apostille bzw. Endbeglaubigung einholen. Entsprechende Informationen erhalten Sie auf den Homepages der genannten Institutionen. Diese Schritte sind nur in Ausnahmefällen notwendig.

4.5.10   Versicherungsnachweise

Häufig müssen bereits bei der Bewerbung Versicherungsnachweise erbracht werden. Fast immer wird nach dem Nachweis einer Krankenversicherung und nach einer Haftpflichtversicherung gefragt. Eine Krankenversicherung bzw. Auslandskrankenversicherung ist ein absolutes Muss, die entsprechende Bestätigung erhalten Sie bei Ihrer Krankenversicherung. Meist genügt ein Anruf mit der Bitte, Ihnen den Nachweis in englischer Sprache per Post zukommen zu lassen. Hierfür fallen keine Kosten an, die Bearbeitungsdauer beträgt wenige Tage.

Bei der Berufshaftpflichtversicherung ist die Sache komplizierter. Die Berufshaftpflichtversicherung, welche bei Praktika an der Heimatuniversität bzw. in Deutschland den Inhaber deckt, gilt leider nicht während des Auslandsaufenthaltes. Hier müssen Sie sich selbst darum bemühen. Mittlerweile gibt es verschiedene Anbieter, die hierfür entsprechende Tarife anbieten. Diese unterscheiden sich jedoch teilweise deutlich in Preis und angebotener Leistung. Hier lohnt ein genauer Vergleich, da einige Anbieter z. B. nur Jahresverträge anbieten.

> Achten Sie unbedingt auf die abgedeckte Summe (sog. „Coverage"); einige Universitäten im angloamerikanischen Raum und in Australien haben hier spezifische Vorgaben gemacht.

Beträge von bis zu drei Millionen US Dollar sind dabei keine Seltenheit. Unabhängig, für welchen Anbieter Sie sich letztendlich entscheiden, wird eine entsprechende Bestätigung in englischer Sprache („Malpractice Insurance") benötigt.

4.5.11 USMLE

Wer in den USA eine Famulatur bzw. einen Teil seines PJ absolvieren möchte, muss in einigen Fällen zwingend den Nachweis über ein bestandenes USMLE liefern. USMLE steht für „United States Medical Licensing Examination" und bezeichnet eine Prüfung, die in den USA Voraussetzung ist, um als Mediziner tätig zu sein [28]. Die Prüfung ist in insgesamt drei Schritte, die sog. „Steps", untergliedert. Meist reicht ein Nachweis über ein bestandenes USMLE Step 1, dem „Korrelat" zum deutschen Physikum aus. Hierbei muss erwähnt werden, dass sich diese beiden Prüfungen sehr voneinander unterscheiden.

Das USMLE gilt als deutlich anspruchsvoller, die Fragen sind wesentlich stärker auf klinische Fälle und Problemstellungen ausgelegt. Hinzu kommt, dass neben den bei uns in der Vorklinik gelehrten Fächern bereits im Step 1 auch Wissen aus den Bereichen Pharmakologie, Pathologie, Epidemiologie und Mikrobiologie geprüft wird. Wer also bei uns das erste Staatsexamen überstanden hat, ist nicht automatisch für das USMLE Step 1 qualifiziert, da viele der o. g. Fächer bei uns erst im klinischen Abschnitt gelehrt werden. Allgemein gesprochen benötigt man für ein erfolgreiches USMLE ausreichend Vorbereitungszeit, Ehrgeiz und Ausdauer. Weiterhin ist dieser Schritt mit einem hohen administrativen Aufwand und Kosten von ca. 1000–1500 Euro verbunden, da allein die Testgebühr schon knapp 1000 $ beträgt. Ob all dies z. B. für eine einzige Famulatur in den USA Sinn macht, sei dahingestellt. Nach wie vor wird dieser Nachweis nicht von allen amerikanischen Universitäten gefordert und es lohnt sich, dies im Voraus abzuklären.

Insbesondere kleinere, periphere Krankenhäuser verlangen diesen Nachweis nicht. Sollte man einen Aufenthalt im Rahmen einer Kooperation zwischen der Heimatuniversität und einer amerikanischen Partneruniversität planen, muss man sich um dieses Thema meist ebenso wenig Gedanken machen. Es empfiehlt sich, zunächst eine kurze Nachfrage bei der entsprechenden Koordinationsstelle. Einige Institutionen akzeptieren auch ein bestandenes Physikum („In lieu of a USMLE score, we also accept the German Physikum") und verlangen dann den Nachweis nicht.

Erfahrungsbericht: Willam M., Universität Frankfurt:

„Ich habe zwei Famulaturen am Roswell Park Comprehensive Cancer Center in Buffalo gemacht, ein USMLE-Nachweis wurde hierfür nicht erwartet. Klar hat man mit einem USMLE mehr Möglichkeiten... Nach wie vor gibt es aber viele Institutionen in den Staaten, die internationale Studenten auch ohne akzeptieren."

Das USMLE stellt nach wie vor für viele Studenten eine große Hürde dar, da es mit hohen Kosten und einem hohen Zeitaufwand verbunden ist. Man sollte realistisch hinterfragen, ob sich dieser Schritt lohnt bzw. man im vollgepackten Medizinstudium noch ausreichend Zeit dafür aufbringen kann. Für diejenigen, die eine medizinische Karriere in den USA in Erwägung ziehen, sind die USLMEs unabdingbar. In den USA wird viel Wert auf ein gutes Abschneiden in den Prüfungen gelegt und gute Ergebnisse (hohe „Scores") sind essentiell, um später im Matchingverfahren gut abzuschneiden.

4.5.12 Zahlungsbestätigung

Häufig ist der Bewerbung gleich ein Nachweis über die Entrichtung einer Bewerbungs- bzw. Verwaltungsgebühr beizulegen.

Achten Sie unbedingt darauf, ob Sie diese wieder zurück-bekommen, oder ob diese nicht erstattungsfähig sind (dann als „non-refundable" bezeichnet).

Ausführliche Informationen zu diesem Thema finden Sie in Abschn. 4.7. Ohne einen Zahlungsnachweis wird die Bewerbung nicht bearbeitet.

4.5.13 Sonstiges

Es gibt weitere Nachweise, die der Bewerbung beigelegt werden müssen; zum Teil handelt es sich aber um landesspezifische Dokumente.

Für Praktika in den USA benötigt man meist ein sogenanntes HIPAA-Training, HIPPA steht für „Health Insurance Portability and Accountability Act". Es handelt sich um eine Art Online-Tutorial, in dem anhand von Videos und Texten wichtige Punkte zum Thema Datenschutz im Umgang mit Patienten erläutert werden. Dem Tutorial folgt eine Multiple-Choice-Prüfung. Daneben benötigt man noch ein sogenanntes OSHA-Training (Occupational Safety and Health Administration) bei dem es hauptsächlich um den Infektionsschutz und den Umgang mit Keimen (Bloodborne Pathogens) geht. Nähere Infos hierzu finden sich in Abschn. 7.4.

Einige Kliniken, z. B. in Norwegen oder Finnland, fordern zudem einen MRSA-Abstrich (Methicillin-resistenter Staphylococcus aureus). Dieser wird zwar nicht direkt für die Bewerbung benötigt, man muss aber schriftlich bestätigen, dass man zur Kenntnis genommen hat, dass ohne einen negativen MRSA-Abstrich kein Praktikums-beginn möglich ist. Überdies darf der Test bei Praktikums-start meist maximal vier Wochen alt sein. Den meist kostenpflichtigen MRSA-Abstrich kann man z. B. beim Betriebsarzt machen lassen, dabei werden meist Abstriche aus der Nase, dem Rachen und der Leiste genommen. Erfahrungsgemäß wird zusätzlich noch ein zweiter Test vor Ort durchgeführt. Weitere Informationen, unter anderem zur MRSA-Sanierung, finden sich auf der Homepage des Robert-Koch-Instituts [29].

Daneben gibt es unzählige und teils klinik- bzw. uni-versitätsspezifische Formulare, die man im Rahmen einer Bewerbung einreichen muss. Aufgrund der Vielzahl kön-nen hier nicht alle genannt werden. Zu den gängigsten Formularen gehören ein Nachweis über ausreichend finan-zielle Mittel bzw. Unterstützung (Statement of Support) sowie die Kenntnisnahme der Verschwiegenheitspflicht (Medical Information Protection Agreement). Auch zum Thema Datenschutz und im Umgang mit Computern haben viele Universitätskliniken eigene Formulare erstellt, deren Kenntnisnahme man schriftlich bestätigen muss.

4.6   Bewerbungszeitpunkt

Wann soll man sich idealerweise bewerben? Am besten so früh wie möglich! Je größer und ambitionierter Ihr Pro-jekt, desto mehr Vorlaufzeit müssen Sie logischerweise einplanen. Wer z. B. einen zweimonatigen Aufenthalt in den USA plant, sollte spätestens ein Jahr zuvor begin-nen, die notwendigen Dokumente zu sammeln und die entsprechenden Nachweise zu besorgen.

> Beachten Sie, dass viele Universitäten Bewerbungsfristen haben, die Sie unbedingt einhalten müssen; spätere Bewerbungen werden in der Regel nicht akzeptiert.

Auf der anderen Seite gibt es auch Institutionen, bei denen Sie sich maximal ein Jahr vor Praktikumsbeginn bewerben können. Bereits bei der Bewerbung sollten, wenn möglich, alle benötigten Dokumente vorliegen. Die Mühlen der Bürokratie mahlen auch in anderen Ländern langsam. Je früher Sie Ihre Bestätigung in der Hand halten, desto eher können Sie einen Flug bzw. ein Zugticket buchen und so weitere Kosten sparen.

Einige PJ-Stellen, insbesondere in der Schweiz, sind besonders beliebt. Hier reicht es nicht aus, sich lediglich zwölf Monate im Voraus zu bewerben, man sollte dabei schon bis zu zwei Jahre einplanen. Dies ist ein langer Zeitraum und es kann immer etwas dazwischenkommen, dass das Studium verlängert und somit das Examen und den damit verbunden PJ-Zeitraum verschiebt.

> Klären Sie hier unbedingt ab, ob eine Vertragsstrafe droht, falls Sie die Stelle dann nicht antreten können.

Natürlich ist es auch möglich, noch kurzfristig an Stellen zu kommen. Insbesondere in der Schweiz springen immer wieder Studenten ab (z. B. bei nicht bestandenem Examen). Es lohnt sich also auch kurzfristig (ein oder zwei Monate vor Beginn des Praktikums) anzufragen, ob ggf.

noch eine Stelle frei ist. Einige Häuser führen auch Wartelisten, auf denen man sich eintragen lassen kann. Für die Schweiz gilt nach wie vor: Entweder sehr früh oder relativ kurzfristig bewerben. Dies erhöht die Chancen auf einen Platz. Wer frühzeitig plant, hat natürlich mehr Optionen bei der Ortswahl, als jemand, der sich auf „Restplätze" bewirbt.

» Gerade das PJ im Ausland sollte frühzeitig geplant werden. Der richtige Bewerbungszeitpunkt ist einer der wichtigsten Faktoren bei der Bewerbung. Wer sich zu spät bewirbt, wird auch mit exzellenten Referenzen kaum Chancen auf einen begehrten Platz haben.

4.7 Gebühren

Immer mehr Universitäten und deren akademische Lehrkrankenhäuser verlangen Gebühren, dabei sind prinzipiell die Bewerbungsgebühren („Application Fee" oder „Administration Fee") von den Gebühren für Lehre („Teaching Fee") zu unterscheiden. Letztere sind hauptsächlich in den angloamerikanischen Ländern fällig und in den USA, Australien und Neuseeland besonders hoch. Je renommierter und frequentierter die Klinik, desto höher sind meist die Gebühren.

» Spitzenreiter bezüglich der insgesamt anfallenden Praktikumsgebühren sind nach wie vor die Vereinigten Staaten von Amerika.

Ob und welche Gebühren anfallen, ist meist auf der Internetseite der jeweiligen Institution ersichtlich. Die Bewerbungsgebühr („Application Fee") ist häufig einmalig und nicht erstattungsfähig („Non-refundable Application Fee"). Das bedeutet, dass Sie bereits für die Einreichung Ihrer Bewerbung Gebühren zahlen müssen, ohne dafür eine Platzgarantie zu bekommen. Deshalb ist es umso wichtiger, dass die Unterlagen vollständig sind und Sie die Bewerbungsvoraussetzungen (Eligibility Requirements) überhaupt erfüllen. Wer sich z. B. bei einer amerikanischen Universität bewirbt, aber im Rahmen seiner Bewerbung den erforderlichen Fremdsprachennachweis (z. B. TOEFL) nicht erbringen kann, wird wahrscheinlich nicht akzeptiert. Die Bewerbungsgebühren sind damit verloren und man hat keinen Platz erhalten. Einige Institutionen erstatten zumindest einen Teil der Bewerbungsgebühren zurück, sofern sie keinen Platz anbieten können („Refundable Application Fee").

Die Bewerbungsgebühren sind normalerweise für jede Rotation einzeln zu entrichten. Planen Sie also eine einmonatige Famulatur in der Inneren Medizin und möchten zwei Wochen Kardiologie und zwei Wochen Nephrologie machen, fällt diese unter Umständen doppelt an. Die Bewerbungsgebühren für eine Rotation an der Icahn School of Medicine at Mount Sinai (Mount Sinai Hospital in New York) betragen z. B. aktuell 1000 US $ (Stand Mai 2018). Trotzdem liegen diese meist deutlich unter denen für Lehre und Ausbildung.

Letztere können, je nach Land und Institution, bis zu mehreren Tausend Dollar pro Monat betragen. Ein einmonatiger Aufenthalt an einem Lehrkrankenhaus der Harvard Medical School kostet z. B. aktuell 4900 US $ (Stand Mai 2018). Hingegen kostet ein einmonatiger Aufenthalt an einem Lehrkrankenhaus der Kansas University „nur" 1000 US $ (Stand Mai 2018). Beachten Sie also unbedingt, dass es hier sehr große regionale Unterschiede gibt und einige Optionen deutlich günstiger sind als andere. Nach wie vor gibt es viele Krankenhäuser, die keine oder nur sehr geringe Gebühren erheben.

》 Geben Sie auf jeden Fall immer die Heimatuniversität an, da bei bestehender Kooperation die Gebühren ggf. entfallen oder sich deutlich verringern.

Diese Kosten wirken auf deutsche Studenten natürlich zuerst abschreckend. Es soll allerdings nochmals betont werden, dass nicht überall solche immensen Gebühren anfallen und Aufenthalte an kleineren, peripheren Häusern oder weniger populären Universitäten deutlich erschwinglicher sind. Für Bewerbungen in der Schweiz und Österreich fallen in der Regel keine Kosten an.

4.8   Observership, Clinical Elective und Internship

Im Englischen werden verschiedene Begriffe für ein Praktikum gebraucht, die zudem uneinheitlich definiert sind. Zu den bekanntesten zählen „Medical Elective", „Clinical Elective" und „Internship". Worauf bewirbt man sich nun, wenn man eine Famulatur bzw. ein PJ-Tertial im Ausland absolvieren möchte und was steckt hinter diesen Begriffen?

Vereinfacht gesagt sollte man sich um ein sogenanntes **„Medical Elective"** oder auch **„Clinical Elective"** bewerben. Als „Elective" werden im angloamerikanischen Raum all die Praktika und Kurse bezeichnet, die nicht fester Bestandteil des Curriculums sind (das deutsche Blockpraktikum würde also nicht darunterfallen) und nicht an der Heimatuniversität bzw. einem Lehrkrankenhaus der Heimatuniversität absolviert werden. Als „Elective" werden z. B. in den USA all die Kurse bezeichnet, die „optional" und nicht verpflichtend sind. „Electives" werden meist im letzten Studienjahr absolviert – die Destination ist dabei frei wählbar. Streng genommen fällt also das PJ bzw. die Famulatur nur bedingt unter die Definition eines „Electives", da Sie das Praktikum ja für die Zulassung zum Examen benötigen.

Dem gegenüber stehen die „**Clerkships**", die auch als „**Core Rotations**" bezeichnet werden. Diese Kurse ähneln am ehesten den bei uns gängigen Blockpraktika. Es handelt sich also um Kurse, die man in den großen Fächern (Innere Medizin, Chirurgie, Gynäkologie etc…) macht und die zur Zulassung zum Examen bzw. zum erfolgreichen Studienabschluss benötigt werden. In den Vereinigten Staaten werden als „Clerkship" alle Kurse bezeichnet, die verpflichtend im Curriculum stehen. Wie bereits erwähnt sind die Definitionen eher uneinheitlich – „Elective" ist aber insbesondere für internationale Aufenthalte der häufiger verwendete Begriff.

Zusätzlich gibt es noch „**Observerships**". Dabei handelt es sich um Praktika, bei denen Sie normalerweise keine Tätigkeiten selbst übernehmen, sondern lediglich eine reine Beobachterrolle innehalten. Im anglo-amerikanischen Raum wird dies oft auch als „Shadowing" bezeichnet. Bereits zu Beginn des Praktikums müssen Sie aus rechtlichen Gründen schriftlich bestätigen, dass Sie während des Praktikums unter keinen Umständen praktische Aufgaben („Hands-on Activities") übernehmen werden und dem auch zustimmen. Obwohl sich dies zunächst sehr langweilig bzw. ernüchternd anhört, können auch diese Praktika sehr lehrreich sein. Diese Art von Praktikum ist insbesondere für Fächer wie z. B. die Radiologie geeignet, da man hier sowieso kaum Patientenkontakt hat.

Insbesondere in vielen asiatischen Ländern, wie z. B. Japan, ist es zudem unüblich, dass Studenten praktische Tätigkeiten übernehmen.

Viele Famulaturen bzw. PJ-Abschnitte gestalten sich dort eher theoretisch, weil auch ein direkter Patientenkontakt („Hands-on"-Tätigkeiten) per Gesetzgebung in vielen Fällen untersagt ist. Dennoch wird der Lerneffekt von vielen Studenten als sehr groß beschrieben, insbesondere wegen der anderen Lehrmentalität und dem Sonderstatus, den man dort als europäischer Student häufig noch immer genießt.

> Beachten Sie unbedingt, dass ein reines „Observership" ohne praktische Tätigkeiten bzw. Einbindung in den Stationsalltag von einigen Landesprüfungsämtern nicht für das praktische Jahr anerkannt wird (Kap. 3).

Informieren Sie sich unbedingt zuvor und erkundigen Sie sich rechtzeitig. Für eine Famulatur stellt dies normalerweise kein Problem dar.

Das „Observership" hat unter Studenten häufig einen schlechten Ruf, insbesondere weil man ja der theoretischen Zuschauerrolle des Semesters entkommen möchte. Bedenken Sie allerdings, dass für ein „Observership" vor allem in den USA häufig weniger Dokumente erforderlich sind und die Kosten geringer. Gerade, wer an eine renommierte Universität möchte, hat auf diesem Wege zusätzliche Möglichkeiten, seinen Traum zu realisieren. Durch neu geknüpfte Kontakte haben Sie so in vielen Fällen für zukünftige Rotationen auch einen ärztlichen Ansprechpartner, der Sie weitervermitteln bzw. empfehlen kann.

>> Gerade am Anfang des klinischen Studienabschnitts kann man zumeist noch keine kompetitive Bewerbung vorweisen, da es an Erfahrung und Referenzen mangelt. Hier ist ein Oberservership oft ein guter Einstieg.

Abschließend sei noch der Begriff „**Internship**" erwähnt, mit dem sich viele Studenten um eine Famulatur häufig bewerben. Das „Internship" stellt in vielen Ländern, wie z. B. den USA, keinen Teil des Studiums selbst dar. Als „Internship" wird das erste Jahr der ärztlichen Tätigkeit nach dem Studienabschluss („Postgraduate Training") bezeichnet. Häufig ist auch der Begriff „PGY1" zu finden – dieser steht für „First Year of Postgraduate Training". Verwenden Sie im Rahmen einer Bewerbung um eine Famulatur bzw. ein PJ-Tertials diesen Begriff nicht, da es häufig zu Missverständnissen und Verwechslungen kommen kann. Zudem sind die Bewerbungsvoraussetzungen häufig sehr hoch, bleiben Sie also wie bereits eingangs erwähnt beim „Medical Elective".

4.9   Absagen und ausbleibende Antworten

Trotz vieler Bewerbungen und Anfragen bekommen Sie nur Absagen oder gar keine Antwort auf E-Mails? Woran kann dies liegen? Zuerst sollten Sie sicherstellen, dass Ihre

Nachrichten überhaupt ankommen. Hierfür gibt es bei den gängigen E-Mail-Programmen die Option „Übermittlungsstatus" bzw. „Empfangsbestätigung". Wie bereits an früher Stelle erwähnt, sollte auf eine seriöse E-Mail-Adresse geachtet werden. Idealerweise verwendet man die Uni-Mail-Adresse oder einen Account bei einem größeren, international bekannten Provider. Damit reduziert man die Möglichkeit, dass die Nachricht im Spamordner landet.

Weiterhin sollten Sie unbedingt darauf achten, dass Ihre Anfrage bzw. Bewerbung vollständig ist. Wer sich um ein PJ-Tertial bewirbt, aber dabei die Hälfte der Dokumente nicht liefern kann, reduziert seine Chancen deutlich. Es hinterlässt immer einen guten Eindruck, wenn man bereits alle Dokumente im Voraus besorgt hat und die gewünschten Formulare schicken kann. Achten Sie beim Anschreiben inhaltlich auf Vollständigkeit. Müssen Dokumente zu einem bestimmten Zeitpunkt noch nachgereicht werden, z. B. die Resultate eines MRSA-Abstriches vier Wochen vor Praktikumsbeginn, sollten Sie dies auch tun und nicht darauf hoffen, dass es vergessen wird. Dies gilt auch für eventuell anfallende Gebühren – zahlen Sie nicht rechtzeitig vor Praktikumsbeginn und liefern den entsprechenden Zahlungsbeleg, wird Ihnen der Platz meist wieder entzogen.

Erfahrungsgemäß bereitet insbesondere die Bewerbung um die erste Famulatur bzw. das erste PJ-Tertial im Ausland vielen Studenten Probleme. Optimieren Sie die Bewerbungsunterlagen, indem Sie Freunde und Bekannte das Anschreiben bzw. den Lebenslauf sowohl inhaltlich als auch orthographisch überprüfen lassen. Auch wenn es sich meist nicht um bezahlte Stellen handelt, sollten Sie auf optisch ansprechende Bewerbungsunterlagen achten. Informieren Sie sich vorab, wie ein Lebenslauf im entsprechenden Land auszusehen hat und übersetzen Sie nicht einfach den deutschen Lebenslauf in die jeweilige Fremdsprache.

So sollte ein Lebenslauf in den USA aufgrund der dortigen Antidiskriminierungsgesetze häufig kein Foto bzw. keine Angaben zur Religion und zum Alter enthalten. Wer sich vorab informiert, kann seine Bewerbung entsprechend anpassen. Dies stellt gleichzeitig auch den häufigsten Fehler dar: Viele Studenten nehmen eine Bewerbung nach dem Motto „ist doch nur ein kurzes Praktikum" auf die leichte Schulter und informieren sich nur unzureichend über ihre Wunschdestination. Insbesondere in den angloamerikanischen Ländern sind aber die Rotationen der „Schlüssel zum Erfolg" für die weitere Karriere, da so Kontakte geknüpft werden können (und man die Möglichkeit hat, erste Empfehlungsschreiben zu sammeln).

Weitere Gründe für Absagen sind fehlende zeitliche Flexibilität und die gewünschte Praktikumsdauer. So nehmen viele Krankenhäuser in den skandinavischen Ländern häufig ausländische Studenten nur dann an, wenn die eigenen Studenten in den Semesterferien sind. Sollten Sie also in Ihrem gewünschten Zeitraum keinen Platz angeboten bekommen, lohnt sich eine erneute Anfrage, ob ein anderer Zeitraum generell möglich ist. Auch sind für längere Aufenthalte (z. B. über acht Wochen) Kenntnisse in der Landessprache erforderlich. Verfügen Sie über diese nicht, sollten Sie eventuell die Pläne ändern und erneut bezüglich eines kürzeren Aufenthaltes anfragen. Nur wer in Erfahrung bringt, warum er die Voraussetzungen nicht erfüllt, kann dies in Zukunft besser machen.

Erfahrungsbericht: Andreas G., Universität Halle

„Ich wollte unbedingt für eine Orthopädiefamulatur nach England, habe zunächst aber nur Absagen bekommen. Daraufhin habe ich einfach freundlich geantwortet, ob es denn zu einem späteren Zeitpunkt die Möglichkeit gäbe, in der Orthopädie zu famulieren. Relativ schnell hatte ich dann eine Zusage für die kommenden Semesterferien. Man muss sich einfach trauen – fragen kostet nichts."

Ein ebenso weit verbreiteter Fehler ist eine zu geringe Vorlaufzeit. Wer sich erst wenige Tage oder Wochen vor Praktikumsbeginn um eine Stelle bemüht, hat meist keine Chance oder maximal die Möglichkeit, Restplätze (z. B. bei kurzfristigen Absagen) zu ergattern. Es kann nicht oft genug betont werden, dass man sich rechtzeitig um eine Stelle bemühen und die entsprechenden Fristen einhalten muss. Wer mehrere Aufenthalte im Sinn hat, sollte vorausschauend planen. Möchten Sie z. B. während des klinischen Abschnitts unbedingt einmal nach Dänemark und einmal nach Kanada, sollten Sie die Aufenthalte entsprechend den Voraussetzungen legen. Da in Kanada häufig nur Studenten im letzten Jahr akzeptiert werden, sollten Sie sich dies also für Ihr PJ bzw. Ihre letzte Famulatur aufheben. In Dänemark ist dies erfahrungsgemäß hingegen kein Problem und es zieht jährlich eine Vielzahl von deutschen Famulanten dorthin. Lesen Sie also frühzeitig Erfahrungsberichte von früheren Studenten und informieren Sie sich rechtzeitig.

Erfahrungsbericht: Evelyne H., Universität München

Ich hatte mich leider erst kurz vor dem PJ mit einem eventuellen Auslandsaufenthalt beschäftigt und viele Bewerbungsfristen waren bereits abgelaufen. Zwar konnte ich noch einen tollen PJ-Platz in den Niederlanden ergattern, mehr war zeitlich aber nicht möglich. Ich hatte mich definitiv zu spät über meine Möglichkeiten informiert.

4.10 Erfahrungsberichtdatenbanken

Erfahrungsberichtdatenbanken enthalten Famulaturberichte und PJ-Berichte von früheren Medizinstudenten, die schon an einem bestimmten Krankenhaus ein Praktikum absolviert haben. Diese enthalten wertvolle Tipps zum Bewerbungsverfahren, potenziellen Ansprechpartnern, empfehlenswerten Abteilungen und auch zu Themen wie Unterkunft und Verpflegung. Achten Sie dabei unbedingt auf das Erstellungsdatum des jeweiligen Berichts. Manche Berichte sind weit über zehn Jahre alt und inhaltlich häufig nicht mehr aktuell; dies betrifft nicht nur die Kontaktdaten, sondern auch Informationen zur Bewerbungen. Während vor 20 Jahren selbst für Bewerbungen in den USA noch kaum Gebühren anfielen, sind diese heute Standard.

Einige Institutionen akzeptieren überhaupt keine internationalen Studenten mehr oder wenn, dann nur mit massiven Einschränkungen. In Bezug auf die administrativen

Rahmenbedingungen sollte man sich niemals ausschließlich auf einen Erfahrungsbericht verlassen, sondern
auf der entsprechenden Homepage des/der jeweiligen
Krankenhauses/Universität selbst informieren. Nur dort
bekommt man aktuelle Informationen und Hinweise zum
Bewerbungsablauf.

Leider ist es mittlerweile unabdingbar, diverse Berichte
kritisch zu hinterfragen. Es kommt vor allem im deutschsprachigen Raum immer wieder vor, dass Berichte nicht
von Studenten verfasst werden. Einige, wenn auch wenige
Krankenhäuser, wurden in der Vergangenheit von Studenten aufgrund mangelnder Betreuung und fehlendem
Interesse an der Ausbildung schlecht bewertet. Dies wirkt
sich schlecht auf die Durchschnittsbewertung, z. B. beim
PJ-Ranking, aus. Kurzerhand sind einige Häuser dazu
übergegangen, selbst Berichte zu schreiben (sog. „Fake-
Rezensionen") um den eigenen Ruf zu verbessern. Ihr solltet insbesondere dann stutzig werden und die jeweiligen
Berichte genau inspizieren, wenn auf mehrere durchschnittliche oder schlechte Erfahrungsberichte plötzlich nur noch
sehr gute folgen. Ein Krankenhaus, das über mehrere Jahre
mit Noten zwischen drei und fünf bewertet wurde, und
plötzlich nur noch Bestnoten erhält, ist relativ „verdächtig".

Achten Sie unbedingt auf die Sprache und Ausdrucksweise wie ein Bericht verfasst wurde. Entspricht diese
einem Studenten und ist diese realistisch? Wenn jahrelang zuvor die schlechte Stimmung im Team bemängelt
wurde und plötzlich von einer „äußerst kollegialen Stimmung" die Rede ist, obwohl sich an der Belegschaft nichts
geändert hat, erscheint dies unwahrscheinlich. Natürlich ist dies nie auszuschließen, aber das alternierende

Vorhandensein von Bestnoten und Berichten, die Ihnen einen Aufenthalt dringend abraten, sollte Sie nachdenklich stimmen. Im Zweifelsfall sollten Sie ein anderes Haus wählen.

Natürlich muss auch erwähnt werden, dass einige Berichte von studentischer Seite schlicht unfair sind. Wer keine Eigeninitiative zeigt und die Landessprache nicht beherrscht, darf sich nicht darüber wundern, nur unzureichend in den Klinikalltag integriert zu werden. Vielfach bleibt im streng getakteten klinischen Alltag nicht ausreichend Zeit, um lange Erklärungen ins Englische zu übersetzen. Mit der Zeit bekommt man ein Gefühl, welche Berichte aussagekräftig sind und welche eher nicht.

Es gilt weiterhin zu beachten, dass nicht alle Berichte von Studenten geschrieben wurden, die an deutschen Hochschulen immatrikuliert waren. Auch Studenten aus der Schweiz und aus Österreich beteiligen sich mittlerweile rege an einigen Plattformen. Da sich die Studienstrukturen jedoch zwischen den Ländern unterscheiden, sind auch die Erwartungen an die jeweiligen Praktika unterschiedlich. Ein Schweizer Student hat sicherlich andere Erwartungen an sein Wahlstudienjahr (entspricht bei uns dem praktischen Jahr) als ein deutscher Student an seine erste Famulatur. Schauen Sie also genau nach, wer den Bericht verfasst hat und wo er immatrikuliert ist. Einige Studenten sind sehr freundlich und hinterlegen auch online ihre E-Mail-Adresse, damit Sie sie bei eventuellen Fragen kontaktieren können. Nutzen Sie diese Option, um sich bestmöglich auf Ihren Aufenthalt vorzubereiten und um ggf. wertvolle Tipps bezüglich einer potenziellen Unterkunft zu erhalten.

Die wichtigsten und bekanntesten Erfahrungsbericht-datenbanken sind:

www.famulatur-ranking.de [30]
Die wohl bekannteste Seite für Famulaturberichte aus aller Welt mit mittlerweile mehr als 7600 Berichten (Stand Mai 2018). Die Handhabung erfolgt intuitiv, eine Registrierung ist nicht erforderlich. Neben einem freien Text können für eine Famulatur in einzelnen Kategorien wie z. B. „Unterricht" oder „Betreuung" Noten vergeben werden. Auch Informationen zu wichtigen Eckpunkten wie Dienstbeginn und -ende sowie den Einsatzbereichen sind einsehbar. Die Nutzung dieser Seite ist kostenlos.

www.pj-ranking.de [31]
Das Korrelat zu oben genannter Seite, nur eben für das praktische Jahr. Vom Aufbau ähneln sich beide Seiten stark, diese ist aber deutlich stärker frequentiert und enthält mehr Berichte (knapp 22.100 Berichte, Stand Mai 2018). Auch hier können für einzelne Kategorien Noten vergeben werden. Achtet, sofern ihr die Suchfunktion benutzt, unbedingt auf das Datum des jeweiligen Berichts (siehe oben).

www.famcheck.at [32]
Das österreichische Korrelat zu Famulatur- bzw. PJ-Ranking. Hier finden sich hauptsächlich Bewertungen von österreichischen Krankenhäusern. Die Seite ist noch relativ jung, entwickelt sich aber ständig und es kommen regelmäßig neue Berichte hinzu.

BVMD-Erfahrungsberichtdatenbank [33]

Auch die BVMD bietet eine eigene frei zugängliche Datenbank für Famulaturberichte an. Die Erfahrungsberichte sind meist deutlich länger und ausführlicher als bei o. g. Portalen, einige sind sogar bebildert. Beachten Sie, dass die beschriebenen Plätze natürlich über die BVMD vergeben wurden und somit selten Informationen bezüglich individueller Bewerbungen enthalten sind. Nichtsdestotrotz handelt es sich um eine hilfreiche Datenbank mit teils beeindruckenden Berichten.

Universitäten

Fast alle Universitäten mit internationalen Kooperationsprogrammen haben auf der eigenen Internetseite ebenfalls Erfahrungsberichte von früheren Studenten. Insbesondere, wer in diesem Rahmen einen Auslandsaufenthalt plant, sollte sich genauer umsehen. Auch über die gängigen Suchmaschinen finden sich hier meist viele Berichte. Exemplarisch soll hier die medizinische Fakultät der Otto von Guericke Universität in Magdeburg genannt werden [34]

Sonstiges

Natürlich gibt es noch eine ganze Reihe weiterer Datenbanken und Erfahrungsberichte im Internet zu finden. Insbesondere kirchliche Träger, kleinere Organisationen, aber auch viele Blogger haben Berichte online. Wer schon eine Destination im Hinterkopf hat, kann über die gängigen Suchmaschinen viele zusätzliche Berichte finden; dazu einfach nach den Begriffen „Famulatur" oder „PJ" und dem Ziel suchen. Wer nicht fündig wird, sollte auf Englisch suchen. Hier eignet sich vor allem der Such-begriff „Medical Elective" in Kombination mit Ihrem Wunschziel.

Erfahrungsgemäß profitiert man als Student enorm von der Möglichkeit, auf die Erfahrungen seiner Kommilito-nen zurückgreifen zu können. Deshalb sollten Sie sich nach einem Auslandsaufenthalt darum bemühen, selbst einen entsprechenden Bericht zu verfassen. Ein guter Bericht benötigt zwar Zeit, stellt aber einen wichtigen Beitrag für zukünftige Generationen dar. Es ist ratsam, sein Praktikum erst nach Abschluss und im Vergleich zu anderen Famu-laturen bzw. PJ-Tertialen zu bewerten. Haben Sie diese Erfahrungen noch nicht gemacht, sollten Sie sich ggf. mit der Bewertung etwas Zeit lassen und ein oder zwei Semes-ter warten. Eine faire Evaluation ist dabei selbstverständ-lich, wer z. B. im Rahmen eines PJ-Tertials in der Schweiz Arbeitszeiten von acht Stunden täglich kritisiert aber zuvor einen entsprechenden Vertrag unterschrieben hat, sollte sich darüber auch nicht beschweren. Achten Sie bei der Bewertung auf Transparenz und Vollständigkeit. Wer mag, kann zudem eine E-Mail-Adresse für Rückfragen hinter-legen, muss sich jedoch auf viele Nachrichten einstellen. Mehr zu diesem Thema finden Sie in Abschn. 10.2.

4.11 Auslandsaufenthalt: Alleine oder mit Freunden bzw. Partner?

Für viele Studenten stellt eine Famulatur bzw. ein PJ-Abschnitt im Ausland den ersten längeren Aufenthalt fern von zuhause dar. Manche entscheiden sich deshalb gemeinsam ein Praktikum zu machen. Dies bietet sich insbesondere dann an, wenn man im Anschluss an den Aufenthalt noch gemeinsam reisen möchte. Je nach Zielland kann es aber unter Umständen schwierig werden, zeitgleich einen Aufenthalt für zwei oder mehr Personen zu organisieren. Insbesondere in den USA und Kanada sind viele Plätze hart umkämpft. Schon bei der Bewerbung wird oft darauf hingewiesen, dass auf Partnerbewerbungen keine Rücksicht genommen werden kann. Vor allem, wenn bereits hohe Bewerbungsgebühren im Raum stehen, sollten Sie sich eine gemeinsame Bewerbung zwei Mal überlegen, da dies Ihre Chancen auf einen Platz deutlich mindert. Gerade wenn Sie gemeinsam mit einem Freund oder Partner gehen wollen, müssen Sie dies unbedingt frühzeitig mit dem zuständigen „Elective Coordinator" abklären. Hier hilft es erfahrungsgemäß, sich für weniger beliebte Fachrichtungen zu bewerben.

Ein Auslandsaufenthalt zu zweit bietet allerdings nicht nur Vorteile. Ein Auslandsaufenthalt ist unter anderem natürlich auch dafür da, eigene Erfahrungen zu sammeln. Hier geht es unter anderem darum, selbstständiger zu werden und zu lernen, sich in ein neues Umfeld zu integrieren. Es stellt sich die Frage, wie weit man noch selbst gefordert ist, wenn man gemeinsam mit Freunden unterwegs ist. Der Antrieb, auf eine fremde Kultur zuzugehen, wird schließlich bereits dadurch reduziert, dass man in jeder Situation noch seinen Reisepartner als potenzielles „Back-up" hat. Offener werden und den Kontakt mit anderen zu suchen, ist insbesondere für eher introvertierte Menschen anfangs bestimmt schwer, funktioniert aber im Grunde nur dann, wenn man sich allein auf den Weg macht. Ähnliches gilt auch für Fremdsprachenkenntnisse:

Wer ständig mit dem Reisepartner unterwegs ist, wird praktisch nie dazu gezwungen, außerhalb der Arbeit eine Fremdsprache zu sprechen. Auch dies ist für die Integration wenig förderlich.

Viele Studenten haben Angst, allein einen größeren Auslandsaufenthalt zu planen bzw. zu verreisen. Die Sorge, keinen Anschluss zu finden (Abschn. 7.4), steht hier zu oft im Vordergrund. Aber: Eine Famulatur dauert „nur" 30 Tage bzw. ein PJ Tertial dauert „nur" vier Monate. Selbst wenn es trotz intensivem Bemühen nicht gelingen sollte, eine für einen selbst zufriedenstellende Situation zu schaffen, geht diese Zeit trotzdem vorüber. Vieles ist eine reine Frage der Einstellung und gerade im verschulten deutschen Medizinstudium, das durch eine hohe Anzahl an Kursen mit Anwesenheitspflicht, massenweise Multiple-Choice Klausuren und kaum Freiraum wenig zur Selbstständigkeit erzieht, sollte man die Erfahrung machen und zumindest einmal alleine losziehen.

4.12 Fragen und Antworten

1. Ich habe mich vor einem Jahr bei einer Universität für einen PJ-Platz beworben. Kurze Zeit später habe ich bereits eine Zusage bekommen, Gebühren waren damals nicht fällig. Kurz vor Praktikumsbeginn habe ich nun eine E-Mail erhalten, dass eine sog. „Teaching Fee" eingeführt wurde mit der Bitte, diese innerhalb einer Woche zu bezahlen – ansonsten würde das Angebot verfallen. Was soll ich nun tun?

    Diese Situation ist natürlich sehr ärgerlich, kommt jedoch leider immer wieder vor. Sie sollten auf jeden

Fall freundlich und besonnen antworten. Erklären Sie Ihrer Kontaktperson, dass Sie darauf nicht vorbereitet sind und bitten Sie um eine Ausnahme, da die Gebühren zum Bewerbungszeit nicht erwähnt wurden. Erwähnen Sie im Falle des PJ auch, dass Praktikumsdauer und Destination frühzeitig an der Universität weitergeleitet werden müssen und Sie so schnell kaum noch eine Alternative organisieren können. Wird die Bitte abgelehnt, liegt es an Ihnen zu entscheiden, ob Sie die anfallenden Gebühren bezahlen wollen und können. Dies betrifft auch die Erhöhung von Studiengebühren nach bereits erfolgter Platzzusage.

2. Ich finde einfach niemanden, der mir ein Empfehlungsschreiben ausstellt. Zwar habe ich viele Personen angeschrieben, aber keine positive Resonanz erhalten. Da ich keine Doktorarbeit schreibe, habe ich auch keinen Betreuer, den ich fragen kann. Für meine Bewerbung werden aber mindestens zwei Schreiben vorausgesetzt. Was nun?

   Ein häufiges Problem, besonders unter Studenten, die am Anfang des klinischen Studienabschnitts stehen. Hier hilft nur eine Planänderung: Nicht für jede Bewerbung werden Empfehlungsschreiben benötigt. Besorgen Sie sich zumindest ein Empfehlungsschreiben des Dekans und bewerben Sie sich anderweitig, um dort ggf. ein Empfehlungsschreiben für zukünftige Rotationen ergattern zu können.

3. Warum sind die „Teaching Fees" so hoch? Lohnt sich das überhaupt? Kann ich diese umgehen?

   Ein häufiges Diskussionsthema: Als Student aus Deutschland bzw. einer deutschen Universität hat man es meist schwer, diese zu umgehen. Durch Bewerbungsgebühren soll sichergestellt werden, dass sich nur Studenten bewerben, die dann auch die Stelle wirklich antreten und nicht kurzfristig absagen. Häufig wird auch argumentiert, dass durch eine Bewerbung ein hoher administrativer Aufwand entsteht und dieser abgedeckt werden muss. Ob sich „Teaching Fees" von mehreren Tausend Euro pro Monat lohnen, muss jeder für sich selbst entscheiden. Natürlich erhalten Sie an den entsprechenden Institutionen oft eine sehr gute Ausbildung und Betreuung. Insbesondere für Studenten, die mit einer akademischen Karriere liebäugeln, sind Rotationen in weltweit renommierten Häusern (Mayo Clinic, Massachusetts General Hospital etc.) häufig ein Türöffner. Wer allerdings später keine akademische Karriere einplant und eine Laufbahn als Hausarzt anvisiert, kann z. B. ein PJ-Tertial in den USA auch günstiger als in Harvard oder Stanford bekommen. Dies ist immer eine individuelle Entscheidung und hängt stark von den weiteren beruflichen Plänen ab. Wer mit dem Gedanken spielt, in die USA auszuwandern und die entsprechenden Examina bereits absolviert hat, sollte diese Gebühren als Investition in die eigene berufliche Zukunft betrachten. Für viele Internships (Abschn. 4.8) werden vorherige Rotationen in US-Krankenhäusern vorausgesetzt (sog. USCE – U.S Clinical Experience).

4. Ich habe mich um einen Famulaturplatz in Taiwan beworben und eine Zusage bekommen. Hierbei handelt es sich um ein reines Observership – brauche ich jetzt eine Berufshaftpflichtversicherung?

Eine häufig gestellte Frage, die sich auch nicht pauschal beantworten lässt. Wenn von der entsprechenden Gastuniversität bzw. dem Krankenhaus nichts gefordert wird, bleibt es Ihnen überlassen, ob Sie in diesem Fall eine entsprechende Versicherung abschließen oder sich die Kosten sparen. Da Sie dort höchstwahrscheinlich keine praktischen Tätigkeiten durchführen werden, sollten Sie die Kosten abwägen und dann entscheiden. Eine Auslandskrankenversicherung sollte man aber immer abgeschlossen haben. Zudem fühlt man sich mit einer entsprechenden Versicherung im Rücken natürlich deutlich wohler und sollte bei Unklarheiten nicht darauf verzichten.

5. Ich habe mich um einen Famulaturplatz in Norwegen beworben. Mehr als einen Lebenslauf und eine Immatrikulationsbescheinigung musste ich nicht vorweisen. Nach drei Stunden hatte ich bereits eine schriftliche Zusicherung per E-Mail erhalten. Kann das sein?

Natürlich. Nicht überall sind Bewerbungen kompliziert. Je weniger Nachweise gefordert werden desto unkomplizierter und einfacher. Hier kann man wirklich froh sein.

6. Vor sechs Monaten habe ich mich um einen Famulaturplatz in Sri Lanka beworben. Die Gebühren habe ich frühzeitig überwiesen und schnell eine Zusage erhalten. Kurz vor Famulaturbeginn bin ich krank geworden und kann die Reise nicht antreten. Bekomme ich mein Geld zurück?

In den meisten Fällen leider nein, allerdings lohnt es sich hier nachzufragen. Natürlich ist diese Situation ärgerlich, insbesondere, da man ja auch häufig schon einen Flug gebucht hat. Hier hilft dann ggf. eine Reiserücktrittsversicherung. So bekommt man unter Umständen zumindest wieder einen Teil der Gebühren zurück.

7. Vor einigen Monaten habe ich mich um einen PJ-Platz in Griechenland beworben. Die Erasmuskoordinatorin hat meine Bewerbung an die entsprechende Abteilung weitergeleitet, seitdem habe ich nichts mehr gehört. Allerdings drängt mittlerweile die Zeit, da ich meiner Heimatuniversität mitteilen muss, wo ich mein PJ absolvieren werde. Was soll ich tun?

Hier helfen nur Hartnäckigkeit und ein Telefonat. Vielleicht ist die zuständige Koordinatorin im Urlaub oder arbeitet gar nicht mehr dort. Bewerbungen gehen häufig auch einfach mal unter – fragen Sie also unbedingt telefonisch nach und lassen Sie sich mit der zuständigen Person oder deren Stellvertretung verbinden. Generell gilt: Man sollte sich nicht auf einen Platz verlassen und sich bis zur Zusage auf mehrere Plätze bewerben. Scheuen Sie sich nicht anzurufen, nur so erhält man am schnellsten Klarheit über den aktuellen Bewerbungsstatus.

5

Vorbereitung

5.1 Versicherungen

Auf das Thema Versicherungen wurde bereits an früherer Stelle eingegangen (Abschn. 4.11). Prinzipiell benötigt man für seine Famulatur bzw. für ein PJ-Tertial im Ausland zwei Versicherungen: eine **Auslandskrankenversicherung** und eine **Berufshaftpflichtversicherung**. Viele Studenten schließen zudem eine Unfallversicherung ab.

Zunächst sollte man überprüfen, ob die eigene Krankenversicherung bzw. Familienversicherung das geplante Auslandspraktikum überhaupt abdeckt. Vor allem das Zielland und die Länge des Aufenthaltes spielen hierbei eine wichtige Rolle. Für Aufenthalte innerhalb der EU benötigt man die „Europäische Krankenversicherungskarte" (findet sich auf der Rückseite der

© Springer-Verlag GmbH Deutschland, ein Teil von Springer Nature 2018
M. Storz, *PJ und Famulatur im Ausland,* Springer-Lehrbuch,
https://doi.org/10.1007/978-3-662-57657-1_5

Krankenversicherungskarte) oder eine der Anspruchs-
bescheinigung der Krankenkasse. Informationen hierzu
finden sich auf der Homepage des Bundesministeriums
für Gesundheit im Online-Ratgeber Krankenversicherung
[35]. Länder außerhalb Europas haben in der Regel kein
Sozialversicherungsabkommen mit Deutschland, d. h. die
gesetzlichen Krankenkassen zahlen hier im Krankheitsfall
nicht.

Genaue Informationen diesbezüglich erhält man über
die Servicehotline der eigenen Krankenversicherung.
Hier sollte man angeben, dass man sich im Rahmen eines
(meist nicht bezahlten) Praktikums im Ausland aufhält
und es sich um keinen Urlaub handelt.

> Lassen sie sich alle Aussagen schriftlich bestätigen.

Den Leistungsumfang der Versicherung sollte man genau
erfragen, so wird z. B. ein medizinisch notwendiger
Krankenrücktransport aus dem Ausland von den gesetzlichen Krankenversicherungen in der Regel nicht erstattet.

Deckt die eigene Krankenversicherung den Aufenthalt
nicht oder nur unzureichend ab, muss man eine spezielle
Auslandskrankenversicherung abschließen. Hier kann
man bei Bedarf auf einen der zahlreichen Anbieter zurückgreifen, die sich auf Medizinstudenten spezialisiert haben
(Deutsche Ärzteversicherung, MLP etc.) [36, 37]. Die
Anbieter unterscheiden sich teils deutlich im Preis und
den dafür angebotenen Leistungen. Selbst wenn von der
Gastuniversität kein Nachweis gefordert wird, sollte man

bei der Auslandskrankenversicherung nicht sparen, insbesondere, da man ja während des Praktikums täglich mit kranken Menschen in Kontakt kommt und somit einer Risikogruppe angehört. Meist bekommt man schon für ca. 20 € ein entsprechendes Angebot.

Neben der Auslandskrankenversicherung sollte eine Berufshaftpflichtversicherung abgeschlossen werden, da die **Berufshaftpflichtversicherung**, welche Sie bei inländischen Praktika deckt, nicht während des Auslandsaufenthaltes greift. Auch hier gibt es verschiedene Anbieter mit unterschiedlichen Tarifen und Konditionen. Bei Aufenthalten in den USA und Kanada gilt es, auf die Mindestsumme zu achten. Nicht überall wird eine Berufshaftpflichtversicherung zwingend vorausgesetzt, trotzdem ist sie zur persönlichen Absicherung empfehlenswert. Einige Anbieter bieten auch sogenannte „Rundum-Schutzpakete" (enthält Auslandsreisekrankenversicherung, Berufshaftpflichtversicherung und Unfallversicherung) an. Ob sich diese lohnen, ist meist eine Einzelfallentscheidung und hängt insbesondere vom bisherigen Versicherungsstatus ab.

5.2 Impfungen

Nach Abschluss des vorklinischen Abschnitts oder spätestens vor dem ersten klinischen Praktikum mit Patientenkontakt wird man von der eigenen Universität zum Betriebsarzt beordert. Dieser führt neben einer orientierenden körperlichen Untersuchung auch eine Überprüfung des Impfstatus durch. Weiterhin werden in der

Regel verschiedene Serologien und Titer bestimmt (z. B. der Anti-HBs-Titer im Rahmen der Schutzimpfung gegen Hepatitis B). Stets aktuelle Informationen rund um das Thema Impfungen sowie den aktuellen Impfkalender des Robert-Koch-Institutes für Kinder und Erwachsene erhält man auf der Homepage des Robert-Koch-Instituts [38]. Die für eine Famulatur bzw. ein PJ im Krankenhaus in Deutschland notwendigen Impfungen erhält man in der Regel kostenlos beim Betriebsarzt des eigenen Universitätsklinikums.

Für einen Auslandsaufenthalt werden allerdings je nach Destination zusätzliche Reiseschutzimpfungen bzw. Serologien und Abstriche notwendig. Viele Kliniken fordern z. B. eine Röntgen-Thorax-Aufnahme oder einen Mendel-Mantoux- bzw. IGRA-Test zum Ausschluss einer Tuberkulose. Das Auswärtige Amt stellt im Rahmen seiner Reise- und Sicherheitshinweise stets auch medizinische Hinweise zur Verfügung, die bei der ersten Orientierung helfen [39]. Daneben hat die britische Regierung eine übersichtliche Homepage mit wertvollen Informationen gestaltet [40]. Zusätzlich ist vor allem bei Reisen außerhalb der europäischen Union eine Beratung durch das Institut für Tropenmedizin bzw. einen Reisemediziner sinnvoll. Diese ist insbesondere bei einer Reise in ein Malaria Endemiegebiet dringend anzuraten. Die reisemedizinische Beratung sollte frühzeitig in Anspruch genommen werden, damit eventuell ausstehende Impfungen nachgeholt werden können.

In einigen Fällen werden Impfungen sogar zwingend benötigt, da sonst die Einreise in das jeweilige Land verweigert werden kann. So ist z. B. bei einer direkten

Einreise nach Südafrika von Deutschland aus eine Gelbfieberimpfung nicht zwingend notwendig. Bei einer
Einreise aus einem von der WHO als Gelbfieberendemie-
gebiet deklariertem Land wird hingegen der Nachweis
einer Gelbfieberimpfung verlangt. Eine genaue Auflistung
der Gelbfieberendemiegebiete findet sich auf der Homepage der WHO [41]. Machen Sie sich rechtzeitig mit den
Einreisebestimmungen Ihres Ziellandes vertraut. Abschließend sei noch erwähnt, dass insbesondere die Influenzaimpfung in den USA in den letzten Jahren immer
häufiger als Grundvoraussetzung für medizinische Praktika angegeben wird. Fehlende Impfungen bzw. Serologien
verzögern erfahrungsgemäß den Praktikumsbeginn was
letztendlich im Rahmen der Anerkennung problematisch
werden kann.

Ein weiteres wichtiges Thema, das von Medizinstudenten häufig unterschätzt wird, ist die Malaria bzw.
Malariaprophylaxe. Man sollte sich rechtzeitig darüber informieren, ob die eigene Wunschdestination ein
Malaria-Gebiet ist (ggf. auch nur zu einer bestimmten
Jahreszeit). Bei Unklarheiten lohnt es sich einen Tropenmediziner aufzusuchen, um sich zwecks Prophylaxe und
eventueller Medikation beraten zu lassen. Die Resistenz-
situation der Erreger ändert sich häufig, so dass hier
Expertenwissen gefragt ist. Die zur Verfügung stehenden
Medikamente (Atovaquon-Proguanil, Chloroquin, Doxy-
cyclin etc.) werden hinsichtlich der Nebenwirkungen
zudem unterschiedlich gut vertragen.

Einige Krankenkassen übernehmen die Kosten einer
Prophylaxe, andere weigern sich strikt. Eine eventuelle
Kostenübernahme durch die eigene Kasse sollte man sich

sicherheitshalber immer schriftlich bestätigen lassen. Häufig wird leider auch die Notwendigkeit einer Expositionsprophylaxe unterschätzt. Wer auf entsprechende Kleidung (lange Hosen, langärmelige Hemden, geschlossene Schuhe) und Schutz (Moskitonetze, Repellents, etc.) achtet, reduziert bereits das Stichrisiko deutlich.

Neben der Malaria gibt es natürlich noch eine Vielzahl an weiteren Infektionserkrankungen, wie z. B. das Denguefieber oder die Tollwut, an die man im Rahmen eines Auslandsaufenthaltes denken sollte. Auch wenn einige Nachweise von der jeweiligen Gastinstitution nicht explizit gefordert werden, lohnt es sich im Interesse der eigenen Gesundheit ausreichende Vorsichtsmaßnahmen zu treffen. Je nach Zielland ist die medizinische Versorgung ggf. nur unzureichend, was eine Behandlung vor Ort bzw. das Erwerben von Medikamenten schwierig machen kann. Es hat sich deshalb bewährt, eine kleine Reiseapotheke dabei zu haben (Abschn. 5.5). Welche Impfungen durchgeführt werden und welche nicht, ist selbstverständlich eine individuelle Entscheidung, da jeder für seine eigene Gesundheit verantwortlich ist.

5.3   Unterkunft

Bereits im Vorfeld sollten Sie sich um eine Unterkunft während des Praktikums bemühen. Hier lohnt sich eine Anfrage bei der jeweiligen Gastuniversität bzw. bei der Klinik, ob Zimmer für Mitarbeiter zur Verfügung stehen. Im Idealfall, wenn auch selten, bekommt man ein Zimmer kostenlos gestellt. Häufig können Sie sich auch ein

Zimmer im Personalwohnheim mieten. Läuft dies über die Klinik, haben Sie den Vorteil, dass Sie sich um wenig kümmern müssen und Sie meist zeitnah Bescheid wissen, ob ein Platz verfügbar ist oder nicht. Zudem kommen Sie so schnell mit Klinikmitarbeitern und anderen Studenten in Kontakt. So können Sie z. B. abends gemeinsam kochen oder am Wochenende gemeinsam das Land erkunden. Insbesondere bei Aufenthalten in der Schweiz sind Zimmer sehr zu empfehlen, da die üblichen Mitpreise für Zimmer bzw. Wohnungen gleicher Kategorie deutlich darüber liegen.

>> In vielen asiatischen Ländern sind für Studierende Doppelzimmer in den Wohnheimen („Dormitories") nach wie vor üblich. Einzelzimmer sind, sofern überhaupt verfügbar, nur gegen Aufpreis zu haben.

Häufig kommt es allerdings auch vor, dass die entsprechende Klinik keine Zimmer anbietet oder bereits alle verfügbaren Zimmer vergeben sind. In diesem Fall müssen Sie selbst aktiv werden was, je nach Destination und Zeitraum, schwierig sein kann. Es lohnt sich immer, bei Ihrer Kontaktperson bzw. der Studienkoordination anzufragen, ob eine Empfehlung für eine potenzielle Unterkunft besteht. Oft wissen diese, wo frühere Studenten untergekommen sind und vermitteln Sie dahin weiter. Zudem sollte man natürlich Erfahrungsberichte früherer Studenten nach nützlichen Informationen durchforsten (Abschn. 4.10). Hierbei muss es sich nicht um Berichte von Medizinstudenten handeln, auch Studenten anderer Fachrichtungen, die z. B. im Rahmen von Erasmus unterwegs sind, enthalten oft wertvolle Informationen und Hinweise.

Zudem findet man in sozialen Netzwerken wie Facebook entsprechende Gruppen und kann ein eigenes Gesuch starten. Suchen Sie z. B. nach einer Unterkunft in Oslo, finden Sie die entsprechenden Gruppen meist unter Namen wie „Housing in Oslo" oder „Accomodation in Oslo". Auch in Gruppen wie „Oslo Internationals" oder „Oslo Expats" werden Sie oft fündig. Hier lohnt es sich zu erwähnen, dass Sie Medizinstudent sind. Gegebenenfalls ist es auch von Vorteil, wenn man von der Gastuniversität bzw. der Klinik eine schriftliche Bestätigung über den Aufenthalt vorweisen kann. Viele Universitäten haben auch ein eigenes Forum oder eine eigene Plattform für internationale Studenten – man sollte dies nutzen, um seine Anzeige so früh wie möglich weit zu verbreiten. Insbesondere, wer einen Aufenthalt in den Semesterferien plant, hat vielleicht Glück und kann so temporär das Zimmer eines Studenten anmieten. Vergleichen Sie, um einen realistischen Eindruck zu bekommen, vorher unbedingt die Preise und fragen Sie im Zweifelsfall bei Ihrer Kontaktperson nach, ob der Ihnen angebotene Preis den lokalen Gegebenheiten entspricht. Insbesondere in den größeren Universitätsstädten werden der Wohnungsmangel und die prekäre Lage vieler Studenten rigoros ausgenutzt.

Erfahrungsbericht: Marie B., Universität Greifswald

„Letzten Sommer habe ich eine Famulatur in der Gynäkologie in Dublin gemacht. Da die Klinik keine Unterkünfte zur Verfügung hatte, habe ich auf Facebook in der Gruppe der dortigen Medizinstudenten einfach ein kurzes Inserat gepostet. Binnen weniger Stunden hatte ich bereits mehrere Angebote von Studenten, die während der Semesterferien ihr Zimmer untervermieten wollten."

Leider wird mittlerweile immer öfters Wohnungsbetrug (im englischen auch als „Scamming" bezeichnet) betrieben. Hierbei verlangen angebliche Vermieter von Ihnen die vorzeitige Zahlung einer Kaution oder anderer Vorauszahlungen im Sinne einer Reservierung, ohne dass Sie die Wohnung je gesehen haben bzw. ein Mietverhältnis abgeschlossen wurde. Hierbei handelt es sich um ein beliebtes Betrugsmodell, das vor allem auf Studenten abzielt, die gezwungen sind, sich aus der Ferne ein Zimmer zu suchen. Das sind gefälschte Angebote, die in Wirklichkeit gar nicht existieren. Suchen Sie also, wenn möglich, immer vor Ort oder reisen Sie einige Tage früher an, um selbstständig suchen zu können. Die Zeit am Anfang lässt sich erfahrungsgemäß mit einem Hostel oder Hotel überbrücken.

Erfahrungsbericht: Klaus F., Universität Tübingen

„Ich habe eine sechswöchige Famulatur in Lund (Schweden) gemacht. Durch die Klinik konnte mir leider keine Unterkunft vermittelt werden und da ich schon sehr spät dran war wurde ich zunehmend besorgter kein Zimmer zu

> finden. Im Internet habe ich dann ein sehr preisgünstiges Zimmer gefunden und habe mich in meiner Not dazu verleiten lassen hierfür Geld im Voraus zu überweisen. Das Zimmer existierte natürlich nicht und das Geld habe ich auch nie wieder bekommen. Aus der Situation habe ich gelernt und kann jedem nur raten geduldig weiterzusuchen und nie die Hoffnung zu verlieren."

Auch über Plattformen wie AirBnB gibt es die Möglichkeit an ein Zimmer zu kommen [42]. Versuchen Sie im Interesse Ihres Geldbeutels immer noch einen Rabatt bei längeren Aufenthalten auszuhandeln. Auch über die Anzeigenplattform „Craiglist" kann man häufig eine geeignete Unterkunft finden [43]. Ebenso gibt es häufig landesspezifische Plattformen für Wohngemeinschaften, hier helfen erneut die einschlägigen Suchmaschinen. Auf die jeweils beliebtesten landesspezifischen Plattformen wird in jeweiligen Länderabschnitten noch genauer eingegangen.

Eine weitere über Landesgrenzen hinausgehende Onlineplattform ist „Housing Anywhere", auf der weltweit Zimmer und Wohnungen angeboten werden [44]. Um sich einen Überblick über die ungefähren Lebenshaltungskosten in einer bestimmten Region verschaffen zu können, eignet sich die Internetseite „Numbeo" [45]. Basierend auf Nutzereingaben können Sie sich hier z. B. Durchschnittspreise für eine Wohnung in einer bestimmten Stadt anzeigen lassen. Die Nutzung ist kostenfrei und erfordert keine Anmeldung.

Wer nur kurz ein Dach über dem Kopf benötigt, wird ggf. auf den diversen Couchsurfing-Plattformen im Internet fündig. Hier sei erwähnt, dass es sich dabei meist um kommerzialisierte Netzwerke handelt. Die bekanntesten sind „Couchsurfing", „Hospitalityclub" und „GlobalFreeloaders" [46, 47, 48]. Couchsurfing stammt aus dem Amerikanischen und bezeichnet umgangssprachlich das Übernachten bei einem Freund („to surf someones couch"). Oben genannte Plattformen enthalten dabei zahlreiche Angebote, die von einer Matratze auf dem Küchenboden bis hin zu einem Bett in einem schönen Zimmer reichen können. Die Nutzung ist zwar kostenlos, eine Garantie wie bei einem Hotel gibt es dafür aber nicht. Da alles auf Vertrauensbasis läuft, sollte man immer auch ein gesundes Maß an Misstrauen an den Tag legen und sich im Voraus gut informieren. Entsprechende Guides finden sich hierzu zahlreich im Internet [49].

Achten Sie bei der Wahl der Unterkunft unbedingt auch auf die Entfernung zum Arbeitsplatz. Oft entpuppt sich die vermeintliche Ersparnis durch eine günstigere, aber weiter abseits gelegene Wohnung als Reinfall, da ja auch Kosten für öffentliche Verkehrsmittel anfallen. Insbesondere in ländlichen Regionen, z. B. in den USA, die kaum über ein ausgebautes öffentliches Verkehrsnetz verfügen, sollte man kliniknah nach einer Unterkunft suchen. Wer bei einem Klinikmitarbeiter/einer Klinikmitarbeiterin unterkommt, hat häufig den Vorteil mittels Fahrgemeinschaft zur Arbeit zu kommen.

Die Wohnungssuche im Ausland kann sehr frustrierend sein, insbesondere wenn man die Landessprache nicht spricht oder unter Zeitdruck steht. Man sollte sich trotzdem nie auf unseriöse Angebote einlassen und wenn möglich einige Tage früher anreisen, um vor Ort zu suchen. Ist dies nicht möglich, hilft es oft, die ersten Tage in einem

Hotel oder ähnlichem unterzukommen. Fragen Sie am besten Ihre neuen Kollegen nach Tipps und Ratschlägen bei der Wohnungssuche, oft hilft nur Vitamin B. Weiterhin kann man auch lokale Universitäten oder Institutionen anschreiben und fragen, ob diese ggf. temporär ein Zimmer vermieten. Nutzen Sie jede erdenkliche Möglichkeit aus und lassen Sie den Kopf nicht hängen, meist findet sich doch kurzfristig noch etwas.

» Jeder zusätzliche Umzug kostet Kraft und Nerven. Dies sollten Sie insbesondere gegen Ende des PJs im Hinterkopf behalten, da hier ein Großteil der Zeit außerhalb der Klinik für die Examensvorbereitung benötigt wird.

5.4 Anreise, Visum und Einreisebestimmungen

Ob Auto, Bahn oder Flugzeug – Möglichkeiten zur Anreise gibt es viele. Überlegen Sie frühzeitig, wie und wann Sie anreisen möchten. Diese Entscheidung ist letztendlich auch von der Menge an Gepäck und von Ihrer Aufenthaltsdauer abhängig.

Haben Sie sich für ein Zimmer im Wohnheim entschieden, sollten Sie unbedingt klären, wann Sie frühestens die Schlüssel übernehmen können. Dies ist dann wichtig, wenn Sie an einem Wochenende anreisen und die dafür zuständige Person frei hat. Häufig ist eine Schlüsselübernahme nur bis Freitagnachmittag möglich. Damit Sie nicht zwei Tage mit einem Hotel überbrücken müssen, sollten Sie Ihre Anreise so planen, dass noch genug Zeit bleibt, die entsprechenden Formalitäten zu erledigen. Planen Sie unbedingt mögliche Verspätungen durch die öffentlichen Verkehrsmittel ein. Im Idealfall kennen Sie bereits Personen vor Ort, die den Schlüssel für Sie abholen könnten.

» Notieren Sie sich zur Vorsicht die Nummer der zuständigen Kontaktperson um eventuelle Verspätungen ankündigen zu können.

Häufig lässt sich dann noch eine für alle zufriedenstellende Lösung finden. Wer seine Anreise sehr knapp getaktet hat, sollte sich ggf. schon zuhause einen Plan B zurechtlegen. Es empfiehlt sich, für solche Fälle Namen und Adresse von ein oder zwei Hotels zu notieren, um spät abends nicht auf der Straße zu stehen.

Ein paar Tage vor Praktikumsbeginn anzukommen ist auch im Hinblick auf einen eventuellen Jetlag von Vorteil. Insbesondere bei Interkontinentalflügen haben Sie so Zeit, sich zu akklimatisieren. Zudem haben Sie schon die Möglichkeit, die Gegend ein wenig zu erkunden und ein paar kleine Besorgungen (Essen, Getränke) zu erledigen.

Beachten Sie unbedingt, dass die Gepäckmitnahme je nach Transportmittel beschränkt ist.

Natürlich bietet die Anreise im eigenen Auto hier Vorteile, allerdings sollte man sich dies je nach Destination gut überlegen. Insbesondere in der Schweiz, dem wohl beliebtesten Ziel deutscher Studenten, wird es schwierig, in Städten wie Zürich oder Bern einen geeigneten Parkplatz zu finden. Die Kosten summieren sich schnell und oft müssen Sie eine zusätzliche Parkplakette erwerben. Hier lohnt es sich, auf Bahn oder Bus umzusteigen. Während die „Europa-Spezial"-Angebote der Bahn auch für die Schweiz gültig sind, erfreuen sich insbesondere die Fernbusse immer größerer Beliebtheit. Hier ist zu beachten, dass es verkehrsbedingt zu Verspätungen kommen kann und die Mitnahme mehrerer Gepäckstücke häufig im Voraus angemeldet werden muss.

Unter finanziellen Aspekten lohnt es sich oft, auch nur Teilstrecken zu buchen oder Flugreise und Bahnreise zu kombinieren. Informieren Sie sich rechtzeitig über den Weg von Flughafen bzw. Bahnhof zur Klinik. Wer im Zielland später noch Reisen möchte, kann in einigen Fällen die entsprechenden Tickets bereits von zuhause buchen. So gibt es z. B. in Japan den sog. Japan-Rail-Pass, der zwingend außerhalb Japans gekauft werden muss [50]. Mit diesem könnten dann fast alle Züge in Japan ohne Aufschlag (inklusive Shinkansen) genutzt werden. Hier lohnt sich ein Blick in Reiseführer und Foren, um sich entsprechende landesspezifische Angebote nicht entgehen zu lassen. Unabhängig vom Reiseziel sollten Sie gültige

Papiere besitzen, um sich bei Kontrollen ausweisen zu können. Welche dies sind, wird nachfolgend beschrieben:

Visum und Einreisebestimmungen
Die Einreisebestimmungen unterscheiden sich von Land zu Land, sodass an dieser Stelle nur allgemeine Tipps und Hilfestellungen gegeben werden können. Man sollte sich frühzeitig bezüglich der Einreisebestimmungen in seinem Zielland erkundigen. Eine sehr gute Informationsquelle stellen die Länderinformationen des Auswärtigen Amtes dar [39]. Hier erhält man Informationen darüber, welche Dokumente als deutsche Staatsangehörige zur Einreise benötigt werden.

Achten Sie unbedingt auf die Gültigkeit Ihres Personalausweises bzw. Reisepass.

Ob und was für ein Visum Sie benötigen, ist häufig von der Aufenthaltsdauer und der Art des Praktikums abhängig. Beachten Sie, dass der bürokratische Aufwand zur Erlangung eines gültigen Visums in einigen Ländern sehr hoch ist (z. B. Russland, China etc.) und es sehr lange dauern kann, bis Sie das entsprechende Dokument in der Hand halten.

Für die Ausstellung eines Visums brauchen Sie ein aktuelles Passbild. In der Regel werden für die Bearbeitung Gebühren fällig. Häufig wird auch ein Schreiben des zukünftigen Gastgebers bzw. der Gastinstitution verlangt, dass den Aufenthalt bestätigt. Kümmern Sie sich rechtzeitig darum und verlassen Sie sich hierbei aus-schließlich auf sichere Quellen (Auswärtiges Amt, Bot-schaften etc.). Informationen in alten Erfahrungsberichten sind hier mit Vorsicht zu genießen, da diese häufig nicht mehr aktuell sind. Es ist mehr als ärgerlich, wenn ein Praktikum letztendlich an einem Visum scheitert.

> Die Verantwortung für ein gültiges Visum obliegt Ihnen und nicht der Gastuniversität bzw. der Klinik.

Wer sich auf der Seite des Auswärtigen Amtes informiert, sollte zusätzlich auch gleich einen Blick auf die Zoll- und Einfuhrbestimmungen des jeweiligen Landes werfen. Dies kann beim Packen sehr hilfreich sein und erspart Ärger bei der Einreise.

5.5   Gepäck

Abhängig von der Wunschdestination sollte man sich frühzeitig Gedanken über die Wahl der Kleidung machen. Während man in Deutschland im PJ einfach einen Arzt-kittel über Jeans und T-Shirt anzieht, ist dies z. B. in Großbritannien undenkbar. Studenten tragen hier dunkle Stoffhosen und Hemden mit Krawatte, für Studentinnen eignen sich ebenfalls Stoffhosen oder Stoffröcke mit Bluse, Hosenanzüge oder Kleider. Auch Sneakers und Turn-schuhe sollten vermieden werden, auf gepflegtes Schuh-werk wird großen Wert gelegt. In den operativen Fächern sind „Scrubs" nach wie vor sehr beliebt und verbreitet. Bei Unsicherheiten sollten Sie im Voraus anfragen, ob es spezielle Vorschriften gibt und alte Erfahrungsberichte durchstöbern. Auf landesspezifische Besonderheiten wird in Kap. 7 gesondert eingegangen.

Reiseapotheke
Auch eine kleine Reiseapotheke gehört in das Gepäck, der Umfang hängt dabei von verschiedenen Faktoren wie z. B. dem Reiseziel und der Aufenthaltsdauer ab. Bei der Auswahl der Medikamente sollte man bedenken, dass in einigen Teilen der Welt nicht alle Medikamente zur Verfügung stehen bzw. man sich nicht sicher sein kann, ob das gekaufte Medikament den auf der Packung beworbenen Wirkstoff überhaupt enthält. Es macht einen Unterschied, ob man z. B. in Westeuropa famuliert (und damit Zugang zu gut ausgerüsteten Apotheken hat) oder auf einer kleinen, abgelegenen karibischen Insel.

Zunächst gilt es, die Medikamente einzupacken, die man täglich bzw. regelmäßig benötigt (Dauermedikation, z. B. L-Thyroxin bei Hypothyreose). Neben der Dauermedikation sollte man zumindest eine kleine Auswahl an Medikamenten gegen Schmerzen (z. B. NSAIDs), Durchfall (z. B. Aktivkohle) sowie Erbrechen und Übelkeit (z. B. Antiemetika wie Dimenhydrinat) dabeihaben. Bezüglich Kontrazeptiva sollte man bei längeren Auslandsaufenthalten mit dem behandelnden Gynäkologen Rücksprache halten.

Neben Medikamenten empfiehlt es sich, Desinfektionsmittel, Pflaster sowie etwas Verbandsmaterial, eine kleine Pinzette und ein Fieberthermometer mit sich zu führen.

Je nach Destination ist auch das Mitführen von Pulver zur Herstellung einer Elektrolyt-Trinklösung (z. B. WHO-Rehydratation Solution) zur Behandlung bei Infektionen des Gastrointestinaltraktes eine gute Idee. Im Internet finden sich zahlreiche Listen mit weiteren Anregungen, eine orientierende Checkliste finden Sie an späterer Stelle in diesem Buch (Abschn. 12.2). Die Reiseapotheke sollte man auf den eigenen Bedarf sowie die Gegebenheiten des Ziellandes abstimmen. Bei Flugreisen sind die entsprechenden Gepäckvorschriften zu beachten, diese findet man auf der Homepage jeder größeren Fluglinie. Auch der Tipp, einige Notfallmedikamente sowie die eigene Dauermedikation zumindest zur Hälfte im Handgepäck zu transportieren, hat sich bei Kofferverlust mehrfach bewährt.

Erfahrungsbericht: Svenja V., Universität Münster

„Ich habe im Rahmen meiner Famulatur sechs Wochen in Vietnam verbracht und war im Nachhinein sehr froh, eine ausreichende Reiseapotheke gepackt zu haben. Einige Dinge sind vor Ort, vor allem in den ländlichen Gebieten, schwer zu bekommen und die Hygienestandards sind nicht mit den Deutschen vergleichbar."

Je nach Reiseland sollte man auch Insektenschutz sowie Sonnencreme unter keinen Umständen vergessen. In einigen Ländern wie z. B. Südkorea kann es sehr schwierig werden, Sonnencreme außerhalb großer und gut sortierter Kaufhäuser zu bekommen. Ggf. ist auch das Mitführen steriler Einmalmaterialien wie z. B. Spritzen oder Handschuhe sinnvoll. Einige Hygieneartikel sind zudem im Ausland deutlich teurer als bei uns, je nach Gepäckkapazität lohnt es sich dementsprechend einfach mehr einzupacken.

Erfahrungsbericht: Vanessa N., Universität Heidelberg

„Ich habe ein halbes PJ-Tertial in Tokyo verbracht und war begeistert. Aufgefallen sind mir v. a. die hohen Preise für Hygieneartikel wie z. B. Shampoo, hier hätte ich mehr aus Deutschland mitnehmen sollen."

Ein weiterer wichtiger Punkt ist das Thema HIV und die damit verbundene Postexpositionsprophylaxe (PEP oder HIV-PEP). Während des Medizinstudiums werden Sie zwar zu verschiedenen Zeitpunkten immer wieder damit konfrontiert, gerade am Anfang des klinischen Studienabschnittes ist man diesbezüglich aber mit großer Wahrscheinlichkeit noch schlecht informiert. Insbesondere, wer gleich zu Beginn des klinischen Abschnittes eine Famulatur plant, sollte frühzeitig die entsprechenden Vorlesungen besuchen.

Eine gute orientierende Übersicht zum Thema „berufliche HIV-Exposition" bietet die Seite „HIVandMore" [51]. Erwähnenswert sind über dies ein dazu vor einigen Jahren im „New England Journal of Medicine" erschienener Artikel von Landovitz et al. und das Merkblatt „Maßnahmen nach HIV-Exposition – Post-Expositionsprophylaxe" des Gesundheitsdienstes der Botschaft der Bundesrepublik Deutschland in Nairobi [52, 53]. Die Problematik der beruflichen HIV-Exposition ist häufig nicht nur prüfungsrelevant, sondern wird die meisten Mediziner ihre ganze Karriere lang begleiten. Es lohnt sich also, sich mit diesem Thema früh zu beschäftigten, um im Notfall schnell reagieren zu können.

» Der maximale Schutz einer medikamentösen HIV-PEP ist nur dann gegeben, wenn die Einnahme der Medikation innerhalb der ersten zwei Stunden nach HIV-Exposition stattfindet. Deshalb ist es enorm wichtig, sich im Eifer des Gefechts nicht zunächst in die Thematik einlesen zu müssen, sondern schnell reagieren zu können. Eine kurze Checkliste finden Sie an späterer Stelle in diesem Buch (Abschn. 12.2).

5.6   Sprache und Sprachkurs

Auf seinen Aufenthalt im Ausland, sei es bei einer Famulatur oder einem PJ-Tertial, sollte man sich auch sprachlich vorbereiten. Natürlich kommt es hier stark darauf an, in welchem Land man sein Praktikum absolviert und ob man bereits über Vorkenntnisse in der Landessprache verfügt. In Umfragen werden Sprachbarrieren von Studenten jedoch immer wieder als größtes Problem im Rahmen medizinischer Praktika im Ausland angegeben, selbst in Ländern, in denen Englisch die offizielle Zweitsprache ist [54]. Allgemein gilt, dass gute Englischkenntnisse, insbesondere auch medizinische Fachtermini und Abkürzungen, den Klinikalltag ungemein erleichtern.

Wer sich gut artikulieren kann, hat weniger Probleme, eigenständig Patienten vorzustellen und aktiv an Diskussionen teilzunehmen. Natürlich kommt man schon durch das tägliche Sprechen und Zuhören schnell wieder in bereits erlernte Sprachen hinein, allerdings erleichtern Sie sich den Einstieg in das Praktikum deutlich, wenn Sie sich schon im Voraus vorbereiten. So bieten die meisten Universitäten spezielle Kurse für Medizinstudenten an.

Diese Kurse gibt es nicht nur für Englisch („Medical English"), sondern auch für andere Sprachen wie Französisch („Francais medical") oder Spanisch („Lenguaje médico espanol"). Zudem gibt es entsprechende Fachliteratur, mit der man sich in Eigenregie auf den Auslandsaufenthalt vorbereiten kann. Hierfür gibt es meist eine große Auswahl in der Bibliothek der Heimatuniversität. Wer sich selbst ohne Kurs vorbereiten möchte, sollte unbedingt auf die großen Unterschiede zwischen den einzelnen Büchern achten. Eine beiliegende Audio-CD ist zudem hilfreich, um ein Gefühl für die Aussprache und den Sprachfluss zu bekommen. Zudem gibt es natürlich auch einige kostenlose Angebote im Internet. Eine kleine Auswahl der am häufigsten verwendeten und beliebtesten Bücher soll an dieser Stelle kurz vorgestellt werden.

Englisch: „Professional English in Use Medicine"

Sicherlich eines der besten Bücher auf dem deutschen Markt, um sein medizinisches Englisch aufzubessern. Dieses knapp 180 Seiten umfassende Buch eignet sich besonders zum Selbststudium. Hervorzuheben sind hier vor allem die sehr gute Didaktik und die große Anzahl an Übungen (inklusive Lösungen!). Die enthaltenen Texte wirken kaum konstruiert, sondern sind durchweg authentisch geschrieben und liefern interessante Informationen zum Gesundheitssystem in Großbritannien und anderen interessanten Themen. Zudem findet sich am Ende des Buches eine umfangreiche Vokabelliste mit Ausspracheregeln. Aufgrund seiner Übersichtlichkeit und hohen Praktikabilität ist dieses Lehrbuch weiterhin das unangefochtene Standardwerk in vielen „Medical-English"-Kursen.

Französisch: „Französisch für Mediziner: Gebrauchsanweisung mit Wörterbuch für Auslandsaufenthalt und Klinikalltag"

Um seine Sprachkenntnisse im medizinischen Französisch aufzupolieren wird dieses Buch häufig empfohlen. Das ca. 400 Seiten umfassende Werk wurde von Studenten selbst initiiert und ist hauptsächlich auf Medizinstudenten ausgelegt. Während es insbesondere für Einsteiger und Studenten, die sich ein solides Grundwissen aneignen möchten, geeignet ist, bemängeln andere den fehlenden Tiefgang. Besonders nützlich sind die Hilfestellung bei organisatorischen Fragen sowie die Beispielbewerbungen und Hinweise worauf dabei geachtet werden sollte.

Französisch: „Le Francais medical"

Dieses bereits etwas älteres Buch ist eher an Studenten mit gutem Grundwissen oder bereits fortgeschrittenem Wissen gerichtet. Es stellt eine häufige verwendete Alternative zu o. g. Buch dar, ist aber heute nicht mehr überall zu bekommen. Von großem Vorteil sind die durchgehende Zweisprachigkeit und die zahlreichen, wenn auch langen, klinischen Fachbeispiele. Der Humor ist allerdings nicht jedermanns Sache. Welches der beiden Bücher Ihnen mehr zusagt, entscheiden Sie am besten, in dem Sie Kapitel mit ähnlichem Inhalt vergleichen.

Spanisch: „Spanisch für Mediziner: Lenguaje médico espanol"

Dieses knapp 275 Seiten starke Buch richtet sich nicht spezifisch an Medizinstudenten, sondern generell an Mediziner, die einen Aufenthalt in einem spanisch-sprachigen Land planen. Besonders hervorzuheben sind auch hier die zahlreichen Hilfestellungen bei der Bewerbung – inklusive mehrerer Beispiele und Vorlagen. Achten Sie unbedingt darauf, das Buch in der zweiten Auflage zu erwerben – nur diese enthält eine beiliegende CD mit MP3-Dateien, um sich die Gespräche auch anhören zu können (Achtung: teilweise wird selbst für spanische Verhältnisse extrem schnell gesprochen!). Das Buch ist leider relativ teuer, häufig findet man aber im Internet auch gebrauchte Exemplare.

Spanisch: „Spanisch im klinischen Alltag: Kittel-taschenbuch für den Auslandsaufenthalt"

Die wohl bekannteste Alternative zu o. g. Werk. Dieses Buch zeichnet sich durch seine gute Didaktik und die praxisnahen Fälle aus. Die Dialoge wirken authentisch und das Buch selbst ist gut strukturiert. Hier finden Sie ebenso praktische Bewerbungsvorlagen für einen Auslandsaufenthalt, welche euch die Bewerbung erleichtern können. Im Vergleich handelt es sich hier um die deutlich günstigere Alternative.

Natürlich ist es von Vorteil, einen Kurs unter professioneller Regie und mit anderen Studenten zu besuchen, da man hier auch in der Aussprache korrigiert und auf Fehler hingewiesen wird. Man läuft so weniger Gefahr, in ein Motivationsloch zu fallen und bleibt gemeinsam mit den Kommilitonen am Ball. Nur durch regelmäßiges Lernen und Wiederholen macht man Fortschritte und selbst die beste Fachliteratur ist nutzlos, wenn sie lediglich im Regal steht. Man hat zudem die Möglichkeit Studenten aus anderen Semestern kennen zu lernen und kann sich über die eigenen Pläne austauschen. Für Studenten sind die meisten Kurse in der Regel kostenlos.

> Achten Sie unbedingt auf die Anmeldefristen, diese Kurse erfreuen sich hoher Beliebtheit und sind dementsprechend schnell ausgebucht.

Gute Englischkenntnisse in medizinischen Bereich sind nicht nur für Auslandsaufenthalte hilfreich. Auch im

Rahmen einer Dissertation und der damit verbundenen Literaturrecherche oder im Kontakt mit Patienten, die der deutschen Sprache nicht mächtig sind, sind diese besonders vorteilhaft. Gerade wer einen Aufenthalt in asiatischen Ländern plant, wird die Landessprache meist nicht sprechen und muss sich dann auf sein Englisch verlassen. Informieren Sie sich unbedingt vorher, welche Sprache im Zielland gesprochen wird (insbesondere in afrikanischen Ländern ist dies häufig Französisch und nicht Englisch) und bereiten Sie sich entsprechend vor. Selbst mit bestem Oxford-Englisch und viel Spracherfahrung werden Sie bei einem Praktikum in Frankreich im Klinikalltag ohne Französischkenntnisse Probleme bekommen. Es lohnt sich immer, sich ein paar Basics in der entsprechenden Landessprache anzueignen. Insbesondere in den asiatischen Ländern wie Japan, Südkorea, etc. werden Sie hierfür besonders respektiert. Weiterhin erleichtert Ihnen dies die Kontaktaufnahme ungemein und wer sich z. B. in der Landessprache bedanken kann, genießt sofort ein anderes Standing. Je mehr und besser Sie die Sprache beherrschen, desto höher ist meist auch der Lernerfolg. Bedenken Sie, dass der klinische Alltag oft sehr hektisch ist und manchmal wenig Zeit für Übersetzungen bleibt – wie viel Sie letztendlich aus einem Praktikum mitnehmen, liegt deshalb auch an Ihnen. Wie bei den anderen Themen gilt auch hier: Schauen Sie frühere Erfahrungsberichte (Abschn. 4.10) an und lassen Sie sich inspirieren.

>> Es gibt nahezu an jeder Universität spezielle Fördermöglichkeiten und Stipendien für Sprachkurse und hierfür benötigte Lehrmaterialen. Hierfür können sich meist Studenten aller Fachrichtungen bewerben; informieren Sie sich rechtzeitig bei dem Sprachzentrum Ihrer Universität.

5.7   Fachliteratur

Ob und welche Bücher man für eine Famulatur bzw. ein PJ-Tertial mitnimmt, ist natürlich abhängig von der Gepäckkapazität und vom Fach, in dem man sein Praktikum absolviert. Erfahrungsgemäß lohnt es sich immer, ein Lehrbuch dabei zu haben, insbesondere wenn man Dinge nochmal kurz nachlesen möchte oder um Leerlaufphasen während des Tages zu füllen. Wer vor Praktikumsbeginn in die Bibliothek seiner Heimatuniversität geht, kann die verfügbaren Bücher vor Ort vergleichen und sich daraufhin das passende Buch ausleihen. Neben den bei uns gängigen Standardwerken (Herold Innere Medizin, Duale Reihe, …) sollen hier noch einige für Studenten empfehlenswerte Lehrbücher in englischer Sprache genannt werden.

Diese kennzeichnen sich nicht nur durch eine komplett andere Didaktik, sondern fokussieren sich meist auch deutlich mehr auf klinische relevante Aspekte und die Diagnostik. Weiterhin haben Sie so den Vorteil, direkt mit dem entsprechenden Fachvokabular konfrontiert zu sein. So wird man schnell sicher in der Verwendung dieser Fachtermini und kann bald auch in einer Fremdsprache flüssig einen Patienten vorstellen. Der Unterschied zu den bei uns gängigen Lehrbüchern ist teilweise enorm, sodass sich ein Vergleich auf jeden Fall lohnt. Gute Englischkenntnisse sind natürlich auch im Hinblick auf das Lesen von Fachartikeln im Rahmen einer Dissertation von Vorteil. Im Folgenden werden einige der am weitesten verbreiteten und bekanntesten Bücher unter Studenten im angloamerikanischen Ausland vorgestellt.

Oxford Handbook of Clinical Medicine

Das Standardwerk für Studenten in Großbritannien, welches sich auch in jeder besser sortierten deutschen Medizinbibliothek finden lässt. Hierbei handelt es sich um ein Buch im Kitteltaschenformat, das insbesondere die Innere Medizin, aber auch andere Bereiche abdeckt. Hervorzuheben sind das kompakte Design, die außergewöhnliche Didaktik und die studentenfreundliche Schreibweise. Auch komplexere Themen werden verständlich erklärt, wobei die enthaltenen Informationen immer auf die klinisch relevanten und wesentlichen Dinge fokussiert sind.

Durch die unzähligen Referenzen, die man über eine Nummer einfach online finden kann, hat man zudem die Möglichkeit, bei Bedarf tiefer in die Materie einzudringen. Zu beachten ist natürlich, dass das Buch aus Großbritannien stammt und häufig Bezug auf den NHS (National Health Service) bzw. das dortige Gesundheitssystem nimmt. Ideal für all diejenigen, die klinische Medizin verstehen möchten und interdisziplinäre Zusammenhänge herstellen wollen. Für deutsche Examina ist das Buch weniger hilfreich, umso mehr jedoch für die Tätigkeit als praktischer Arzt.

The Massachusetts General Hospital Handbook of Internal Medicine

Ebenfalls ein weit verbreitetes Buch unter Medizinstudenten, allerdings eher im amerikanischen Raum. Auch dieses Werk ist sehr prägnant geschrieben und vom Stil am ehesten mit der „Checkliste"-Reihe zu vergleichen. Besonders hervorzuheben sind hier die vielen aktuellen Referenzen aus internationalen Fachzeitschriften und die Kompaktheit. Um mit dem Buch effektiv arbeiten zu können, sollte man bereits über ein solides (theoretisches) Grundwissen verfügen und mit den englischen Fachtermini einigermaßen vertraut sein. Beachten Sie, dass das Buch in zwei verschiedenen Varianten verkauft wird. Neben dem üblichen Taschenbuchformat gibt es das Buch auch als „Blattsammlung", welche doch eher gewöhnungsbedürftig ist.

The Washington Manual Internship Survival Guide

Auch dieses Buch ist unter amerikanischen Studenten sehr weit verbreitet. Wie der Titel bereits verrät, ist das Buch eher auf junge Assistenzärzte ausgelegt. Es kennzeichnet sich durch seinen starken klinischen Fokus und eine Vielzahl an Hilfestellungen für Berufsanfänger aus. Diese Tipps machen das Werk besonders lesenswert. Wer sich hauptsächlich für medizinischen Inhalt interessiert, ist mit den anderen Alternativen sicherlich besser beraten. Das Buch wird seit einigen Jahren immer wieder aktualisiert und erneut herausgegeben. Ältere Exemplare sind im Internet somit schon für ein paar Euro zu finden.

Case Files – Internal Medicine

Auch die Case Files-Serie ist, insbesondere im anglo-amerikanischen Raum, sehr beliebt. Anhand klinischer Fälle werden Krankheitsbilder, Differentialdiagnosen und deren Therapie besprochen. Das Buch enthält kein Detailwissen, sondern fokussiert sich ausschließlich auf klinisch relevante Zusammenhänge und häufige Krankheitsbilder. Ideal, um sich einen Überblick in der Inneren Medizin zu verschaffen. Mit ein wenig Übung bearbeitet man einen Fall in knapp 20 Minuten, ein idealer Lückenfüller im klinischen Alltag.

» Nahezu alle großen medizinischen Universitätsbibliotheken haben ein eigenes Regal mit angloamerikanischer Literatur zum kostenlosen Verleih. Neben den Standardwerken (Harrisons Internal Medicine) finden Sie hier meist Ressourcen zur USMLE-Vorbereitung.

Neben den o. g. Büchern lohnt es sich natürlich immer, auch ein oder mehrere nicht-medizinische Bücher dabei zu haben. Insbesondere während langer Flüge bzw. Bahnfahrten oder am Wochenende ist es gut, damit Abstand zur Arbeit zu gewinnen.

5.8   Sonstiges

Bei der Vorbereitung auf das Auslandspraktikum gibt es noch eine Vielzahl weiterer Dinge zu bedenken. Wie bleibe ich mit meinen Freunden und Verwandten in Deutschland in Kontakt? Was muss ich beachten, wenn ich im Ausland ein Auto mieten möchte? Brauche ich ein Gastgeschenk und wenn ja für wen? Antworten auf solche Fragen finden sich im folgenden Abschnitt.

Internationaler Führerschein
Wer im Rahmen seines Auslandsaufenthaltes die Anmietung eines Autos plant, sollte sich ggf. einen internationalen Führerschein besorgen, um keine Probleme zu bekommen. Während der deutsche Führerschein innerhalb Europas meist problemlos anerkannt wird, empfiehlt sich der internationale Führerschein für Reisen in Länder außerhalb der Europäischen Union. Der internationale Führerschein wird bei der Führerscheinstelle des Hauptwohnsitzes beantragt und ist für drei Jahre gültig. Hierfür sind lediglich ein gültiger Personalausweis oder Reisepass, ein aktuelles biometrisches Lichtbild und ein Führerschein im Kartenformat notwendig. Wer noch im Besitz eines alten Führerscheins im Papierformat ist, muss zuerst einen Kartenführerschein beantragen. Dies verzögert die Bearbeitung, ansonsten wird der internationale Führerschein sofort ausgestellt. Die Kosten hierfür betragen ca. 16 €.

Gastgeschenk

In einigen Ländern und Kulturen ist es üblich, beim Besuch seinem Gegenüber ein kleines Gastgeschenk als Ausdruck des Dankes und der Wertschätzung mitzubringen, das prominenteste Beispiel hierfür ist sicherlich Japan. Ratschläge und Anregungen findet man u. a. in landesspezifischen Reiseführern und Internetforen. Auf die Verpackung wird übrigens ebenso Wert gelegt wie auf das Geschenk selbst, die Farben Weiß und Schwarz sind z. B. in Japan der Trauer vorbehalten und sollten vermieden werden. Ferner werden Geschenke meist erst in Abwesenheit des Schenkenden geöffnet, um eventuell peinliche Situationen zu vermeiden.

Erfahrungsbericht: Dana T., Universität Halle

„Die Geschenkkultur ist in Japan sehr ausgeprägt, es gibt viele Kleinigkeiten, auf die man dabei unbedingt achten sollte. Mein Tipp: Überhaupt daran denken und einfach mitmachen, es zeigt Interesse an der anderen Kultur und kommt auch in der Klinik sehr gut an."

Bezahlen im Ausland

Bezahlen im Ausland kann schnell zur Kostenfalle werden. Damit man keine bösen Überraschungen erlebt, sollte man sich vor Reisebeginn informieren, welches Zahlungsmittel am geeignetsten ist. Dies hängt neben der Destination auch von der eigenen Bank ab, insbesondere außerhalb Europas können teilweise hohe Gebühren durch die Nutzung von Girokarte oder der Visakarte anfallen.

Zunächst sollte man sich darüber informieren, ob man mit der eigenen Girokarte oder Visakarte im Ausland kostenlos Geld am Automaten abheben kann, hierzu wirft man am besten einen Blick ins Preisverzeichnis der eigenen Bank oder nutzt deren meist kostenlose Servicehotline. Bei einigen Banken fallen keine Gebühren beim Geld abheben im Ausland an, andere wiederum berechnen pro Abhebung an einem Geldautomaten außer Landes eine Gebühr sowie teilweise sogar zusätzlich noch einen prozentuellen Anteil des abgehobenen Betrages. Die Unterschiede zwischen den Banken sind sehr groß, sodass sich ein Wechsel durchaus lohnen kann.

Erfahrungsbericht: Anne L., Universität Bochum

„Vor meiner Famulatur in Neuseeland hatte ich mich nicht ausreichend bei meiner Bank informiert und wusste nicht, dass diese pro Abhebung eine Gebühr berechnet. Da ich aus Sicherheit immer nur kleine Beträge abhob, summierten sich so unnötige Kosten – gemerkt habe ich es erst beim Blick auf den Kontoauszug zuhause."

Wer im Ausland Geld abheben möchte muss außerdem bei der Währungsumrechnung aufpassen. Am Geldautomaten sollte in der Regel nicht die teure „Sofortumrechnung", sondern die Option „ohne Währungsrechnung" (auch als „direkte Auszahlung" bezeichnet) gewählt werden. In diesem Fall berechnet das heimische Kreditinstitut den Wechselkurs, was erfahrungsgemäß meist günstiger ist. Die Abhebung selbst sollte in als eher unsicher eingestuften Ländern nur an Automaten an gut besuchten

Orten erfolgen, um das Risiko eines Überfalls zu reduzieren. Weiterhin sollte man das Verfügungslimit der eigenen Kreditkarte beachten und ggf. seine Bank über einen den geplanten Aufenthalt informieren.

Erfahrungsbericht: Uwe R., Universität Rostock

„Während meiner Famulatur in Taiwan erlebte ich eine böse Überraschung: Meine Bank sperrte aus Missbrauchsverdacht automatisch meine Kreditkarte bei der ersten Abhebung. Zwar ließ sich das Problem letztendlich telefonisch lösen, ärgerlich war es trotzdem."

Möchte man bargeldlos im Ausland z. B. im Supermarkt oder in einem Restaurant zahlen, fallen ggf. auch zusätzliche Gebühren an. Zunächst wird hier zwischen den EU-Ländern und dem sogenannten außereuropäischen Ausland unterschieden. Bei Zahlungen mit der EC-Karte innerhalb der EU fallen in der Regel keine zusätzlichen Gebühren an. Außerhalb der EU fällt hingegen eine Währungsumrechnungsprovision an, die Höhe unterscheidet sich meist von Bank zu Bank. Auch hierüber muss man sich bei der eigenen Bank erkundigen.

Erfahrungsbericht: Carlos S., Universität Erlangen

„Ich habe ein PJ-Tertial in Kolumbien verbracht und meine Kreditkarte wurde dabei schon kurz nach der Anreise gestohlen. Mein Tipp: Immer die Nummer der Sperrhotline der Bank im Handy speichern, um im Notfall schnell reagieren zu können."

Abschließend sollte man zumindest zu Beginn der Reise eine gewisse Menge an Bargeld mit sich führen. Dies ist insbesondere dann hilfreich, wenn es zu technischen Problemen mit der eigenen EC-Karte kommt oder keine Geldautomaten in unmittelbarer Nähe zur Verfügung stehen. Kleine Läden, Supermärkte und Restaurants akzeptieren oft auch nur Bargeld, nichts ist ärgerlicher als sich nach einer anstrengenden Reise nicht ausreichend verpflegen zu können, weil z. B. alle Banken geschlossen sind oder die eigene Karte versehentlich gesperrt wurde. Mit Bargeld hat man zudem auch einen besseren Überblick über die anfallenden Kosten. Natürlich sollte man vor allem größere Mengen eng am Körper tragen, um es vor Dieben zu schützen. Wird im Zielland eine andere Währung als der Euro verwendet, sollte trotzdem vor Ort getauscht werden, da es dort in der Regel die besseren Wechselkurse gibt. Größere Kreditinstitute sind dabei kleinen Wechselstuben in vielerlei Hinsicht vorzuziehen, sei es beim Wechselkurs und auch beim Thema Sicherheit.

Handy, Telefon und Internet

Während seines Auslandsaufenthaltes möchte man natürlich immer gut erreichbar sein. Abhängig von der Dauer und dem Zielland lohnt sich ggf. die Anschaffung einer Prepaid-SIM-Karte. In Europa wurden zum 15. Juni 2017 die Roaming-Gebühren abgeschafft, was die Situation hier nochmals verändert. Ein Blick in das Preisverzeichnis des eigenen Mobilfunkanbieters hilft, um die Kosten, die beim Telefonieren und Surfen entstehen, abschätzen zu können.

Für Auslandsaufenthalte außerhalb der EU, z. B. in Australien oder Nordamerika, lohnt sich die Anschaffung einer neuen SIM-Karte fast immer, das eigene Mobiltelefon muss hierfür simlockfrei sein. Tipps und Ratschläge bezüglich geeigneter Anbieter finden sich meist in alten Erfahrungsberichten oder landesspezifischen Foren im Internet. Bei Mobiltelefonen mit Dual-Sim-Funktion kann neben der neuen Nummer auch die eigene deutsche Nummer weiterverwendet werden, unter Umständen kann es sich auch lohnen, den deutschen Vertrag zu kündigen. Der Vorteil einer regionalen Nummer ist nicht zu unterschätzen, natürlich kann man aber auch hier über die unzähligen freien Messanger kommunizieren. Eine weitere kostengünstige Methode, um mit der Heimat in Verbindung zu bleiben, stellen Programme wie „Skype" dar.

Ungeachtet, für welche Option man sich letztendlich entscheidet, sollte man wichtige lokale Nummern in das Handy einspeichern, z. B. den lokalen Notruf oder die Nummer des eigenen Betreuers. Auch eine ICE-Telefonnummer (ICE = In Case of Emergency), d. h. die Nummer, die kontaktiert werden sollte, falls einem etwas zustoßen sollte, kann zur Sicherheit hinterlegt werden.

Viele Wohnheime und Studentenunterkünfte bieten mittlerweile Internet (meist W-LAN) im Preis inbegriffen an. Ansonsten lohnt sich unter Umständen die Anschaffung eines Surfsticks. Gegen eine geringe Gebühr kann man sich häufig auch bei den Mitbewohnern oder Nachbarn mit ins Internet einwählen.

Ist meine Destination überhaupt sicher?

Hierüber sollte man sich frühzeitig, am besten schon vor der Bewerbung, Gedanken machen. Darunter fallen natürlich nicht nur Kriminalität und politische Unruhen, sondern auch die klimatischen Verhältnisse eines Landes. Wer z. B. eine Famulatur im August in Florida plant, kommt mitten in der Hurrikane-Saison und sollte entsprechend vorbereitet sein. Eine erste gute Anlaufstelle stellt auch hier das Auswärtige Amt dar [39]. Dieses stellt stets aktuelle Reise- und Sicherheitshinweise für alle Länder zur Verfügung. Hinweise beinhalten Informationen zur allgemeinen Sicherheit, Kriminalität, Terrorismus und weiteren Themen. Weiterhin werden die herausgegebenen Reisewarnungen stets aktualisiert und man findet nützliche landesspezifische Sicherheitshinweise. Eine weitere Alternative stellt die Internetseite der britischen Regierung (GOV.UK) dar [40]. Zusätzlich lohnt es sich, sich über Reiseführer und entsprechende Internetforen zu informieren.

Bei Praktika innerhalb Europas muss man sich normalweise weniger Sorgen machen. Hingegen sind insbesondere Aufenthalte in aktuellen Krisenregionen (Naher Osten, Ukraine, diverse Regionen Afrikas) nicht ungefährlich und sollten wohl überlegt sein.

> Es sei ausdrücklich erwähnt, dass Sie allein die Verantwortung für Ihren Aufenthalt und den damit verbundenen Risiken übernehmen.

Beachten Sie, dass die Gefahr in o. g. Regionen nicht zu unterschätzen ist, und Sie auch als medizinisches Personal vor Gewalt etc. nicht geschützt sind. So werden z. B. Mitarbeiter bei „Ärzte ohne Grenzen" in diesen Regionen speziell geschult, wie man sich in gefährlichen Risikosituationen zu verhalten hat. Im Zweifelsfall sollte überlegt werden, eine sicherere Destination zu wählen.

Zum Thema IT-Sicherheit im Ausland hat die Industrie- und Handelskammer Hannover bereits vor einigen Jahren ein informatives Merkblatt veröffentlich [55].

6

Finanzierung

Das Medizinstudium selbst stellt bereits allein aufgrund seiner Dauer für viele Studenten eine große finanzielle Herausforderung dar. Hinzu kommen Gebühren für Prüfungen, Bücher und andere Lehrmaterialien. Unter dem Strich kommt dabei schnell eine beachtliche Summe zusammen. Gerade deshalb sollte man die Frage der Finanzierung einer Famulatur bzw. eines PJ-Tertials im Ausland immer im Hinterkopf behalten. Je nach Zielland und Einrichtung können Auslandspraktika nämlich richtig teuer werden. Um die Kosten zu reduzieren, gilt es, bereits bei der Beschaffung der Bewerbungsunterlagen einige wichtige Punkte zu beachten (Abschn. 4.5) Darüber hinaus spielen auch die Gebühren für das Praktikum selbst eine wichtige Rolle (Abschn. 4.7).

© Springer-Verlag GmbH Deutschland, ein Teil von Springer Nature 2018
M. Storz, *PJ und Famulatur im Ausland,* Springer-Lehrbuch, https://doi.org/10.1007/978-3-662-57657-1_6

Es ist hilfreich, sich bereits im Rahmen der Planung zunächst einen groben Überblick über die anfallenden Kosten zu verschaffen. Auch kleinere Beträge summieren sich schnell auf und sollten in die Kalkulation miteinbezogen werden. Neben den Gebühren für Praktikum und Bewerbung sind hier hauptsächlich die Reisekosten und die Kosten für Unterkunft und Verpflegung zu nennen.

6.1 Welche Finanzierungsmöglichkeiten gibt es?

Stipendien und Fördermöglichkeiten

Ein Stipendium bezeichnet eine finanzielle Ausbildungsförderung für Schüler oder Studenten. Man erhält dabei einmalig oder in regelmäßigen Abständen, z. B. monatlich, einen bestimmten Geldbetrag, um die im Rahmen des Studiums entstehenden Kosten decken zu können. Für ein Stipendium muss man sich, wie auch um einen Praktikumsplatz, bewerben und entsprechende Voraussetzungen erfüllen. Wie komme ich nun an ein Stipendium oder an finanzielle Unterstützung?

Zunächst gilt es, sich einen Überblick zu verschaffen, welches Fördermöglichkeiten für Sie überhaupt infrage kommen. Stipendien werden u. a. von Universitäten, Gemeinden und Ländern, kirchlichen Trägern, der Industrie, politischen Parteien und anderen Organisationen (z. B. NGOs) angeboten. Die meisten Fördermöglichkeiten sind dabei nicht speziell auf eine Famulatur oder ein PJ-Tertial ausgelegt, sondern eher allgemein gehalten.

Wer sich bereits im Voraus z. B. auf reine Famulaturstipendien beschränkt, hat deutlich weniger Auswahlmöglichkeiten und Bewerbungsoptionen.

Es ist deshalb ratsam, zunächst nach allgemeinen Fördermöglichkeiten für Auslandspraktika zu suchen und dann zu schauen, ob man z. B. mit einer Famulatur die entsprechenden Kriterien (Aufenthaltsdauer etc.) erfüllt. Wo beginnt man nun am besten mit der Suche?

Eine erste gute Anlaufstelle ist stets die eigene Universität. Häufig findet man auf der Homepage des „International Office" oder des Studiendekanats unter dem Stichwort „Stipendien für Auslandspraktika" eine Übersicht über mögliche Fördermöglichkeiten. Neben allgemeinen Informationen findet man hier auch Angaben zum Bewerbungsverfahren. Zunächst sollten Sie schauen, ob Ihr Praktikum die entsprechenden Voraussetzungen überhaupt erfüllt. Im Rahmen einiger Förderprogramme ist z. B. eine finanzielle Unterstützung erst ab einer Praktikumsdauer von sechs Wochen möglich, eine gängige Famulatur erstreckt sich jedoch lediglich über 30 Tage. Einige Universitäten, z. B. die Heinrich-Heine-Universität Düsseldorf, bieten speziell für Medizinstudenten sog. „Famulaturstipendien" oder „PJ-Stipendien" an [56]. Ob Ihre Heimatuniversität ähnliche Fördermöglichkeiten bietet, finden Sie meist auf der Homepage der jeweiligen medizinischen Fakultät. Bei Unklarheiten sollten Sie sich an das Studiendekanat wenden, wo Sie häufig auch weitere wertvolle Tipps zur Finanzierung bekommen können. Fragen Sie dabei besonders nach aktuellen Ausschreibungen oder Infomaterialien. Viele Studenten verlassen sich bei ihrer Recherche rein auf das Internet und vergessen dabei völlig die Möglichkeit einer persönlichen Beratung. Die entsprechenden Koordinatoren haben meist viele Jahre Erfahrungen und können anhand weniger Eckdaten schnell abschätzen, welche Fördermöglichkeit am ehesten infrage kommt.

Zu den häufigsten und bekanntesten Fördermöglichkeiten für Auslandspraktika zählen dabei sicherlich das ERASMUS-Stipendium für Praktika innerhalb Europas und das PROMOS-Stipendium für Praktika außerhalb Europas [57, 58]. Schauen Sie sich die Bewerbungsvoraussetzungen auf den entsprechenden Internetseiten genau an. Als Famulant scheitert man wie bereits erwähnt z. B. häufig an der Mindestaufenthaltsdauer und Praktikumsdauer.

Die nächste wichtige Anlaufstelle stellt der Deutsche Akademische Austauschdienst (DAAD) dar [59]. Die angebotenen Stipendienprogramme des DAAD werden auf deren Homepage ausführlich vorgestellt. Zudem gibt es hier die Möglichkeit, von Fahrtkostenzuschüssen im Rahmen von Auslandspraktika bei diversen Organisationen wie z. B. der BVMD zu profitieren. Ein weiteres für Medizinstudenten interessantes Programm ist sicherlich das „Kurzstipendium für Praktika im Ausland". Für genauere Information wird auch hier auf die DAAD-Homepage verwiesen. Abschließend sei noch das „RISE-weltweit"-Programm erwähnt, über das Deutsche Studierende der Naturwissenschaften und der Medizin die Möglichkeit haben, ein gut gefördertes internationales Forschungspraktikum zu absolvieren [60].

Darüber hinaus gibt es eine Vielzahl weiterer Möglichkeiten. So bieten verschiedene kirchliche Träger wie z. B. das Cusanuswerk Förderungen für PJ-Tertiale,

Famulaturen und Forschungsaufenthalte im Ausland an
[61]. Daneben gibt es landesspezifische Fördermöglichkeiten, ein bekanntes Beispiel hierfür ist das Stipendium
des Deutsch-Französischen Jugendwerks (DFJW) [62].
Dieses fördert studiengebundene Praktika in Frankreich ab
einer Mindestdauer von vier Wochen. Verschiedene große
Unternehmen und daran angegliederte Stiftungen bieten
ebenfalls Stipendien und Fördermöglichkeiten an. Zudem
gibt es eine Reihe privater Einrichtungen und Institutionen, bei denen Sie sich um eine Förderung bewerben können. Die Plattform „Medizinernachwuchs" ist hier unter
Medizinstudenten besonders beliebt [63]. Ebenfalls immer
beliebter unter Medizinstudenten wird das „Deutschland
Stipendium", welches sich allerdings nicht spezifisch auf
Auslandsaufenthalt bezieht, sondern einer generellen Förderung gleichkommt [64].

Aus Kapazitätsgründen werden an dieser Stelle nur
selektiv Beispiele aufgeführt. Um sich über die Vielzahl an
Stipendien zu informieren, eigenen sich neben den gängigen Suchmaschinen auch die zahlreichen Stipendiendaten-
banken. Die wohl bekannteste ist der „Stipendienlotse des
Bundesministeriums für Bildung und Forschung" [65].
Anhand verschiedener Kriterien wie z. B. Art des Stipen-
diums, Fachrichtung oder Zielregion kann die Datenbank
nach geeigneten Stipendien durchsucht werden. Daneben gibt es eine Reihe weiterer populärer Alternativen wie
„My Stipendium", „Scholarshipportal" und „E-Fellows",
die ähnlich aufgebaut sind [66, 67, 68]. Auch ein Blick
in „den großen Stipendienratgeber 2017" ist sicherlich
lohnenswert [69]. Wer sich intensiver mit der Thematik
auseinandersetzen möchte, sei noch an den 130 Seiten

starken Ratgeber „Wege ins Auslandspraktikum" verwiesen, welcher u. a. vom DAAD herausgegeben wird [70]. Auch die Broschüre „In die Ferne, fertig, los: Dein Weg ins Auslandspraktikum – DAAD" enthält wertvolle Informationen rund um das Thema Auslandspraktikum, die allerdings eher allgemein gehalten sind [71].

Abschließend sei nochmals erwähnt, dass es bei fast allen Stipendienprogrammen Bewerbungsfristen gibt, die unbedingt beachtet werden müssen.

Erfahrungsbericht: Cornelia W., Universität Düsseldorf

„Ich habe ein PJ-Tertial in den USA absolviert – eine kostspielige Angelegenheit. Einige Monate vor Abflug habe ich durch Zufall in unserem Dekanat einen Flyer einer kleinen lokalen Stiftung entdeckt und mich um ein Reisestipendium beworben. Mit etwas Glück habe ich eine Zusage bekommen, was mir den Aufenthalt sehr erleichtert hat, da ich einen Großteil der Flugkosten decken konnte. Mein Tipp: Nicht nur nach den großen Programmen wir PROMOS Ausschau halten, sondern auch kleinere in Erwägung ziehen und immer am Ball bleiben."

Vermietung der eigenen Wohnung

Eine weitere Option, sich den Auslandsaufenthalt zumindest teilweise zu finanzieren, besteht in der Vermietung der eigenen Studentenwohnung während des geplanten Praktikums. Neben den gängigen Internetportalen kann man entsprechende Angebote auch einfach am schwarzen Brett der Heimatuniversität aushängen. Eine weitere Möglichkeit ist, das Angebot gezielt an das Studiendekanat zur weiteren Vermittlung weiterzuleiten. Dies erhält häufiger Anfragen von Gastdozenten und Gastwissenschaftlern, die für einen kürzeren Zeitraum ein Zimmer bzw. eine Wohnung zur Untermiete suchen. Mit etwas Glück findet man so relativ zügig und verlässlich einen Zwischenmieter. Natürlich sollte man zuvor prüfen, ob der eigene Mietvertrag eine Untermiete überhaupt zulässt.

> **Erfahrungsbericht: Simon B., Universität Tübingen**
>
> „Während meines PJ-Tertials in Irland konnte ich meine Studentenwohnung mit Hilfe des Studiendekanats für drei Monate an eine Gastwissenschaftlerin aus Taiwan untervermieten. Dies hat sich für alle Seiten gelohnt und ich musste nicht doppelt Miete bezahlen."

Verträge kündigen

Im Rahmen längerfristiger Aufenthalte kann es sich lohnen, bestehende Verträge für Internet und Telefon zu kündigen. Wer z. B. zwei vollständige PJ-Tertiale im Ausland verbringt, kann hierdurch eine Menge Geld sparen. Allerdings muss dabei auf die Kündigungsfristen geachtet werden. Dies gilt insbesondere auch bei Abonnements von Zeitschriften und Wochenzeitungen. An einigen Universitäten ist es zudem möglich, sich sein Semesterticket ganz oder zumindest teilweise zurückerstatten zu lassen (Abschn. 3.4).

7

Länder

Das folgende Kapitel soll einen Überblick über einige unter deutschen Studenten besonders beliebte Destinationen geben. Es wird dabei kein Anspruch auf Vollständigkeit erhoben.

7.1 Schweiz

Die Schweiz ist nach wie vor das populärste und am häufigsten frequentierte Ziel unter deutschen Studenten. Neben dem hohen Freizeitwert der Schweiz werden häufig die sehr gute Betreuung der Studenten, das meist sehr kollegiale Arbeitsklima und die bessere Entlohnung des PJ angegeben. Des Weiteren ist die Anerkennung einer Famulatur oder eines PJ-Abschnitts in der Schweiz meist kein Problem, fast alle

© Springer-Verlag GmbH Deutschland, ein Teil von Springer Nature 2018
M. Storz, *PJ und Famulatur im Ausland,* Springer-Lehrbuch,
https://doi.org/10.1007/978-3-662-57657-1_7

Spitäler und Kliniken befinden sich auf den entsprechenden Listen der deutschen Landesprüfungsämter. Worauf sollte man nun bei einem Aufenthalt in der Schweiz achten?

Sprache und Regionen

Die Schweiz ist traditionell mehrsprachig, zu den angestammten Sprachen zählen Deutsch, Französisch, Italienisch und Rätoromanisch. Dies sollte bei der Planung eines Aufenthalts unbedingt beachtet werden. Wer z. B. einen Aufenthalt in Genf oder Lausanne plant, sollte über gute Französischkenntnisse verfügen oder sich zumindest entsprechend vorbereiten. Mittlerweile müssen diese auch häufig im Rahmen der Bewerbung nachgewiesen werden. Auch das Tessin, insbesondere Locarno, Bellizona und Lugano, erfreut sich unter deutschen Studenten großer Beliebtheit. Obwohl viele Patienten und Ärzte hier auch Deutsch sprechen, sollte man über entsprechende Italienischkenntnisse verfügen, um sich besser in den Krankenhausalltag integrieren zu können. In welchen Teilen der Schweiz welche Sprache gesprochen wird, entnimmt man am besten den einschlägigen Quellen im Internet oder einem Reiseführer.

Gehalt, Lebenshaltungskosten und Unterkunft

Ein weiterer Entscheidungsgrund für einen Aufenthalt in der Schweiz ist für viele Medizinstudenten das, im Vergleich zu Deutschland, bessere Gehalt während des PJs. Das praktische Jahr wird in der Schweiz immer bezahlt. Obwohl es auch hier regionale Unterschiede gibt, liegt das Gehalt pro Monat zwischen ca. 1000 und 1800 Franken. Zudem bezahlen viele Spitäler neben dem Grundgehalt auch anteilig ein dreizehntes Monatsgehalt. Zunächst klingt dies, insbesondere im Hinblick auf die in Deutschland für das PJ bezahlte „Aufwandsentschädigung", sehr verlockend. Allerdings muss man dem höheren Verdienst auch die höheren Lebenshaltungskosten gegenüberstellen.

Hier seien zunächst die Kosten für die Miete einer Unterkunft erwähnt. Es empfiehlt sich unbedingt, ein Zimmer über den Arbeitgeber, z. B. ein Zimmer im Studenten- oder Personalwohnheim, anzumieten. Je nach Ausstattung und Größe fallen hier erfahrungsgemäß meist Kosten von ca. 400–700 Franken pro Monat an. Zimmer mit eigenem Bad und Toilette sind meist etwas teurer. Während die Mietpreise auf deutsche Studenten zunächst etwas abschreckend wirken, sollte man sich dieses Angebot trotzdem nicht entgehen lassen. Privat vermittelte Zimmer sind deutlich teurer und häufig ist es schwer, für einen kurzen Zeitraum ein passendes Zimmer zu finden. Zudem liegen die meisten Personalwohnheime unmittelbar in Kliniknähe, wodurch sich Kosten für öffentliche Transportmittel sparen lassen. Da diese Unterkünfte sehr beliebt sind, sollte man am besten schon im Rahmen der Bewerbung den Antrag auf ein Zimmer im Personalwohnheim stellen. Lesen Sie Erfahrungsberichte, um sich im Voraus einen Eindruck über die verfügbaren Unterkünfte zu verschaffen. Häufig erhält man auch wertvolle Tipps bezüglich Ausstattung und Inventar, z. B. welche Gegenstände (Handtücher, Bettwäsche etc.) mitgebracht werden müssen und was bereits vorhanden ist.

Letztendlich bleibt nach Abzug der Kosten für Unterkunft und Verpflegung am Monatsende relativ wenig vom Monatsgehalt übrig. Stellt man die Entlohnung in Relation zur geleisteten Arbeit ist diese auch eher gering, trotzdem kann man damit gut über die Runden kommen.

Erfahrungsbericht

Meike A., Universität Ulm: „Der Verdienst ist natürlich, gemessen an der geleisteten Arbeit und den sonstigen Einkommen in der Schweiz, gering, das Gefühl „zum ersten Mal" während des Studiums eigenes Geld zu verdienen, um für sich selbst sorgen zu können, macht dies aber wieder wett."

Arbeitsbedingungen

Bezüglich der Arbeitsbedingungen, dem Umgangston und dem Ansehen als Student genießt die Schweiz unter deutschen Medizinstudenten einen besonders guten Ruf. Viele Studenten fühlen sich in der Schweiz nicht nur im Allgemeinen besser behandelt, sondern auch stärker in den Arbeitsalltag integriert. Die anfallenden Aufgaben für Wahljahrstudenten sind meist klar definiert und beinhalten oft auch das selbstständige Betreuen eigener Patienten unter Supervision. Dies stellt die beste Vorbereitung auf die spätere Tätigkeit als Assistenzarzt dar.

Erfahrungsbericht: Franziska H., Universität Marburg

„Trotz der teilweise vielen administrativen Aufgaben empfand ich mein Tertial in der Schweiz als ideale Vorbereitung auf meine spätere Tätigkeit als Assistenzärztin. Da ich sehr gut in die tägliche Stationsarbeit eingebunden wurde, bin ich mit dem Stationsalltag jetzt bestens vertraut und würde mir auch zutrauen, eine eigene kleine Station zu leiten."

Die in Deutschland typischen Studentenaufgaben wie Blutentnahmen und das Legen von Verweilkanülen werden in der Schweiz meist komplett durch das Pflegepersonal übernommen. Auch dies wird von vielen Studenten als durchweg positiv erachtet, insbesondere wenn man zuvor während Famulaturen häufig wenig anderes machen durfte. Abschließend sei noch der meist sehr gute Umgangston erwähnt. Erfahrungsgemäß nehmen sich nicht nur die Assistenten, sondern auch die Oberärzte viel Zeit für die jüngeren Kollegen. Insbesondere die Visiten werden als deutlich stressfreier wahrgenommen und man erhält regelmäßig Feedback zu seiner Arbeit. Dadurch fühlen sich viele Studenten gut integriert und als Teil des Teams.

Erfahrungsbericht: Hasan S., Universität des Saarlandes

„Mit meinem Tertial in der Schweiz hatte ich großes Glück, hier wurde ich respektiert und ein respektvoller Umgang war an der Tagesordnung. Ein Danke von Seiten der Ärzte ist hier keine Seltenheit, sondern Alltag."

Natürlich muss man sich im Klaren sein, dass man täglich auch mehr Zeit in der Klinik verbringt, schließlich hat man einen Arbeitsvertrag mit einer bestimmten Stundenzahl pro Woche (meist ca. 48 Stunden) unterschrieben und wird hierfür entsprechend entlohnt. Wer möglichst früh nach Hause möchte, um noch an seiner Doktorarbeit zu arbeiten oder um sich auf das anstehende dritte Staatsexamen vorzubereiten, ist hier eher falsch.

Erfahrungsbericht: Katharina K., Universität Frankfurt

„Ich hatte eine wahnsinnig tolle und lehrreiche Zeit in der Schweiz. Im Voraus hatte ich mich jedoch leider unzureichend informiert und mir war nicht bewusst, dass mir die deutschen Fehltage dort nicht zustehen. Die Zeit hat am Ende beim Lernen gefehlt, das Examen habe ich trotzdem gut bestanden."

Auch außerhalb des klinischen Alltags wird die Teamintegration in den meisten Erfahrungsberichten sehr positiv bewertet. So ist es selbstverständlich, dass Unterassistenten an gemeinsamen Ausflügen teilnehmen und bei Veranstaltungen eingeladen werden.

Erfahrungsbericht: Max S., Universität des Saarlandes

„Pro Woche gab es während meiner Zeit in der Schweiz ein gemeinsames Fußballspiel mit den Kollegen und auch bei anderen Veranstaltungen wie z. B. Essen gehen oder Badminton waren wir stets eingeladen und herzlich willkommen. Dies hat bei mir einen bleibenden Eindruck hinterlassen."

Bewerbungsverfahren

Zunächst sollte man sich für eine Fachrichtung und für eine Region entscheiden. Um sich offiziell um einen Platz als Wahljahrstudent zu bewerben, genügt meistens eine E-Mail an das Sekretariat der entsprechenden Abteilung. Alternativ kann man seine Bewerbung direkt an den jeweiligen Chefarzt oder Institutsleiter richten. Außer einem Lebenslauf und einem Motivationsschreiben werden normalerweise lediglich noch eine aktuelle Immatrikulationsbescheinigung und ein Nachweis über das bestandene Physikum benötigt.

Es gilt zu beachten, dass Bewerbungen für Krankenhäuser in der französischsprachigen Schweiz meist zentral über die Universität Genf oder die Universität Lausanne geregelt werden. Informationen über die hier notwendigen Dokumente (Sprachnachweis) erhält man auf der Homepage der entsprechenden Universität.

Famulaturen und PJ-Abschnitte in der Schweiz sind äußerst beliebt, dies spiegelt sich auch in den Bewerbungszeiten wieder. Idealerweise bewirbt man sich mindestens ein Jahr, besser jedoch ca. zwei Jahre vorher um eine entsprechende Stelle. Alternativ sollte man es mit einer kurzfristigen Bewerbung probieren. Viele Spitäler führen keine Wartelisten, sodass sich bei Absage eine erneute Anfrage zu einem späteren Zeitpunkt durchaus lohnen kann. Sofern es Vakanzen gibt, erhält man meist relativ schnell eine Rückmeldung und bei Eignung ein entsprechendes Angebot. Unter Umständen müssen weitere Dokumente (Foto, Impfnachweise, Nachweis über eine Krankenversicherung etc.) nachgereicht werden. Was genau benötigt wird, unterscheidet sich von Arbeitgeber zu Arbeitgeber, die entsprechenden Sekretariate und Personalabteilungen sind dabei aber meist sehr hilfsbereit und haben oft genügend Erfahrung mit deutschen Studenten.

Erfahrungsbericht: Uwe D., Universität Ulm

„Ich hatte schon früh den Wunsch, ein Tertial in der französischsprachigen Schweiz im Raum Genf zu absolvieren. Leider habe ich die zentrale Platzvergabe über die Universitäten zu spät gesehen und keinen Platz mehr bekommen. Letztendlich habe ich im zweisprachigen Biel einen Platz ergattert und konnte dort mein Französisch weiter verbessern."

Freizeitwert

Der hohe Freizeitwert der Schweiz ist natürlich unumstritten und für viele Studenten ein weiterer wichtiger Entscheidungsgrund. Egal, ob im Sommer oder im Winter, für abwechslungsreiche Freizeitaktivitäten ist immer gesorgt. Auch Naturliebhaber und Wanderfreunde kommen in der Schweiz auf ihre Kosten. Insbesondere Ski- und snowboardbegeisterte Studenten zieht es im Winter häufig in die Schweiz. Hier sei nochmals ausdrücklich erwähnt, dass die Ihnen in Deutschland zustehenden Fehltage in der Schweiz nicht anerkannt werden (Abschn. 3.4). Arbeitsvertraglich stehen Ihnen jedoch meist zwei Urlaubstage pro Monat zu, für die Weihnachtszeit und Neujahr gibt es häufig Sonderregeln.

Erfahrungsbericht: Tim U., Universität Tübingen

„Die gemeinsamen Ausflüge mit meinen PJ-Kollegen werde ich immer in sehr guter Erinnerung behalten, egal ob Wandern oder Snowboarden, hier habe ich richtig nette Leute getroffen. Dadurch, dass fast alle von weit weg kommen, findet man schnell Anschluss und im Wohnheim war auch immer gut was los."

7.1.1 Fragen und Antworten

1. In meinem Arbeitsvertrag wird die verpflichtende Teilnahme an sogenannten „Pikett-Dienst" außerhalb der Klinik erwähnt. Was bedeutet das? Wie wird dieser entlohnt?

   Laut „Merkblatt für die Anwendung des Arbeitsgesetzes in Krankenanstalten und Kliniken" des Staatssekretariats für Wirtschaft SECO handelt es sich beim Pikett-Dienst außerhalb der Klinik schlichtweg um Rufbereitschaft, in der sich der Arbeitnehmende für allfällige Arbeitseinsätze bereithalten, aber nicht im Krankenhaus bleiben muss. Konkret bedeutet dies, dass man als Unterassistent meist für die Nacht oder am Wochenende ein Diensttelefon bekommt und bei Bedarf (z. B. wenn Assistenz für eine Operation benötigt wird) abgerufen wird. Innerhalb einer bestimmten Zeitspanne, meist ca. 20 Minuten, muss man dann bei Abruf in der Klinik sein. Diese Dienste fallen zusätzlich zur regulären Arbeitszeit an. Ob überhaupt und wie viele Pikett-Dienst pro Monat geleistet werden müssen, ist meist vertraglich geregelt. Häufig ist die Anzahl der Dienste jedoch auch von der Menge an Unterassistenten abhängig und variiert teilweise deutlich. Da die Pikett-Dienste meist unter den Unterassistenten aufgeteilt werden, fallen umso weniger Dienste an, desto mehr Studenten vorhanden sind. Des Weiteren gilt es darauf zu achten, ob Pikett-Dienste kompensiert werden können (z. B. mit Freizeitausgleich am Folgetag) oder nicht, auch dies wird uneinheitlich gehandhabt. Pikett-Dienste werden meist nicht extra entlohnt und fallen auch nicht in jedem Spital bzw. in jeder Abteilung an. Erfahrungsgemäß ist es ratsam, sich frühzeitig darüber zu informieren, ob Pikett-Dienste geleistet werden müssen, auch wenn diese nicht vertraglich erwähnt sind. Schon mancher hat hier böse Überraschungen erlebt.

Erfahrungsbericht: Claire K., Universität Gießen

„Teilweise waren wir nur drei Unterassistenten und hatten entsprechend viele Pikett-Dienste zu absolvieren. Dies hat den Gesamteindruck meines Tertials doch erheblich getrübt, da die Arbeitsbelastung sehr hoch war und man sich nie richtig erholen konnte."

---

2. Ich überlege, mit dem Auto anzureisen. Wie sieht es mit kostenlosen Parkplätzen für Klinikmitarbeiter aus?

Natürlich gibt es auch hier zwischen den einzelnen Häusern große Unterschiede, kostenlose Parkplätze wird man jedoch nur sehr selten finden. Insbesondere in den großen Städten wie Zürich und Bern sind Parkplätze Mangelware und entsprechend begehrt. Das Universitätsspital Zürich z. B. vergibt offiziell keine Parkplätze an Unterassistenten und empfiehlt direkt, das Auto zu Hause zu lassen. An kleineren peripheren Häusern werden für einen Parkplatz monatlich zwischen 50 und 200 Franken fällig. Sein Auto einfach so an einer Straße in Kliniknähe zu parken ist keine gute Idee, da hierfür bei Missachtung der Parkregeln meist drakonische Strafen anfallen. Im Hinblick auf den

Umweltschutz und das monatliche Gehalt empfiehlt es sich also, auf das gute ausgebaute öffentliche Verkehrsnetz der Schweiz zurückzugreifen.

3. Brauche ich unbedingt ein Schweizer Konto oder kann das Gehalt auch auf ein deutsches Konto ausgezahlt werden?

In den allermeisten Fällen ist ein Schweizer Konto unabdingbar, nur in Ausnahmefällen wird der Sold auf ein deutsches Konto ausbezahlt. Man sollte sich schon frühzeitig um die Kontoeröffnung kümmern und hierbei unbedingt die Öffnungszeiten der Banken beachten. Wer erst nach Stellenantritt ein Konto eröffnen möchte, wird schnell feststellen, dass diese mit den Arbeitszeiten kollidieren und man somit dieses Vorhaben auf das Wochenende verschieben muss. Einigen Banken, z. B. die PostFinance, bieten für Studenten kostenlose Konten an. Welche Dokumente zur Eröffnung eines Kontos bei welcher Bank benötigt werden, findet man problemlos auf den entsprechenden Homepages der Kreditinstitute. Hier gilt es zu beachten, dass auf jeden Fall ein Wohnsitznachweis zu erbringen ist. Auch eine Aufenthaltsbewilligung wird zudem häufig gefordert. Die entsprechenden Unterlagen bekommt man von seinem Arbeitgeber. Wer mit seiner deutschen Adresse ein Konto eröffnen möchte, hat mit deutlich höheren Kosten zu rechnen (unbedingt die Schweizer Meldeadresse verwenden). Eine Kontoeröffnung im Voraus via Internet von Deutschland aus ist meist nicht möglich, da die benötigten Unterlagen fehlen.

Erfahrungsbericht: Daniel S., Universität Halle

„Die ganzen Formalitäten zu Beginn des Tertials, insbesondere die Kontoeröffnung und der Gang zum Meldeamt, können nervenaufreibend sein. Hier nicht gleich die Flinte ins Korn werfen, sondern durchhalten. Hat man dies hinter sich, geht's erst richtig los."

4. Welche Art von Krankenversicherung brauche ich für meinen Aufenthalt in der Schweiz?

Während des Aufenthaltes in der Schweiz muss man obligatorisch krankenversichert sein. Ob der Versicherungsschutz auch in der Schweiz gilt, ist von Krankenkasse zu Krankenkasse unterschiedlich und muss vorab geklärt werden. Verschiedene Faktoren, wie z. B. die Aufenthaltsdauer und die Entlohnung, spielen hier eine wichtige Rolle. Der zukünftige Arbeitgeber wird zudem einen entsprechenden Versicherungsnachweis verlangen, damit Sie sich von der Schweizer Versicherungspflicht befreien können. Einige Anbieter, z. B. die deutsche Ärzteversicherung, bieten kostenpflichtige Rundum-Schutzpakete für ein oder mehrere Tertiale an. Für Mitglieder im Hartmannbund oder im Marburger Bund übernehmen die entsprechenden Verbände meist die Versicherungsbeiträge. Mehr zu diesem Thema finden Sie an früherer Stelle in diesem Buch (Abschn. 5.1). Allgemein handelt es sich hierbei um eine sehr komplexe und teilweise verwirrende Thematik. Am besten klärt man zunächst ab, welche Versicherungen man bereits hat und ob diese im entsprechenden Fall auch in der Schweiz greifen.

>> Mündliche Aussagen zum Thema Versicherungsschutz sollte man sich von seiner Versicherung immer noch einmal schriftlich bestätigen lassen, damit man diese auch seinem zukünftigen Arbeitgeber bei Rückfragen vorlegen kann.

5. Bin ich durch meinen Arbeitgeber privat haftpflichtversichert?

Nein. Haftpflichtversicherungen durch den Arbeitgeber gelten nur während der Arbeitszeit. Hierum muss man sich also selbst kümmern.

6. Ich studiere an einer deutschen Universität und habe eine Zusage für ein PJ-Tertial in der Inneren Medizin an einer Schweizer Klinik. Dort würde ich knapp 1400 Franken pro Monat verdienen. Dies übersteigt die „Obergrenze für die Aufwandsentschädigungen im PJ" natürlich. Was soll ich tun?

Hierbei handelt es sich um eine sehr häufig gestellte Frage. Offiziell gibt es für die „Aufwandsentschädigungen im PJ" in Deutschland nämliche eine Obergrenze, die nicht überschritten werden sollte. Wer sichergehen möchte, dass sein Tertial in der Schweiz im Hinblick auf diese Problematik problemlos anerkannt wird, sollte beim zuständigen Landesprüfungsamt nachfragen und dies individuell abklären. Pragmatisch gesehen gehen jedes Jahr Hunderte deutsche Studenten für ein PJ-Tertial in die Schweiz und die Landesprüfungsämter prüfen das Einkommen nicht nach. Dem Autor ist kein Fall eines aberkannten Tertials aufgrund eines zu hohen Verdienstes bekannt. Wer gegenüber seinen deutschen Kollegen ein schlechtes Gewissen bezügliches des höheren Verdienstes hat, sei erneut auf die höheren Kosten in der Schweiz verwiesen (Stichwort: Kaufkraftausgleich).

7. Ich habe schon oft vom sogenannten „Halbtax" gehört. Was ist das und was bringt es mir?

Das „Halbtax" bezeichnet ein Halbpreis-Abonnement der Schweizer Bundesbahnen (SBB), mit dem man einen 50-prozentigen Rabatt auf die regulären Preise der SBB bekommt. Es ist ein Jahr gültig und kostet aktuell 185 Franken (Stand Mai 2018). Es kann nicht für einen kürzeren Zeitraum erworben werden. Insbesondere, wer viel innerhalb der Schweiz reisen möchte, kann hierdurch viel Geld sparen. Für Studenten, die mehr als ein Tertial in der Schweiz absolvieren, ist es natürlich besonders interessant. Wer die Bahn lediglich benutzen möchte, um nach Deutschland zu pendeln, ist preistechnisch besser beraten, die Tickets direkt bei der deutschen Bahn zu kaufen, da diese, vorausgesetzt man bucht frühzeitig, mit Bahncard 25 erfahrungsgemäß etwas günstiger sind.

8. Ich bin gerade in der Schweiz angekommen und empfinde die Preise als teilweise sehr hoch. Ist das normal?

Das geht vielen deutschen Studenten so und ist erfahrungsgemäß „normal". Dem gegenüber steht natürlich auch der höhere Verdienst. Bereits nach wenigen Wochen gewöhnt man sich an das höhere Preisniveau.

9. Gibt es sonst noch irgendwelche Tipps, die zu Beginn eventuell hilfreich sind?

Viele Studenten vergessen, dass das erste Gehalt meist erst am Ende des Monats ausgezahlt wird. Man sollte zu Beginn über ausreichend Bargeld verfügen (Franken, nicht Euro!) und sich bei seinem Kreditinstitut informieren, ob bei einer Auszahlung an Schweizer Geldautomaten Gebühren anfallen. Auch am ersten Arbeitstag sollte man bereits Bargeld dabeihaben, um eventuell anfallende Kautionen (z. B. für ein Badge oder einen Spind) hinterlegen zu können.

7.2 Frankreich

Frankreich gehört ebenfalls zu den beliebten Zielen deutscher PJ-Studenten. Die Ausbildung gilt als sehr gut und französische Ärzte haben nicht umsonst unter Kollegen einen exzellenten Ruf. Eine Hürde stellt häufig die Sprache dar.

Allgemeines

Das Medizinstudium in Frankreich gilt als sehr praxisnah und intensiv, schon früh werden die Studenten nach den Vorlesungen systematisch in den Klinikalltag integriert. Während des ersten Studienabschnitts, dem „Premier cycle d'études médicales" (PCEM), studieren Medizinstudenten teilweise noch gemeinsam mit Tiermedizinern, Pharmazeuten und Geburtshelfern. Relativ bald steht dann das „Concours" an, eine Art Aufnahmeprüfung bzw. Selektionsexamen ähnlich dem ersten deutschen Staatsexamen, anhand dessen rigoros ausgesiebt wird. Lediglich ca. fünf bis zehn Prozent der Studenten bestehen das Examen auf Anhieb und schaffen es somit ins zweite Studienjahr. Hier werden die zuvor erlangten Kenntnisse weiter vertieft, bevor dann im dritten Jahr der zweite große Studienabschnitt, der „Deuxième cycle d'études médicales" (DCEM), beginnt. Das erste Studienjahr und das „Concours" können lediglich einmal wiederholt werden, was den Leistungsdruck weiter erhöht.

Erfahrungsbericht: Lea S., Universität Köln

„Von den französischen Studenten war ich während meines PJ-Tertials am CHU Brest stark beeindruckt: Sie verfügen über breites klinisches Wissen und sind v. a. in der klinischen Untersuchung im Vergleich zu vielen deutschen Studenten richtig fit. Mein Tipp: Man darf sich einfach nicht unterkriegen lassen und sollte so viel wie möglich von ihnen lernen, einfach bei Unklarheiten immer nachfragen."

Im zweiten Studienabschnitt werden relativ schnell die großen Unterschiede zum deutschen Ausbildungssystem deutlich. Französische Medizinstudenten werden bereits im dritten Jahr regelmäßig vorlesungsbegleitend als sogenannte „Externes" in den Klinikalltag integriert, um später praktisch auf den Arztberuf vorbereitet zu sein. Die Studenten arbeiten ab diesem Zeitpunkt regelmäßig auf den Stationen mit (dies wird als „Stage" bezeichnet), um mit den Abläufen vertraut zu werden, teilweise auch am Wochenende oder während der Nacht. Dort übernehmen sie verschiedene Aufgaben, unter anderem Aufnahmegespräche, das Auswerten der anfallenden EKGs und die Pflege der Krankenakten (den „Dossiers"). In Frankreich müssen Studenten also schon früh viel Eigenverantwortung übernehmen, der Fokus liegt auf einer praxisnahen Ausbildung.

Erfahrungsbericht: Julia V., Universität Göttingen

„Die französischen Studenten habe ich immer als sehr kompetent wahrgenommen, sie haben auch offiziell deutlich mehr Befugnisse als z. B. die deutschen Studenten. Das viele Aufgaben durch Studenten übernommen werden, ist für die Patienten total normal."

Auch am Ende des Studiums gibt es ähnlich unserem zweiten Staatsexamen eine weitere Prüfung („Concours"), die für viele französische Studenten u. U. karriereentscheidend ist. Umso besser man hier abschneidet, desto eher kann man sich sein späteres Fachgebiet und seine zukünftige Ausbildungsstätte auswählen. Für besonders beliebte Fächer, wie z. B. die Neurochirurgie, braucht man herausragende Ergebnisse.

Erfahrungsbericht: Jens H., Universität Duisburg

„Ich war sehr erstaunt, dass man in Frankreich nicht wie in Deutschland die freie Wahl bezüglich seiner Weiterbildungsstelle nach dem Studium hat. Eine einzige Prüfung entscheidet über so viel, die Studenten stehen unter massivem Druck. Ich bin sehr froh, in Deutschland studieren zu dürfen."

Sprache und Regionen

Um als deutscher Student während einer Famulatur oder des PJs von der praxisbezogenen Ausbildung in Frankreich profitieren zu können, braucht man auf jeden Fall gute Französischkenntnisse. Zwar sprechen viele Franzosen auch gutes Englisch und teilweise sogar Deutsch, die Bereitschaft dazu ist jedoch eher gering. Insbesondere, wer sich rein auf seine Englischkenntnisse verlässt, wird eher distanziert behandelt, die Integration in den stationären Alltag wird dadurch deutlich erschwert.

Es wird gerne gesehen, wenn man sich Mühe gibt gutes Französisch zu sprechen und viele Franzosen sprechen mit Ausländern dann auch gerne bewusst etwas langsamer. Ein Sprachnachweis (meist Niveau B1 oder B2) ist übrigens mittlerweile obligatorisch, sofern man sich über eine Universität oder ein Austauschprogramm wie z. B. Erasmus bewerben möchte. Um einen Platz in einem kleineren Haus zu bekommen, wird dieser meist nicht benötigt.

Erfahrungsbericht: Bernd D., Universität Freiburg

„Ich habe zwei chirurgische Famulaturen in Frankreich gemacht und war beide Male begeistert, da ich sehr häufig assistieren und regelmäßig nähen durfte. Ohne ausreichende Französischkenntnisse würde ich allerdings von einem Praktikum in Frankreich abraten. Andere Studenten, die nur Englisch sprachen, wurden häufig einfach ignoriert."

» Viele französische Fernsehsender und Radiokanäle sind auch in Deutschland problemlos zu empfangen, so kann man bereits hier sein Sprachverständnis trainieren. Auf entsprechende Literatur wurde bereits an früherer Stelle eingegangen (Abschn. 5.6).

Zu den beliebtesten Zielen deutscher Studenten gehört sicherlich die Hauptstadt und Weltmetropole Paris mit ihren renommierten Universitäten und Kliniken. Daneben erfreut sich insbesondere aufgrund seiner unmittelbaren Nähe zu Deutschland das Elsass (Strasbourg) großer Beliebtheit. Viele Studenten zieht es im Sommer zudem ins sonnige Südfrankreich (Nizza, Marseille, Montpellier, etc.). Besonders beliebt sind auch die französischen Überseegebiete (France d'outre-mer) Guadeloupe, Martinique und allen voran La Réunion. Erfahrungsberichte und Anregungen finden sich hierzu reichlich im Internet (Abschn. 4.10).

Erfahrungsbericht: Lisa U., Universität Kiel

„Mein PJ-Tertial am Hôpital Necker-Enfants malades war der absolute Höhepunkt meines Studiums. Vier Monate konnte ich von den besten Pädiatern Frankreichs lernen. Paris ist zudem eine absolute Weltmetropole mit einem beeindruckenden kulturellen Angebot – hier wird es bestimmt nicht langweilig. Ein PJ-Tertial in Frankreich kann ich deshalb nur weiterempfehlen."

Gehalt, Lebenshaltungskosten und Unterkunft

Wie bereits erwähnt gibt es die Famulatur bzw. das PJ in Frankreich nicht – die erforderlichen Praktika sind bereits als „Stages" in das studentische Curriculum integriert. Folglich erhält man meist auch keine Entlohnung, dafür aber bei entsprechend guten Sprachkenntnissen eine sehr gute Ausbildung. Einige Krankenhäuser, z. B. in Straßburg, zahlen dennoch eine geringe Aufwandsentschädigung (ca. 250 € pro Monat) – entsprechendes Engagement wird hierfür jedoch erwartet. Auch die „Stages" werden offiziell entlohnt, meist erhält man hierfür zwischen 150 und 250 € pro Monat. Zudem haben Studenten fast immer die Möglichkeit, zusätzliche Nachtdienste zu machen (sogenannte „Gardes"), welche extra bezahlt werden. Dies ist bei entsprechender Eignung (Sprachkenntnisse!) auch für internationale Studenten möglich.

Die Lebenshaltungskosten in Frankreich sind ähnlich bzw. etwas höher als in Deutschland und hängen besonders stark von der jeweiligen Region ab. Paris gehört zu den teuersten Städten der Welt und die Lebenshaltungskosten sind um ein Vielfaches höher als in den meisten anderen Teilen Frankreichs. Dies gilt auch für einige Städte in Südfrankreich (z. B. Cannes) entlang der Côte d'Azur.

Die Suche nach einer Wohnung gestaltet sich in den Ballungszentren, insbesondere im Großraum Paris, oftmals relativ schwierig. Es lohnt sich frühzeitig anzufragen, ob man über die Klinik oder Universität eventuell ein Zimmer mieten kann. Diese sind meist in Kliniknähe und bei einem vernünftigen Angebot sollte man nicht allzu lange warten, der französische Wohnungsmarkt ist in den Großstädten hart umkämpft. Hier braucht es neben Geduld vor allem Frusttoleranz. Allgemeine Tipps zur Wohnungssuche finden sich in Abschn. 5.3. In Frankreich gibt es eine Vielzahl an unterschiedlichen Wohnungssuchseiten, zu den bekanntesten zählen „Leboncoin", „Cidj", „Appartager" und „Adele" [72–75].

Erfahrungsbericht

Anna L., Universität des Saarlandes: „Ich habe zwei Mal in Paris famuliert und war vollauf begeistert – Paris bietet unendlich viel und ich werde definitiv ein PJ-Tertial hier absolvieren. Die Wohnungssuche ist leider immer wieder eine echte Herausforderung und ein wahres Geduldspiel. Wer vor Ort suchen kann, sollte dies auf jeden Fall tun, auch die Wohnungsportale sollte man täglich abklappern und schnell reagieren."

Unbedingt sollte man einen Nachweis über den geplanten Aufenthalt von seiner zukünftigen Gastinstitution vorweisen können. EU-Studenten haben zudem die Möglichkeit, finanzielle Unterstützung in Form von Wohngeld zu beantragen. Informationen diesbezüglich und zu den Voraussetzungen findet man auf der Seite der Caisse d'Allocations Familiales (CAF), welche dafür verantwortlich ist [76].

Bewerbung

Wer nicht gerade im Rahmen eines Austauschprogramms nach Frankreich möchte, kann sich meist direkt beim Chefarzt oder dem ärztlichen Direktor seiner

Wunschabteilung bewerben. Hierfür genügt eine formlose E-Mail in französischer Sprache; eine englische Bewerbung führt erfahrungsgemäß selten zum Erfolg.

Am besten bewirbt man sich um ein „Stage clinique" im gewünschten Fachbereich. Im Rahmen der Bewerbung sollte man zuvor kurz seinen aktuellen Ausbildungsstand sowie Ziele und Wünsche deutlich machen. Die Chancen, einen Platz zu bekommen, sind während der Semesterferien der französischen Studenten (insbesondere im August und September) deutlich höher als während des Semesters.

Erfahrungsbericht: Piotr B., Universität Gießen

„Im August gibt es fast keine französischen Studenten in der Klinik, dadurch kann man zwar mehr selbst machen, knüpft aber auch langsamer Kontakte."

Neben dem Anschreiben benötigt man zudem meist einen Lebenslauf, ein Empfehlungsschreiben der eigenen Universität und entsprechende Sprachnachweise. Die klassische Bewerbungsfrist für ein Praktikum wie z. B. in Großbritannien gibt es in Frankreich nicht, mit einem halben Jahr Vorlaufzeit sollte man aber dennoch rechnen. Erfahrungsgemäß ist es jedoch teilweise auch möglich, noch kurzfristig an einen Praktikumsplatz zu kommen. Der Erstkontakt gestaltet sich oft schwierig, hier darf man sich nicht entmutigen lassen und sollte bei Ausbleiben einer Antwort oder einer Bestätigung frühzeitig nachfragen.

Erfahrungsbericht: Ali R., Universität München

„Mein PJ-Tertial am CHU Montpellier hatte ich mir selbst organisiert. Dies gestaltete sich teilweise schwierig, da häufiger E-Mails unbeantwortet blieben und ich z. T. mehrfach telefonisch nachfragen musste, bis ich eine Bestätigung in der Hand hielt. Der organisatorische Aufwand war also verhältnismäßig groß, es hat sich jedoch gelohnt, ich hatte eine wahnsinnig lehrreiche Zeit."

Freizeitwert

Frankreich hat nicht nur einen enorm hohen Freizeitwert, sondern bietet auch große Kontraste zwischen den Großstädten und den ländlichen Regionen. Insbesondere die Küstenregionen (Südfrankreich, Bretagne) und das gute Wetter im Sommer locken jedes Jahr viele Studenten nach Frankreich. Paris überzeugt mit seinem großen kulturellen Angebot (Museen, Theater, Opern, Ausstellung etc.) und Großstadtflair. Auch Liebhaber der französischen Küche kommen sicher voll auf ihre Kosten. Da für Studenten die Arbeitstage häufig schon zwischen 14:00 und 15:00 Uhr enden, bleibt genug Zeit, um das Land zu erkunden und um neue Erfahrungen zu sammeln.

7.3   Spanien

Die iberische Halbinsel ist unter deutschen Studenten, insbesondere in den warmen Sommermonaten, ein beliebtes Ziel. Da es in Spanien kein direktes Korrelat zum deutschen PJ gibt, müssen bei der Bewerbung einige

Dinge beachtet werden. Worum es sich hierbei genau handelt, wird, neben allgemeinen Dingen zum spanischen Medizinstudium, in den folgenden Abschnitten näher beschrieben.

Allgemeines

Auch das spanische Medizinstudium ist in zwei Abschnitte (zwei Jahre „vorklinischer Abschnitt" und vier Jahre „klinischer Abschnitt") unterteilt. Während des klinischen Abschnitts gibt es für Studenten regelmäßig vorlesungsbegleitende Praktika, ein direktes Korrelat zum deutschen PJ existiert allerdings nicht. Das spanische Medizinstudium wird von deutschen Studenten häufig als sehr theorielastig und verschult beschrieben. Die Examina enthalten neben Multiple-Choice-Fragen zudem häufig auch freie Fragen, was für deutsche Studenten zunächst ungewohnt ist.

Nach Abschluss des Medizinstudiums melden sich spanische Studenten zum Staatsexamen an. Diese auch als „MIR" (Médico Interno Residente) bezeichnete Prüfung ist zwingend notwendig, um eine Facharztausbildung zu beginnen. Das Examen findet lediglich einmal pro Jahr in der spanischen Hauptstadt Madrid statt und ist für die dortigen Studenten von größter Bedeutung, da anhand der Examensnote von zentraler Stelle aus die Vergabe der verfügbaren Ausbildungsplätze erfolgt. Da es mehr Bewerber als Stellen gibt, sind sowohl der Druck auf die Studenten als auch der Konkurrenzkampf untereinander sehr groß. Viele Studenten bereiten sich entsprechend monatelang, teilweise durch zusätzlichen Privatunterricht, auf das Examen vor.

Da es in Spanien kein Korrelat zum deutschen PJ oder den Famulaturen gibt, sind die Aufgaben für ausländische Studenten kaum definiert und beschränken sich häufig auf das Zuschauen. Viele Ärzte wissen schlichtweg nicht, welche Aufgaben sie ausländischen Studenten zutrauen dürfen. Somit sollte man sich zunächst auf wenige praktische Tätigkeiten einstellen. Wer nach einer gewissen Eingewöhnungsphase aktiv nach Aufgaben fragt und wissbegierig Eigeninitiative zeigt, hat vielleicht trotzdem Glück und darf auch einige praktischen Tätigkeiten übernehmen.

Erfahrungsbericht: Peter K., Universität Essen

„Während meines PJ in der Chirurgie habe ich in den ersten Wochen nur zugeschaut, selbst habe ich mich häufig nicht getraut zu fragen, ob ich mit an den OP-Tisch darf, da dies in Spanien für Studenten eher unüblich ist. Nach einigen Wochen der Akklimatisierung habe ich dann täglich mehr nachgefragt und wurde mit der Zeit immer aktiver eingebunden. Gegen Ende meines Tertials stand ich dann regelmäßig als Assistenz mit am OP-Tisch."

Sprache und Regionen

Spanien besteht aus 17 autonomen Gemeinschaften und zwei autonomen Städten. Spanisch („Castellano") ist dabei die offizielle Amtssprache, daneben gibt es die galicische Sprache („Gallego", wird im Nordwesten des Landes gesprochen), die baskische Sprache sowie die katalanische Sprache. Wer einen Aufenthalt in Spanien plant, sollte unbedingt über entsprechend gute Sprachkenntnisse verfügen. Die Spanier sind sehr stolz auf ihre Sprache und

ein gutes Spanisch ist die Grundlage, um im Krankenhaus schnell Anschluss zu finden. Erfahrungsgemäß wird
in vielen Berichten mindestens das Niveau B2 empfohlen, ein reiner Basiskurs ist nicht ausreichend, wenn man
medizinisch dazu lernen möchte. Fast alle deutschen
Universitäten bieten Spanischkurse an, auf eventuell hilfreiche Literatur wurde bereits an früherer Stelle verwiesen
(Abschn. 5.6).

Bei der Wahl seiner Destination sollte man zudem
unbedingt die lokalen Sprachen beachten, zwar sprechen
z. B. in Barcelona fast alle Ärzte Castellano, die katalanische Sprache kommt aber im Alltag fast immer zum
Einsatz.

Erfahrungsbericht: Carmen P., Universität Witten/ Herdecke

„Ich habe ein komplettes Tertial in der Pädiatrie in einer
Klinik Barcelona verbracht. Sicherlich mein bestes Tertial,
dennoch war es mitunter sehr anstrengend immer nachfragen zu müssen, ob mir jemand die Patientengespräche
aus dem Katalanischen in das bei uns in den Schulen
gelehrte Castellano übersetzt. Diese Unterschiede habe ich
im Voraus leider unterschätzt."

Gerade die Küstenstädte Barcelona, Valencia und Tarragona
gehören zu den besonders beliebten Zielen deutscher Studenten. Daneben locken vor allem die Hauptstadt Madrid
sowie die autonome Gemeinschaft Andalusien im Süden
Spaniens mit ihren Städten Málaga, Sevilla und Cádiz. Worauf es bei der Bewerbung ankommt und wann man sich
am besten bewirbt, wird nachfolgend genauer erklärt.

Bewerbung

Wie bereits erwähnt, gibt es in Spanien kein Korrelat zum praktischen Jahr bzw. zu unseren Pflichtfamulaturen, deshalb bewirbt man sich am besten um eine Stelle als „Internado rotatorio". Wer sich über eine Universität bewerben möchte, sollte nach einem „Curso Fundamentos Clínico Prácticos" suchen. Natürlich sollte die Bewerbung auf Spanisch erfolgen, dies erhöht die Chancen auf eine Zusage gegenüber einer Bewerbung in englischer Sprache deutlich. Mit letzterer bekommt man eher selten und wenn dann meist nur im Rahmen eines speziellen Austauschprogramms (z. B. Erasmus) einen Platz.

Je nach Wunschdestination bewirbt man sich entweder direkt bei der jeweiligen Klinik oder über eine Universität. Bereits im Anschreiben sollte man in maximal ein oder zwei Sätzen das PJ bzw. die Bedeutung einer Famulatur erklären, damit der Leser einen groben Überblick hat, wofür man sich eigentlich bewirbt. Weiterhin werden häufig ein Bewerbungsschreiben („Carta de solicitud"), ein Lebenslauf (Currículum) sowie Empfehlungsschreiben des Dekans („Carta de recomendacion") benötigt. In den meisten Fällen wird zudem noch ein entsprechender Sprachnachweis gefordert, hier ist unbedingt auf das geforderte Niveau zu achten, da einige Universitäten längere Praktika (über acht Wochen) nur noch an Studenten mit entsprechenden Sprachkenntnissen (mindestens B2) vergeben. Wer sich in seinem gesprochenen Spanisch einigermaßen sicher ist, sollte auf jeden Fall eine telefonische Bewerbung in Betracht ziehen.

> ### Erfahrungsbericht: Hanna U., Universität Bochum
>
> „Zunächst hatte ich mich per E-Mail direkt bei einigen Krankenhäusern beworben, allerdings habe ich keine Antworten bekommen. Nach einigen Wochen habe ich dann nochmals telefonisch nachgehakt und schon am nächsten Morgen hatte ich eine E-Mail mit einer Vorabzusage und der Bitte, noch einige Impfnachweise zu liefern, im Postfach. Man darf sich einfach nicht entmutigen lassen und sollte die spanische Mentalität respektieren."

In Spanien fallen für eine Famulatur eher selten und wenn dann allenfalls geringe Gebühren (ca. 100 € pro Monat) an. Wer hingegen ein PJ-Tertial plant, muss sich ggf. an der entsprechenden Universität für ein Semester immatrikulieren, hier lohnt sich ein Tertial via Erasmus oder anderen Austauschprogrammen. Zu guter Letzt sollte man noch beachten, dass viele Institutionen nur noch Plätze in der vorlesungsfreien Zeit der eigenen Studenten vergeben, deshalb eignen sich insbesondere die Sommermonate Juli, August und September für ein Praktikum. Ausnahmen in Einzelfällen sind aber auch hier erfahrungsgemäß möglich, meist hilft ein freundliches Telefonat.

Gehalt, Lebenshaltungskosten und Unterkunft

Famulaturen und PJ werden in Spanien wie fast überall im Ausland nicht entlohnt, man hat schließlich meist nur eine Beobachterrolle inne und ist zu keinerlei Arbeit gezwungen. Die Lebenshaltungskosten in Spanien sind mit den hiesigen weitestgehend vergleichbar, natürlich liegen sie in Madrid und Barcelona deutlich über dem

Durchschnitt. Auch die Mieten sind in diesen beiden Städten teilweise hoch, hier lohnt sich auf jeden Fall der Vergleich. Einige Krankenhäuser haben eigene Personalwohnheime („Residencias Universitarias" oder „Colegios Mayores") und vermieten auch für einen kürzeren Zeitraum an ausländische Studenten; am besten, man fragt direkt im Rahmen des Bewerbungsverfahrens danach.

Auch auf den einschlägigen Wohnungsportalen gibt es viele Angebote (Abschn. 5.3), zudem gibt es gerade in den Studentenstädten immer Gastfamilien, die ein Zimmer untervermieten, um noch etwas Geld in die Haushaltskasse zu bekommen. Man sollte unbedingt darauf achten, dass in Spanien auch Zimmer ohne Fenster oder Zimmer, die zum Innenhof bzw. zu einem Lichtschacht liegen, vermietet werden, die entsprechenden Angebote sind mit dem Zusatz „interior" gekennzeichnet.

Erfahrungsbericht: Bea A., Universität Dresden

„Über das Internet hatte ich kurz vor Beginn meiner Famulatur in Barcelona doch noch ein preislich akzeptables Zimmer gefunden, bei der Ankunft war ich dann doch sehr enttäuscht, da das einzige Fenster zum Treppenhaus hin lag und es total beklemmend wirkte. Unbedingt auf ein Zimmer mit dem Zusatz „exterior" achten, diese liegen nach außen!"

Freizeitwert

Spanien trumpft sicherlich mit einem sehr hohen Freizeitwert und viel Abwechslung auf. Egal, ob Sonne und Strand, Party oder Kultur, für genügend Abwechslung ist definitiv gesorgt. Hinzu kommen die reizvolle Landschaft, die mediterrane Küche und natürlich die spanische Lebensweise. Zudem endet der Tag für die meisten Studenten offiziell bereits zwischen 13:00 und 15:00 Uhr. Viele Spanier sind sehr stolz auf ihr Land und die dortigen Ärzte ermuntern ausländische Studenten zu Erkundungstouren und Veranstaltungen außerhalb der Klinik. Zeit, um sein Spanisch zu verbessern, bleibt also definitiv.

Erfahrungsbericht: Mike N., Universität Freiburg

„Spanien war für mich eine super Erfahrung, trotz viel Freizeit habe ich auch in der Klinik fachlich einiges dazu gelernt. Gute Spanischkenntnisse sind allerdings ein absolutes Muss, Basics reichen in meinen Augen nicht aus, um medizinisch etwas mitzunehmen."

Erfahrungsbericht: Leon S., Universität Heidelberg

„Ein PJ-Tertial am Hospital General Universitario Valencia zu machen, war eine der besten Entscheidungen meines Studiums, die spanische Mentalität ist ganz anders und insbesondere der durchweg freundliche Umgangston haben mich positiv überrascht. Es wird immer viel diskutiert, wobei man auch als Student regelmäßig eingebunden wurde."

7.4   USA

Die Vereinigten Staaten von Amerika stehen auf der Wunschliste vieler deutscher Studenten ganz oben. Renommierte Universitäten und Kliniken mit internationalem

Prestige üben unter Medizinern weltweit eine große Anziehungskraft aus. Dabei sind die Hürden jedoch hoch. Neben einem zumeist langwierigen Bewerbungsverfahren fallen in der Regel hohe Studiengebühren an. Die Universitäten sind innerhalb der beiden letzten Jahrzehnte bei der Platzvergabe deutlich restriktiver geworden, was die Bewerbung zusätzlich erschwert. Wer einen der begehrten Plätze ergattern konnte, den erwarten Medizin und Lehre auf allerhöchstem Niveau. Auf landesspezifische Besonderheiten und gängige Bewerbungsfehler wird in diesem Abschnitt eingegangen.

Allgemeines

In den USA tragen Ärzte meist eine dunkle Stoffhose sowie Hemd und Krawatte, Ärztinnen Hosenanzüge, Stoffhosen oder Stoffröcke mit Bluse. Auf passendes Schuhwerk ist ebenfalls zu achten. Eine Besonderheit gibt es bei den Studenten, diese tragen in amerikanischen Kliniken kurze, hüftlange Kittel („Short Coats") und sind dadurch als solche stets zu erkennen. An vielen Universitäten kann man sich einen entsprechenden Kittel gegen eine geringe Gebühr und unter Vorlage seines Badges ausleihen. Ist dies nicht der Fall, kann man diesen oftmals auch im Uni-Shop erwerben. Die in Deutschland üblichen langen Kittel sind in den USA den ausgebildeten Fachärzten vorbehalten.

Sprache und Regionen

Die großen Kontraste der USA (Ostküste gegenüber Westküste, mittlerer Westen, Südstaaten) dürften den meisten Studenten noch aus dem Schulunterricht bekannt sein.

Obwohl die Vereinigten Staaten streng genommen keine festgelegte Amtssprache haben, ist Englisch de facto die Nationalsprache. Spanisch wird in den High Schools als erste Fremdsprache gelehrt. Insbesondere in den Staaten mit einem hohen lateinamerikanischen Bevölkerungsanteil (z. B. New Mexico, Florida, etc.) sind Spanischkenntnisse in der Patientenversorgung von großem Vorteil.

Bewerbung

Wer sich in den USA außerhalb eines Austausch-programmes der eigenen Universität bewerben möchte, wird schnell feststellen, dass der Bewerbungsaufwand, verglichen mit anderen Ländern, sehr hoch ist. Dies liegt zum einen an den Bewerbungsvoraussetzungen („Eligi-bilty Requirements") und zum anderen an der Vielzahl an benötigten Dokumenten.

Zuerst soll auf die Bewerbungsvoraussetzungen ein-gegangen werden. Dabei gilt es zunächst zu überprüfen, ob die Wunschuniversität bzw. Medical School überhaupt ausländische Studenten für ein Praktikum annimmt. Der Großteil der amerikanischen Universitäten akzeptiert für medizinische Praktika lediglich Studenten, die an einer LCME-akkreditierten Universität eingeschrieben sind („only visiting medical students from LCME-accredited schools are eligible"). LCME steht für „Liaison Commit-tee on Medical Education", hierbei handelt es sich um eine von der „American Medical Association" (AMA) und von der "Association of American Medical Colleges" gesponserten Organisation, welche die amerikanischen und kanadischen MD-Programme akkreditiert.

Studenten, die an einer LCME-akkreditierten Universität ihr Studium erfolgreich beenden, sind automatisch berechtigt, das USMLE abzulegen, das Grundvoraussetzung für die Arbeit als Arzt in den USA ist. Das LCME akkreditiert lediglich amerikanische und kanadische Universitäten, eine vollständige Liste kann man auf deren Homepage einsehen [77]. Dort finden sich auch weitere Informationen und Hintergründe zur Akkreditierung.

Da keine der deutschen Universitäten durch das LCME akkreditiert ist, kann man sich also über den herkömmlichen Weg nicht „direkt" bei der Universität bewerben. Stattdessen muss man entweder auf Partnerschaften der Heimatuniversität, Austauschprogramme oder sogenannte „Visiting-International-Medical-Students"-Programme zurückgreifen. Bei Letzteren sollte man überprüfen, ob lediglich Studenten ausgewählter Universitäten sich bewerben dürfen („Approved Institutions") oder ob die Bewerbung für alle Studenten offen ist. Häufig haben die amerikanischen Universitäten Verträge bzw. Abkommen (Memorandum of Understanding) mit anderen Universitäten und nehmen aufgrund der sehr hohen Nachfrage nur noch Studenten der Vertragspartner an. Mittels Suchmaschine kann man gezielt nach diesen Programmen suchen und sich darüber informieren. Viele amerikanische Universitäten nehmen ausländische Studenten nur im letzten oder vorletzten Studienjahr an („students must be in their final clinical year of medical school"). Nahezu alle großen Universitäten und Medical Schools haben auf ihren Homepages detaillierte Informationen zu den Bewerbungsvoraussetzungen, die sich jedoch teils deutlich unterscheiden.

Erfüllt man die Voraussetzungen, kann man einen Blick auf die benötigten Dokumente werfen. Erfahrungsgemäß werden für einen Aufenthalt in den USA viele Nachweise benötigt, man sollte also rechtzeitig mit der Organisation anfangen. Zuerst muss die sogenannte „Application Form" vollständig ausgefüllt werden und man muss Angaben zur Wunschrotation machen. Die Zeiträume sowie die Anfangs- und Enddaten für die einzelnen Rotationen sind durch die Universitäten meist fest vorgegeben, häufig handelt es sich um vierwöchige Blöcke. Wer also einen zweimonatigen Aufenthalt plant, muss sich für zwei vierwöchige Blöcke bewerben und unter Umständen für jeden Block ein eigenes Formular ausfüllen. Im PJ überschneiden sich diese Zeiträume zumeist mit den fest vorgegebenen Zeiten der Tertiale, hier ist Organisationsgeschick gefragt. Da die amerikanischen Universitäten meist keine Ausnahmen machen und die Blockdaten nicht verhandelbar sind, muss man Überschneidungen durch eigene Fehltage kompensieren. Im Rahmen einer Famulatur stellt dies meist kein Problem dar.

Erfahrungsbericht: Jürgen M., Universität Halle

„Ich habe ein halbes PJ-Tertial am Weill Cornell Medical College gemacht. Die Rotationsdaten waren von Seiten der amerikanischen Universität fest vorgegeben, damit ich pünktlich beginnen konnte, musste ich in meinem vorherigen Tertial Urlaub nehmen und habe in diesem mit dem vorgezogenen PJ-Tertial in den USA begonnen. Zwar hatte ich dadurch am Ende des PJ weniger Fehltage zur Verfügung, gelohnt hat es sich trotzdem."

Die „Application Form" muss vom Dekan der eigenen medizinischen Fakultät unterschrieben und abgestempelt werden. Der Antrag ist dabei nicht mit dem Empfehlungsschreiben des Dekans (Dean's Letter) zu verwechseln. Hierbei handelt es sich um ein separates Schreiben (Kap. 4) das, je nach Wunschdestination und Gastuniversität, verschiedene Informationen beinhalten sollte. In den USA wird hierauf großer Wert gelegt, eine Aussage zu Ihren Studienleistungen (z. B. „Ms. Berg is in the top 10 % of students we have had over the past five years") wird gerne gesehen. Weiterhin werden ein Lebenslauf sowie ein Motivationsschreiben benötigt. Je mehr Empfehlungsschreiben man der Bewerbung beilegen kann, desto besser. Beizufügende Leistungsnachweise („Transcript of Records") müssen ebenso wie alle anderen Dokumente mit einem offiziellen Stempel der Heimatuniversität versehen sein.

Neben den Standardunterlagen wird ein Englischnachweis, meist TOEFL gefordert, den man in den USA nur selten umgehen kann (Kap. 4). Daneben braucht es eine Reihe von Impfnachweisen und Serologien. Hier sollte man sich genauestens informieren, da die amerikanischen Universitäten sehr streng bei der Überprüfung sind. Seit geraumer Zeit ist zudem eine Influenzaimpfung („Flu Shot") für viele Rotationen zwingend erforderlich.

Ein weiterer wichtiger Punkt stellen die geforderten Versicherungen dar. Zunächst muss ein Krankenversicherungsnachweis erbracht werden, teilweise genügt jedoch auch eine Kopie der Versicherungskarte. Dies wird von Institution zu Institution unterschiedlich gehandhabt, in einigen

Fällen wird sogar ein Ansprechpartner der Versicherungen in den USA verlangt. Daneben benötigt man zwingend eine Berufshaftpflichtversicherung. Da man durch die eigene Universität hierfür nicht versichert ist, muss diese separat abgeschlossen werden. Hier sind die von den amerikanischen Universitäten geforderten Mindestsummen zu beachten (gängig sind folgende Sätze bzw. Deckungssummen: „minimum insurance coverage must be $1 million per occurrence and $3 million aggregate"). Oftmals kann man eine entsprechende Versicherung über die Gastuniversität erwerben. Überdies wird meist noch ein polizeiliches Führungszeugnis („Criminal Background Check") in englischer Sprache mit Stempel des Dekans verlangt.

Erfahrungsbericht: Jens A., Universität Köln

„Bei den amerikanischen Universitäten gibt es große Unterschiede, einige verlangen mehr Dokumente und Nachweise, andere weniger. Ich musste für meine Famulatur sogar ein sog. `Statement of Support` vorlegen, d. h. ein Nachweis, dass ich für die Famulatur über ausreichende finanzielle Mittel verfüge."

Hinzu kommen noch weitere Nachweise, unter anderem benötigt man für Praktika in den USA meist ein HIPAA-Training („Health Insurance Portability and Accountability Act") und OSHA-Training („Occupational Safety and Health Administration"). Bei beiden handelt es sich um Onlinekurse, die sowohl Lehrvideos als auch Texte beinhalten, zu denen danach Multiple-Choice-Fragen beantwortet werden müssen. Bei HIPAA geht es hauptsächlich um Datenschutz und den Umgang mit Patientenangaben, bei OSHA um den Infektionsschutz („Bloodborne Pathogens"). Die Kurse sind teils kostenpflichtig.

Erfahrungsbericht: Timo G., Universität Rostock

„OSHA- und HIPAA-Trainingsnachweise werden meist erst bei Praktikumsbeginn benötigt. Mein Tipp: Sofern man diese nicht gleich für die Bewerbung braucht, kann man beide Onlinekurse über die Gastuniversität machen, dadurch spart man sich die Kosten, die bei den vielen Drittanbietern online anfallen. Die Fragen sind nicht schwer und erfordern keine gezielte Vorbereitung. Lediglich ein wenig Aufmerksamkeit beim Anschauen der Videos ist gefragt."

Darüber hinaus muss noch ein Zahlungsnachweis der Bearbeitungsgebühr („Application Fee") beigelegt werden.

Hier muss dringend auf die akzeptierten Zahlungsmethoden geachtet werden: Viele Universitäten verlangen eine Bezahlung in US Dollar mittels Scheck, der ausschließlich von einer US-Bank stammen darf.

Alternativ werden häufig auch Reisechecks von American Express akzeptiert.

Abschließend sei nochmals erwähnt, dass man bei der Bewerbung große Sorgfalt walten lassen muss. Die USA ist unter Medizinstudenten weltweit eines der beliebtesten Ziele und die Konkurrenz entsprechend groß. Eine vollständige Bewerbung ist obligat. Die amerikanischen

Universitäten bzw. die „Elective Coordinators" arbeiten mit Checklisten, anhand deren man schnell sieht, welche Dokumente fehlen bzw. unvollständig sind. Nur vollständige Bewerbungen werden bearbeitet, wer nur einen Teil der Unterlagen einreicht und auch auf Nachfrage nicht reagiert, riskiert nicht nur eine schnelle Absage, sondern auch den Einbehalt der nicht rückerstattungsfähigen Bewerbungs- bzw. Bearbeitungsgebühr.

Erfahrungsbericht: Katharina S., Universität Mainz

„Die Bewerbung stellt für Praktika in den USA die größte Hürde dar. Mein Tipp: Frühzeitig beginnen, immer am Ball bleiben, pünktlich bezahlen und alle Dokumente vom Dekanat der Heimatuniversität stempeln lassen, dann klappt es."

Gehalt, Lebenshaltungskosten und Unterkunft

Medizinische Praktika werden in den USA nicht bezahlt. Allerdings bekommt man die Chance auf eine exzellente Ausbildung und aussagekräftige Empfehlungsschreiben. Die Lebenshaltungskosten in den USA sind stark regional abhängig, das Preisniveau in New York City z. B. liegt weit über dem einer Kleinstadt im mittleren Westen. Viele Universitäten bzw. Lehrkrankenhäuser bieten für ausländische Studenten Wohnheimplätze an. Angaben hierzu sind meist auf den entsprechenden Homepages unter dem Unterpunkt „Housing" oder „Accomodation" zu finden.

Die universitären Wohnheime bzw. krankenhauseigenen Unterkünfte bieten viele Vorteile, unter anderem sind diese meist in unmittelbarer Nähe zum Krankenhaus gelegen. Gerade in den USA, wo insbesondere in den ländlichen Gebieten und im Süden das öffentliche Verkehrsnetz nur unzureichend ausgebaut ist, ist dies ein unschätzbarer Vorteil. Im Vergleich zu einer Famulatur in Deutschland wird man in den USA wesentlich mehr Zeit in der Klinik verbringen. Wer erst nach 20:00 Uhr nach Hause geht, ist froh, nicht noch eine Stunde Bus oder Metro fahren zu müssen. Diese Unterkünfte sind meist auch bequem zu organisieren, da sich der entsprechende „Elective Coordinator" um die Weiterleitung der Unterlagen kümmert.

Einige Krankenhäuser verschicken auf Nachfrage auch eine Liste mit Kontakten von Privatpersonen, die Zimmer oder Wohnungen für einen kurzen Zeitraum vermieten. Hier ist, wie bereits erwähnt, auf die Distanz zur Klinik und auf eventuell anfallende Nebenkosten zu achten. Gerade in den amerikanischen Großstädten spielt auch die Wohngegend und das Thema Sicherheit eine wichtige Rolle. Bei Unklarheiten oder Bedenken lohnt sich eine Nachricht an das „International Office" der Gastuniversität. Zu den in den USA häufig genutzten Wohnungsbörsen zählen „Craiglist", „Accomodation for Students", „Trulia"; „Ulopp" und „Zillow" [78–82].

7.5   Kanada

Trotz zeitintensiver Bewerbung und hoher Bewerbungsgebühren zieht es insbesondere im PJ viele deutsche Studenten nach Kanada. Eine exzellente Lehre, ein kollegialer Umgangston und die atemberaubende Landschaft werden hierfür als Hauptgründe angeführt. Das Bewerbungsverfahren hat sich innerhalb der letzten fünf Jahre umfassend verändert. Der Bewerbungsprozess läuft seit kurzem über die zentrale Plattform AFMC. Worauf es hierbei ankommt, wird im folgenden Abschnitt erläutert.

Allgemeines

Kanadas Amtssprachen sind Englisch und Französisch, viele Kanadier sprechen jedoch beide Sprachen. Circa 80 % aller primär französischsprachigen Kanadier leben in Québec. Planen Sie hier einen Aufenthalt, sollten Sie über entsprechend gute Französischkenntnisse verfügen. Zu den beliebtesten Zielen deutscher Studenten zählen Toronto und Montreal. Hier sind vor allem die berühmten medizinischen Fakultäten der McGill University und die der „Université de Montréal" zu nennen [83, 84]. Darüber hinaus sind noch die einzige bilinguale medizinische Fakultät Kanadas, nämlich die der „University of Ottawa", und die renommierte „University of British Columbia" erwähnenswert [85, 86]. Unter Naturliebhabern und Abenteurern erfreut sich die „Memorial University of Newfoundland" zunehmend steigender Beliebtheit [87]. Dies ist vor allem den durchweg exzellenten Bewertungen in den einschlägigen Bewerbungsportalen zu verdanken. Der Dresscode ist wie in allen angloamerikanischen Ländern „formal", legere Kleidung wie Jeans und Turnschuhe sollten Sie vermeiden.

Bewerbung

Die Bewerbung läuft über das zentrale AFMC („Association of Faculties of Medicine of Canada") Studenten Portal [88]. Ein Großteil der 17 kanadischen medizinischen Fakultäten hat in diesem bilingualen Portal Informationen zur Bewerbung für ein Praktikum hinterlegt. Bewerbungen direkt bei der Universität gelten als Auslaufmodell und sind nur noch in Einzelfällen möglich. Über das AFMC-Portal kann man die allgemeinen Formalien (Bewerbungsvoraussetzungen, Gebühren etc.) der meisten medizinischen Fakultäten in Kanada für ausländische Studenten einsehen. Das Portal ist gut strukturiert und übersichtlich gestaltet. Der Registrierungsprozess an sich ist zudem relativ simpel, allerdings fallen hierfür hohe Gebühren an. Aktuell betragen diese 575 kanadische Dollar (CAD) für ausländische Studenten.

Hierfür erhält man aber keine Platzgarantie. Um sich die allgemeinen Formalien der kanadischen Universitäten anschauen zu können, ist jedoch keine Registrierung notwendig. Diese wird tatsächlich nur dann benötigt, wenn man eine Bewerbung einreichen möchte. Wer auf eine erfolgreiche Bewerbung einen Platz angeboten bekommt und diesen ablehnt, bekommt die Gebühren nicht zurück. Neben dieser einmaligen Gebühr fallen weitere Kosten an. Diese unterscheiden sich von Universität zu Universität und sind auch von der Praktikumsdauer abhängig. Für einen zweimonatigen Aufenthalt ist mit ca. 1000 € zu rechnen, bei einigen Fakultäten fallen höhere Gebühren an. Die maximale Praktikumsdauer liegt aktuell bei 12 Wochen, Ausnahmen werden höchstens in Einzelfällen gemacht.

Erfahrungsbericht: Roland B., Universität Halle

„Kanada ist, trotz in meinen Augen sehr hohen Studien-gebühren, unter Studenten weltweit beliebt. Um seine Chancen zu erhöhen, sollte man auch Krankenhäuser außerhalb Montreals und Torontos in Erwägung ziehen."

Über das AFMC-Portal lässt sich unkompliziert einsehen, welche Dokumente bei welcher Universität benötigt werden. Ein Teil der kanadischen Universitäten fordert mittlerweile den IGRA-TBC-Test (Quantiferon-Test), der klassische Mendel-Mantoux-Test wird nicht mehr akzeptiert. Um als ausländischer Medizinstudent ein Praktikum in Kanada machen zu dürfen, benötigen Sie zudem die Erlaubnis des kanadischen Konsulates. Um diese zu erhalten, müssen Sie mit einem zuvor beantragten Formular zu einem vom Land Kanada akkreditierten Arzt in Deutschland gehen. Diese Ärzte findet man ausschließlich in großen Städten wie z. B. Berlin, Frankfurt und München. Eine detaillierte Auflistung gibt es auf der Homepage der kanadischen Regierung [89]. Hier erhalten Sie zudem genaue Informationen zu den Einreisebestimmungen bzw. zu den benötigten Untersuchungen [90].

Diese haben sich in den vergangenen Jahren allerdings mehrfach geändert, informieren Sie sich also frühzeitig über die aktuellen Einreisebestimmungen. Für die ärztliche Untersuchung fallen weitere Gebühren von bis zu 250 € an. Abhängig von den von Ihnen bereits organisierten Vorbefunden (Röntgenbild des Thorax, Blutuntersuchung, Urinstatus etc.) wird die Untersuchung ggf. noch teurer.

》 Unbedingt genügend Zeit einplanen! An einigen Universitäten
kann man sich erst ca. sieben
Monate vor Praktikumsbeginn
bewerben. Wer sich zu diesem
Zeitpunkt erst in die Thematik
einlesen muss und noch keine
Dokumente besorgt hat, schafft
dies unter Umständen auch nicht
mehr rechtzeitig.

Erfahrungsbericht: Hleb R., Universität Duisburg

„Aufgrund schlechter Planung musste ich die notwendige
ärztliche Untersuchung durch einen akkreditierten Arzt in
meinem vorherigen Tertial in der Schweiz vornehmen lassen. Mit knapp 600 Franken war dies richtig teuer."

Zusammenfassend fallen für ein Praktikum in Kanada also
mehrere Posten an; neben der Registrierungsgebühr für das
AFMC-Studenten-Portal kommen die Gebühren der jeweiligen Universität („Application Fee" und „Teaching Fee")
sowie Kosten für die medizinische Untersuchung hinzu.

Gehalt, Lebenshaltungskosten und Unterkunft
Wie in den angloamerikanischen Ländern üblich, erhält
man zwar keinen Lohn, dafür aber zumeist eine exzellente
Lehre. Neben den Bewerbungsgebühren sollte man vor

allem die Kosten für den Flug und die Unterkunft ein-
kalkulieren. Insbesondere letztere kann, sofern man keinen Platz in einem der zahlreichen Studentenwohnheime
bekommt, relativ teuer werden. Die durchschnittlichen
Kosten hängen natürlich stark von der Wunschdestination
ab, gerade in den großen Städten wird es schwer, ein Zimmer unter 400 CAD zu finden. Zu den bekanntesten
Wohnungsbörsen gehören Craiglist und „Kijiji" [91, 92].
Daneben gibt es eine Reihe weiterer stadtbezogener Plattformen wie „Toronto Roommates" oder „Vanmates" [93,
94].

Zudem sollten Sie noch etwas Geld zur Seite legen,
um an den zumeist freien Wochenenden das Land selbst
erkunden zu können. Hier sei das sehr gute Langstrecken-
busnetz erwähnt. Zwar sind die Preise bei Anbietern wie
Coach Canada oder Greyhound in den letzten Jahren
kontinuierlich gestiegen, verglichen mit Deutschland sind
diese jedoch weiterhin relativ günstig [95, 96].

> Früh buchen lohnt sich!

7.6 Großbritannien

Nach wie vor zieht es jährlich viele deutsche Studenten
für ein Praktikum nach Großbritannien. Als Hauptgründe
werden vielfach die Sprache und die Nähe zu Deutschland
angegeben. Insbesondere im Großraum London gibt es
viele renommierte Universitäten und Kliniken mit weltweit exzellentem Ruf. Mit dem „National Health Service"

(NHS) gibt es zudem ein gänzlich anderes Gesundheitssystem zu entdecken, welches interessante Kontraste bietet. Verglichen mit den USA halten sich Bewerbungsaufwand und Gebühren in Grenzen, die Anerkennung im Rahmen des PJ macht jedoch erfahrungsgemäß häufig Schwierigkeiten. Worauf man bei der Bewerbung und bei einem Aufenthalt in England unbedingt achten sollte, wird in diesem Abschnitt genau erklärt.

Allgemeines

Der „National Health Service" wird nahezu komplett aus Steuergeldern finanziert, die klassische „Krankenversicherung", wie wir sie in Deutschland kennen, gibt es in Großbritannien nicht. Der größtenteils kostenfreien Inanspruchnahme des NHS stehen zum Teil lange Wartezeiten und Versorgungsengpässe, gerade bei elektiven Eingriffen, gegenüber.

Hausärzte, im englischen als „General Practitioner" (GP) bezeichnet, haben im britischen Gesundheitssystem eine andere Stellung, da über sie ein Großteil der Erstkontakte läuft. Die freie Arztwahl ist teilweise stark eingeschränkt, oft entscheidet der Wohnsitz bzw. die Postleitzahl, wohin man gehen kann. Für eine fachärztliche Behandlung braucht man die Überweisung seines GP, der eine Art „Schleusenfunktion" innehat. Ein Teil der Briten zahlt zudem in private Versicherungen ein, die meist Zusatzleistungen abdecken und Voraussetzung für die freie Arztwahl sind. Ein direkter Gang zum Facharzt wie in Deutschland ist in Großbritannien somit nicht vorgesehen. Weitere Informationen zum NHS findet man unter anderem auf der offiziellen Homepage [97].

Während in den Medien nach wie vor kontrovers über die Vor- und Nachteile des NHS debattiert wird, macht man sich im Rahmen einer Famulatur oder eines PJ-Tertials am besten selbst ein Bild über das britische Gesundheitssystem.

Erfahrungsbericht: Leila D., Universität Bochum

„Der NHS ist ganz anders aufgebaut als unser Gesundheitswesen. Schon allein zu sehen, wie die britischen Ärzte arbeiten, ist eine Famulatur in England wert. Mit apparativen Untersuchungen wird viel sparsamer umgegangen als z. B. bei uns, der Fokus in der Patientenversorgung liegt ganz klar auf einer fundierten Anamnese und einer sorgfältigen Untersuchung."

Das Medizinstudium dauert in Großbritannien, je nach Vorkenntnissen, zwischen vier und sechs Jahren. Nach erfolgreich abgeschlossenem Medizinstudium arbeitet man zunächst zwei Jahre als „Junior Doctor" und durchläuft das sogenannte „Foundation Programme". Dieses stellt quasi die Brücke zwischen dem abgeschlossenen Studium und der anschließenden Spezialisierung dar. Ärzte im ersten Jahr werden häufig auch als „FY1" bezeichnet, Ärzte im zweiten Jahr folglich als „FY2". Erst nach dem „FY2" kann man sich um eine Facharztausbildung bzw. um die Ausbildung zum GP bewerben. Abhängig von der Fachrichtung kann diese bis zu acht Jahre in Anspruch nehmen. Während der Facharztausbildung werden die Ärzte häufig als „Specialty Trainees" (ST) oder „Specialty Registrars" (StR) bezeichnet. Die Ausbildung erfolgt dabei unter Supervision eines „Consultants", was in Deutschland einem Oberarzt oder Chefarzt entspricht.

Die Bezeichnungen sind gerade für ausländische Studenten zu Beginn verwirrend, man gewöhnt sich jedoch schnell daran. Das 2005 in Großbritannien eingeführte „Modernising-Medical-Careers"-Programm hat zudem die ärztliche Ausbildung nach dem Studium reformiert. Einige der zuvor gängigen Bezeichnung wurden dabei abgeschafft. Um die Übersicht zu behalten, eignet sich die Broschüre „Doctors' Titles: Explained" der „British Medical Association" (BMA), die die einzelnen Bezeichnungen verständlich erklärt [98]. Die Homepage der BMA bietet auch hilfreiche Tipps rund um die ärztliche Karriere in Großbritannien [99].

Was für viele deutsche Studenten zunächst überraschend klingt, ist in Großbritannien normal: Arztkittel werden nur sehr selten getragen, dafür ist in den Krankenhäusern schicke Kleidung vorgeschrieben. Männer tragen Stoffhosen mit Hemd und Krawatte, Frauen ebenfalls Stoffhosen oder Stoffröcke mit Bluse, Hosenanzüge oder Kleider. Oberärzte und Chefärzte tragen häufig einen Anzug. Auf gepflegte Schuhe wird besonders Wert gelegt. Röcke sollten knielang sein und Oberteile nicht über die Ellenbogen hinausgehen („Bare-Below-the-Elbows"-Initiative). Jeanshosen sollten vermieden werden, es ist ratsam, sich an den anderen Studenten bzw. den Assistenzärzten zu orientieren.

Abschließend sei erwähnt, dass es in Großbritannien für ausländische Studenten keine festgelegten Aufgaben gibt. Je mehr Eigeninitiative und Interesse man zeigt, desto mehr kann man sehen. Insbesondere die „Consultants" machen häufig eine sehr gute Lehre („Teaching Sessions") und man sollte sich nicht scheuen, Dinge aktiv nachzufragen. Häufig wird man bereits zu Beginn eines Praktikums einem kleinen Team zugewiesen, das man während seiner Zeit am Krankenhaus begleitet. Je besser die eigenen Englischkenntnisse zu Beginn des Praktikums, desto höher ist auch der Lerneffekt.

Erfahrungsbericht: Natalie B., Universität Dresden

„Ich habe ein halbes PJ-Tertial am St. Mary's Hospital in London gemacht. Zu Beginn empfand ich es teilweise zäh und schwierig, da man in England als ausländischer Student keine festen Aufgaben hat. Mit der Zeit lernt man aber die Abläufe kennen und je mehr man fragt bzw. je mehr Eigeninitiative man zeigt, desto mehr darf man auch praktisch machen. In der körperlichen Untersuchung bin ich jetzt richtig fit."

Erfahrungsbericht: Daniela M., Universität Freiburg

„Mein Tipp, um richtig von einem Praktikum in England zu profitieren, ist ganz einfach: Bei Unklarheiten immer nachfragen und die Dinge auch selbst machen. Die ärztlichen Kollegen haben nahezu immer ein offenes Ohr und weisen in charmanter britischer Art auf Fehler und Verbesserungspotenzial hin, sodass das Lernen richtig Spaß macht."

Sprache und Regionen

Der eigentlich korrekt als Vereinigtes Königreich Großbritannien und Nordirland bezeichnete Inselstaat stellt eine Union aus den Landesteilen England, Schottland,

Wales und Nordirland dar. Neben Englisch wird in einigen Teilen Gälisch und Walisisch gesprochen, Englisch ist jedoch de facto die offizielle Sprache. Auf Irland wird in Abschn. 7.7 gesondert eingegangen.

Das beliebteste Ziel deutscher Studenten ist sicherlich die Weltmetropole London mit ihren zahlreichen renommierten Universitäten und deren Lehrkrankenhäusern (University College London Medical School, Barts and The London School of Medicine and Dentistry, King's College London GKT School of Medical Education etc.) [100, 101, 102]. Im Internet finden sich zahlreiche Erfahrungsberichte zu medizinischen Praktika in London, die nicht nur bei der Bewerbung, sondern auch generell, z. B. im Rahmen der Wohnungssuche, hilfreich sein können. Daneben erfreut sich auch der Norden bzw. Nordwesten Englands unter deutschen Studenten großer Beliebtheit. Hier sind unter anderem die Städte Manchester, Leeds, Liverpool und Sheffield zu nennen, die auch zahlreiche Partneruniversitäten in Deutschland besitzen. Auch die Universität Keele (The School of Medicine, Keele University) ist für viele Studenten aufgrund des vergleichsweise geringen administrativen Bewerbungsaufwands attraktiv [103, 104].

Erfahrungsbericht: Thea U., Universität Tübingen

„Wer an ein Praktikum in Großbritannien denkt, denkt meist nur an London. Zwar findet man den Bewerbungsablauf hier mühelos auf den Internetseiten der einzelnen Universitäten, die Plätze sind aber hart umkämpft, teuer und es gibt strenge Bewerbungsfristen. Gerade an kleineren Häusern ist dies nicht der Fall und für eine Famulatur würde ich diese persönlich vorziehen."

Natürlich gibt es noch eine Vielzahl weiterer populärer Kliniken und Universitäten, u. a. in Wales und Schottland (Edinburgh Medical School, University of Glasgow Medical School, University of Dundee School of Medicine) [105, 106, 107]. Zusätzliche Anregungen und Hilfestellungen bei der Suche findet man im Internet (Abschn. 4.10). Um an die Namen kleinerer Krankenhäuser zu kommen, die von ausländischen Studenten weniger frequentiert sind, hilft die offizielle Auflistung der NHS Trusts [108]. Bei der Bewerbung ist leider mit einer Vielzahl an unbeantworteten Anfragen und Absagen zu rechnen.

> **Erfahrungsbericht: Rudolf Z., Universität Würzburg**
>
> „Mein Tipp für die Bewerbung: Nie aufgeben! Um an eine Famulatur zu kommen, habe ich knapp 60 Consultants in verschiedenen Häusern angeschrieben, es braucht einfach Geduld und Ausdauer."

Bewerbung

Im Rahmen der Bewerbung gibt es einige wichtige Punkte zu beachten. Vor allem die großen Universitäten und deren akademische Lehrkrankenhäuser haben größtenteils Bewerbungsfristen, diese enden meist ca. 9 bis 12 Monate vor Praktikumsbeginn. Wer einen Aufenthalt in England plant, sollte sich also rechtzeitig mit der Planung beschäftigen, insbesondere wenn man den Großraum London anvisiert, da die Kliniken hier besonders beliebt sind. Die bekannten Universitäten wie z. B. Cambridge, Oxford oder das King's College in London haben auf ihrer Homepages meist eine eigene Seite für ausländische

Studenten, die den Bewerbungsablauf erklärt [109, 110, 111]. In kleineren und eher peripher gelegenen Häusern kann man aber auch noch mit Glück einige Monate vor Praktikumsbeginn einen Platz bekommen.

>> **Es ist davon auszugehen, dass sich im Rahmen des „Brexits" ab 2019 Änderungen bei der Bewerbung und den Einreisebestimmungen ergeben werden. Halten Sie hier nach aktuellen Informationen Ausschau.**

Weiterhin bieten viele Krankenhäuser nur Aufenthalte zwischen vier und zehn Wochen an, was es zum Teil sehr schwierig macht, ein komplettes PJ-Tertial in Großbritannien zu absolvieren. Dies ist mittlerweile fast nur noch über Austauschprogramme der Heimatuniversität wie z. B. Erasmus möglich. Zu beachten sind weiterhin die an den großen akademischen Lehrkrankenhäusern meist festgelegten Zeiträume für Praktika. Erfahrungsgemäß sind kleinere Häuser hier flexibler, was die Platzsuche im Rahmen des PJ deutlich erleichtert.

Ein weiterer Grund, warum sich England für Famulaturen besser eignet als für das PJ, liegt in der Anerkennung. Viele Krankenhäuser verweisen bereits bei der Bewerbung explizit darauf, dass die für die Anerkennung des PJs notwendige Unterschrift des Dekans (bzw. dessen Stempel) nicht geleistet wird. Dies hat insbesondere finanzielle Gründe, da die hohen Studiengebühren in Großbritannien die Gebühren für ein Praktikum bzw. ein PJ-Tertial übersteigen und deutsche Studenten somit nicht in allen „Rechten und Pflichten den betreffenden (britischen) Studenten" gleichgestellt sind. Dem Autor sind mehrere Fälle bekannt, bei denen ein Tertial aufgrund fehlender Unterschriften nicht anerkannt wurde, hier sollte man also frühzeitig, d.h. unbedingt vor Tertialbeginn mit den zuständigen Personen Rücksprache halten. Während von Seiten der englischen Universitäten und „Elective Coordinators" erfahrungsgemäß kaum Ausnahmen gemacht werden, hat man unter Umständen beim zuständigen Landesprüfungsamt Erfolg. Hier gilt es die Situation anschaulich zu schildern und auf die Kostenproblematik hinzuweisen – eine Erfolgsgarantie gibt es aber nicht.

Erfahrungsbericht: Nina D., Universität Rostock

„Das Thema Anerkennung ist sehr mühselig, viele britische Universitäten verweigern den Dekanstempel und auch die Landesprüfungsämter machen nur selten eine Ausnahme. Wer gut argumentieren kann, findet aber auch hier häufig einen Weg. Im Zweifelsfall rate ich persönlich dazu, kein Risiko einzugehen, da man sonst nicht zum mündlichen Examen darf."

In Großbritannien fallen für eine Famulatur bzw. ein PJ-Tertial häufig Gebühren an, welche zumeist von der Dauer des Aufenthaltes abhängig sind. Gerade im Großraum London sind die Preise dabei deutlich höher als z. B.

im Norden Englands. An den renommierten Kliniken Londons ist mit Gebühren von bis zu 200 £ pro Woche zu rechnen. Hinzu kommt oft eine einmalige Bewerbungsgebühr, die meist zwischen 50 und 250 £ liegt. An einigen Häusern fallen nach wie vor für eine einmonatige Famulatur („Short-term Elective Placement") keine oder nur sehr geringe Gebühren an, ein Vergleich lohnt sich also.

Neben den üblichen Bewerbungsunterlagen (Lebenslauf, Notenspiegel, Empfehlungsschreiben und Immatrikulationsbescheinigung) wird nahezu immer ein Sprachnachweis gefordert. Hinzu kommen Impfnachweise und Serologien. An den meisten Kliniken ist es mittlerweile üblich, dass ausländische Studenten sich vor Praktikumsbeginn oder am ersten Arbeitstag beim dortigen Betriebsarzt vorstellen müssen („Occupational Health Assessment"). Hier werden, wie auch in Deutschland, unter anderem eine körperliche Untersuchung durchgeführt und der Impfstatus erneut überprüft. Im Rahmen seiner Bewerbung muss man diesem Termin zustimmen. Dabei werden weitere Gebühren von bis zu 200 £ fällig. Ohne die Arbeitserlaubnis des „Occupational Health Centers" ist ein Praktikumsbeginn nicht möglich.

Studenten mit deutschem Pass benötigten bisher in den meisten Fällen für ein Praktikum in Großbritannien kein besonderes Visum. Ob und inwiefern sich dies mit dem Austritt Großbritanniens aus der europäischen Union ändert, ist zum jetzigen Zeitpunkt nicht abzusehen.

Gehalt, Lebenshaltungskosten und Unterkunft

Die Lebenshaltungskosten in Großbritannien liegen über dem mitteleuropäischen Durchschnitt. In London und der

Umgebung sind sie besonders hoch. Gerade die Mietpreise fallen deutlich höher als in Deutschland aus und stellen einen der größten Kostenfaktoren dar. Nicht selten zahlt man selbst für ein winziges WG-Zimmer mit geteiltem Bad und Küche über 1000 € pro Monat. Wenn möglich, sollte man über das Krankenhaus bzw. die Gastuniversität eine Unterkunft anmieten. Viele Krankenhäuser vermieten zwar keine Zimmer, helfen aber bei der Suche, indem sie eine Liste mit potenziellen Unterkünften zur Verfügung stellen. Meist handelt es sich um britische Familien, die bereits häufiger Gaststudenten zur Untermiete hatten.

Da das öffentliche Verkehrsnetz nicht überall gut ausgebaut ist und die Preise eher hoch sind, sollte man auf eine gute Anbindung an das Krankenhaus achten. Zu den in Großbritannien beliebten Wohnungssuchmaschinen gehören „SpareRoom", „Rightmove", „Accomodation for students" und „Gumtree" [112–115]. Abschließend sei erwähnt, dass in Großbritannien die Mietpreise häufig pro Woche angegeben werden (pw = per week) und nicht pro Monat (pcm = per calender month). Medizinische Praktika in Großbritannien werden üblicherweise nicht bezahlt.

Erfahrungsbericht: Oliver B., Universität Kiel

„Der Londoner Wohnungsmarkt ist der Wahnsinn, ich habe keinen Platz im krankenhauseigenen Wohnheim bekommen und musste selbst für eine Unterkunft sorgen. Meine Tipps: Vor Ort suchen und bei neuen Angeboten immer sofort reagieren – oft entscheiden Minuten über Erfolg und Misserfolg. Ich habe zudem im Krankenhaus einen Aushang gemacht und bin so an ein passables Zimmer gekommen."

Freizeitwert

Gerade in der internationalen Weltmetropole London gibt es zu jeder Tageszeit etwas zu erleben. Das kulturelle Angebot (Museen, Konzerte, Veranstaltungen, Partys etc.) ist immens und bietet wahrscheinlich mehr als man im Rahmen einer Famulatur sehen kann. Für Naturliebhaber und Wanderfreunde eignet sich insbesondere der Süden Großbritanniens, im Sommer sind die südenglischen Seebäder sehr beliebt. Ein Besuch der traditionsreichen Universitätsstädte Cambridge und Oxford steht ebenso bei vielen Studenten auf dem Plan. Natürlich kommen auch Fußballfreunde in England voll auf ihre Kosten. Daneben gilt es noch mit den neuen Kollegen die britische Pub-Kultur zu erkunden. An Freizeitmöglichkeiten mangelt es nicht, ein guter Reiseführer ist hier oft Gold wert.

7.6.1 Fragen und Antworten

1. In London gab es in der Vergangenheit immer wieder terroristische Anschläge, ist es überhaupt sicher, eine Famulatur bzw. ein PJ-Tertial in London zu absolvieren?
   Hier sei auf Abschn. 5.8 verwiesen. Eine Garantie für Sicherheit gibt es nicht, jeder ist bei der Auswahl seiner Destination für sich selbst verantwortlich.
2. Brauche ich für meinen Aufenthalt in Großbritannien einen Reisestecker oder Reiseadapter?
   Ja, für Großbritannien wird ein Adapter benötigt, zwar beträgt die Netzspannung auch dort 230 Volt, meistens wird jedoch der sogenannte Commonwealth-Stecker vom Typ G verwendet. Unbedingt daran denken!

3. Kann ich die betriebsärztliche Untersuchung in England umgehen, um mir die damit verbundenen Kosten zu sparen?

Nein, ohne die Freigabe des dortigen Betriebsarztes („Clearance") ist ein Praktikumsbeginn nicht möglich.

4. Ich möchte in England famulieren und habe bisher über 20 Bewerbungen an hauptsächlich eher periphere und kleinere Häuser geschrieben. Leider erhalte ich kaum eine Antwort. Was kann ich tun?

Eine Erfahrung, die viele ausländische Studenten in Großbritannien gemacht haben. Unter Umständen braucht es viel Zeit und Geduld, da gerade in den kleinen Häusern außerhalb der großen Städte nicht regelmäßig ausländische Studenten ein Praktikum machen. Hier gilt:

> Nicht aufgeben, weiter probieren, mehr Leute anschreiben und dazu die eigene Bewerbung bzw. das eigene Anschreiben optimieren.

7.7 Irland

Die grüne Insel erfreut sich ungebrochener Beliebtheit unter deutschen Studenten, als Hauptgründe werden meist die herzliche und offene Art der Iren sowie die atemberaubende Landschaft Irlands genannt. Verglichen mit England fallen Aufwand und Gebühren für ein Praktikum eher geringer aus. Ausländische Studenten bekommen häufig nur noch im Sommer einen Famulatur- bzw. PJ-Platz, die Organisation längerer Aufenthalte ist oftmals problematisch. Die Teams sind nicht selten sehr international aufgestellt, auch außerhalb der Klinik gibt es häufig gemeinsame Aktivitäten.

Allgemeines

In Irland gibt es sechs medizinische Fakultäten, drei davon befinden sich Dublin, jeweils eine in Cork, Limerick und Galway. Im Vergleich zu Deutschland fallen die Studiengebühren deutlich höher aus. Um an einen der begehrten Studienplätze zu kommen, benötigt man neben einem exzellenten Abschluss auch ein gutes Ergebnis im „Health Professions Admissions Test" (HPAT), einer Art Test für medizinische Studiengänge. Das Studium selbst dauert je nach Universität zwischen fünf und sechs Jahre. Dem Abschluss schließt sich eine einjährige Zeit als „Intern" an, bevor man sich beim „Irish Medical Council" voll anmelden kann.

Die studentische Ausbildung wird in Irland eher theoretisch gehalten. Es gibt eine große Menge an Fortbildungsmöglichkeiten und Kursen sowie eine große Lehrbereitschaft der Ärzte, praktisch machen die meisten Studenten jedoch wenig. Die Hauptaufgabe besteht in der strukturierten Patientenaufnahme, Anamneseerhebung und der körperlichen Untersuchung. Hierauf wird großer Wert gelegt, da schon aus finanziellen Gründen apparative Untersuchungen gerade in den ländlichen Regionen nur sparsam zum Einsatz kommen. Es lohnt sich also, sich bereits vor seinem Aufenthalt das entsprechende Vokabular zur Patientenvorstellung anzueignen.

Erfahrungsbericht: Leni K., Universität Heidelberg

„Während meiner Zeit am St. James's Hospital in Dublin habe ich täglich mindestens einen Patient aufgenommen, zunächst gemeinsam mit den irischen Studenten, später allein. Die körperliche Untersuchung wird mit viel Gründlichkeit und Ausdauer durchgeführt, die Consultants besprechen wirklich jeden Fall detailliert mit den Studenten. Für mich das große Highlight meines Studiums."

Ein direktes Korrelat zur Famulatur bzw. zum PJ gibt es in Irland nicht, die Studenten verbringen bereits während des Studiums, besonders innerhalb der letzten beiden Studienjahre, sehr viel Zeit in der Klinik und werden an die Abläufe herangeführt. Dies gilt es dann auch im Rahmen der Bewerbung zu beachten: unbedingt immer den eigenen Ausbildungsstand angeben.

Das medizinische Personal ist in den meisten Krankenhäuser sehr international und man stößt auf viele verschiedene Nationalitäten mit unterschiedlichen Sprachen und Akzenten. Die Iren selbst gelten als äußerst freundlich, kommunikativ und zuvorkommend, häufig wird man von Fremden in Alltagsgespräche verwickelt, wodurch man sein Englisch schnell verbessern kann. Irland ist unter ausländischen Studenten sehr beliebt, mit großer Wahrscheinlichkeit trifft man also während seines Aufenthaltes auch auf andere Studenten.

Erfahrungsbericht: Sarah F., Universität Tübingen

„Das internationale Team, die kommunikativen Iren und die entspannte Arbeitsweise haben meine Famulatur am St Vincent's University Hospital in Dublin einzigartig gemacht. Ich würde jederzeit wiederkommen."

Sprache und Regionen

In Irland gibt es zwei Amtssprachen: Irisch (im deutschen auch als Gälisch bezeichnet) und Englisch. Während Gälisch nur von einer Minderheit als erste Sprache gesprochen wird, ist Englisch viel gebräuchlicher. In den Kliniken kann man sich mit Englisch problemlos verständigen, zu beachten sind jedoch die irischen Dialekte, in die man sich „hineinhören" muss, was eine gewisse Zeit in Anspruch nimmt. Da die meisten Ärzteteams sehr international aufgestellt sind und viele Kollegen aus dem Ausland kommen, stößt man hier aber schnell auf ausreichend Verständnis, schließlich ging es vielen am Anfang ihres Aufenthaltes genauso.

Zu den unter deutschen Studenten beliebten Zielen zählen neben der Hauptstadt Dublin auch Cork, die zweitgrößte Stadt des Landes, sowie Galway, Castlebar, Limerick und Kilkenny. Für Reisen am Wochenende lohnt sich die Anschaffung eines Reiseführers, da sich die vier großen Regionen Irlands doch teils deutlich unterscheiden und jede Region einige Besonderheiten zu bieten hat.

Erfahrungsbericht: Marius D., Universität Ulm

„Ich habe zwei Famulaturen in Irland gemacht und beide waren spitze. In Dublin ist immer viel los und im Sommer sind stets auch andere Studenten aus ganz Europa dort, um gemeinsam das Land zu erkunden."

Bewerbung

Die akademischen Lehrkrankenhäuser der großen Universitäten in Dublin (Trinity College Dublin, The School of Medicine and Medical Science at University College Dublin) und Cork (University College Cork School of Medicine) haben festgelegte Bewerbungsfristen. Ausländische Studenten werden oftmals nur während der Semesterferien der irischen Studenten akzeptiert, d. h. in den Monaten Juni, Juli und August. Zudem ist eine maximale Dauer von acht Wochen vorgeschrieben. Über den Bewerbungsablauf kann man sich auf den Homepages der jeweiligen Universitäten informieren, welche Dokumente benötigt werden, wird ebenfalls genau erklärt [116-118]. Diese Punkte machen es unweigerlich schwierig, hier ein PJ-Tertial zu absolvieren, für eine Famulatur sind allerdings gerade die Universitäten aufgrund ihres strukturierten Bewerbungsablaufs sehr gut geeignet. Teilweise fallen geringe Bewerbungsgebühren von ca. 50–100 € an, bei Zusage kommt häufig noch eine Bearbeitungsgebühr („Administration Fee") von ca. 150 € hinzu. Die klassischen Gebühren („Teaching Fee"), wie man sie z. B. aus den USA, Australien oder England kennt, fallen hier selten an.

Erfahrungsbericht: Luise E., Universität Halle

„Für ein Praktikum in einem englischsprachigen Land würde ich Irland jederzeit empfehlen. Die Gebühren für ausländische Studenten sind geringer als z. B. in Australien oder den USA, die Lehre trotzdem sehr gut, das Land einzigartig."

Neben den großen Universitätskliniken gibt es gerade im Landesinneren noch viele kleinere Häuser, die auch ausländische Studenten annehmen. Unter deutschen Studenten besonders beliebt sind hier das Mayo General Hospital in Castlebar, das Wexford General Hospital in Wexford und das Portiuncula Hospital in Ballinasloe. Im Gegensatz zu den großen Universitätskliniken gibt es keine festgelegten Bewerbungszeiträume. Die verfügbaren Plätze werden auf einer „first come first serve basis" vergeben, d. h. man sollte sich frühzeitig um einen Platz bewerben, da die beliebten Fachrichtungen sonst schnell vergeben sind. Neben einer Bewerbungsgebühr fallen hier häufig auch weitere Gebühren („Teaching Fees") an, welche pro Woche berechnet werden. Zudem sollte man sich schon bei der Bewerbung informieren, ob man die für das PJ notwendige Unterschrift bzw. den Stempel des Dekans bekommt, da einige Häuser bereits frühzeitig darauf hinweisen, dass dies nicht geleistet wird. Die entsprechenden Kontaktadressen sind den zahlreichen Erfahrungsberichten im Internet zu entnehmen, auch eine einfache Suche per Internetsuchmaschine liefert schnell die gewünschten Ergebnisse.

Neben den gängigen Bewerbungsunterlagen (Lebenslauf, Motivationsschreiben, Zeugnisse und Empfehlungsschreiben des Dekans) benötigt man meist noch Impfnachweise und ein polizeiliches Führungszeugnis in englischer Sprache. Zudem sollte man zeitnah die erforderlichen Gebühren überweisen, um sich den angebotenen Praktikumsplatz zu sichern. Bei Unklarheiten im Rahmen der Bewerbung empfiehlt es sich, telefonisch nachzufragen. Die Iren sind sehr freundlich und hilfsbereit. Da Irland Mitglied der europäischen Union ist, wird normalweise kein Visum für einen Aufenthalt benötigt.

Gehalt, Lebenshaltungskosten und Unterkunft

Famulatur und PJ werden in Irland nicht entlohnt, es fallen je nach Dauer und Destination die bereits genannten Gebühren an. Die Lebenshaltungskosten und das Preisniveau in Irland liegen über dem hiesigen. Zwar hängt dies natürlich auch vom individuellen Lebensstil ab; die Preise für Lebensmittel sind aber deutlich höher als hierzulande. Dazu kommen die hohen Mietpreise und die Tatsache, dass viele irische Universitäten und Krankenhäuser nicht über eigene Studentenwohnheime verfügen oder die Zimmer nicht an ausländische Studenten vermietet werden („students are responsible for make their own arrangements for accommodation").

Bereits bei der Bewerbung erhält man von der Klinik häufig eine Liste mit möglichen Unterkünften zur Verfügung gestellt. Dabei handelt es sich meist um „House-Sharing"-Angebote, d. h. man mietet sich zwar ein eigenes Zimmer, teilt aber Küche, Bad und Wohnzimmer mit dem Eigentümer (dem „Landlord"). Auch in Irland werden die Preise oftmals pro Woche angegeben (pw = per week) und nicht pro Monat (pcm = per calender month). Die Mietpreise liegen dabei höher als in Deutschland, da die Nachfrage das Angebot nach wie vor übersteigt. Des Weiteren sollte man bei der Unterkunft unbedingt auf eine angemessene Nähe zur Klinik achten, das öffentliche Verkehrsnetz in Irland ist gerade außerhalb der großen Städte nicht sonderlich ausgebaut. Mit einem „near the hospital" oder „beside the hospital" sollte man sich übrigens nicht zufrieden geben; sofern der Vermieter auch auf Nachfrage keine genaue Adresse nennt, sollte man sich nach anderen Angeboten umschauen.

Erfahrungsbericht: Sabrina W., Universität Rostock

„Mein Tipp für die Zimmersuche: unbedingt Erfahrungsberichte lesen und zuerst bei den Vermietern mit positiven Bewertungen anfragen. Die Preise für ein Zimmer sind hoch. Sauberkeit und Ausstattung lassen oft zu wünschen übrig. Ich musste aufgrund unzumutbarer Hygieneverhältnisse gleich zu Beginn meines Praktikums in Wexford einmal umziehen, da ich aus Zeitmangel gleich das nächstbeste Angebot nahm und mich nicht ausreichend informierte."

Die Chance während seines Aufenthaltes auf andere deutsche Studenten zu treffen, ist, insbesondere in den Sommermonaten, sehr hoch. In entsprechenden Gruppen in sozialen Netzwerken kann man sich meist schon im Voraus austauschen und ggf. gemeinsam eine kleine Wohnung mieten. Zu den in Irland bekanntesten Wohnungssuchmaschinen gehören „Daft", „MyHome" „Rent" und „CollegeCribs" [119–122]. Abschließend sei noch die Internetseite „Education in Ireland" erwähnt, welche zahlreiche Tipps für Studienaufenthalt in Irland parat hält [123].

Freizeitwert

Irland lockt mit einer atemberaubenden Natur, unberührten Wäldern und tollen Stränden. Auch wenn Dublin und Cork hinsichtlich der Größe nicht mit

Städten wie Paris oder London zu vergleichen sind, gibt
es ein großes Angebot an Pubs, Clubs und sonstigen Aus-
gehmöglichkeiten. Allein die irische Pub-Kultur lohnt eine
Reise. Zudem kommen auch Sportfreunde voll auf ihre
Kosten: Neben Fußball und Rugby seien hier vor allem
die Gaelic Games erwähnt. Gerade in den Monaten Juli
und August ist man mit großer Sicherheit nicht der einzige Student in der Klinik und kann so schnell Anschluss
finden bzw. das Land gemeinsam entdecken. Die irischen
Ärzte sind bei der Freizeitgestaltung erfahrungsgemäß gern
behilflich und geben Tipps zu Sehenswürdigkeiten und
lohnenswerten Zielen.

7.8   Australien

Australien lockt mit renommierten Universitäten, sonnigen Stränden und einer einzigartigen Landschaft und
Natur. Der bürokratische Bewerbungsaufwand und die
Studiengebühren sind hoch, auch für eine einmonatige
Famulatur. Sydney und Melbourne gehören zu den
beliebtesten Destinationen deutscher Studenten, aber auch
Aufenthalte in kleineren Kliniken im Outback werden
immer beliebter. Neben Tipps zur Bewerbung wird im folgenden Abschnitt auch auf einige australische Besonderheiten im Krankenhaus eingegangen.

Allgemeines
Zwischen dem australischen und dem britischen Kranken-
haussystem gibt es viele Ähnlichkeiten. Die meisten
Teams bestehen je nach Größe aus einem oder mehreren

„Interns" (Ärzte mit abgeschlossenem Studium im ersten Jahr der Weiterbildung, in dem verschiedene Rotationen durchlaufen werden müssen), einem „Registrar" (Assistenzarzt in fortgeschrittener Weiterbildung) und natürlich einem Oberarzt („Consultant"). Die Hierarchien in Australien gelten als eher flach, die australischen Ärzte als kommunikativ, lehrfreudig und entspannt. Kleinere Unterrichtseinheiten („Teaching Sessions") werden regelmäßig in den klinischen Alltag eingebaut. Als Student wird man erfahrungsgemäß auch häufiger ermutigt, sich mal einen Tag frei zu nehmen um das Land zu erkunden oder das gute Wetter am Strand zu genießen.

Erfahrungsbericht: Markus D., Universität Freiburg

„Die australischen Ärzte habe ich stets als gelassen und freundlich wahrgenommen. Für einige von ihnen ist es jedoch ungewohnt, dass man als ausländischer Student jeden Tag in der Klinik ist. Wer etwas lernen möchte, muss dies auch entsprechend kommunizieren und Einsatz zeigen."

Viele in Deutschland ärztliche Aufgaben, wie z. B. Blutentnahmen, werden in Australien vom Pflegepersonal übernommen. Ein weiterer großer Unterschied zu Deutschland findet sich zudem in der Kleiderordnung: Ärzte tragen in Australien Anzugshose, Hemd und Krawatte, Ärztinnen Bluse und Rock, ein Kleid oder einen Hosenanzug. Weiterhin wird auf gepflegte und schicke Schuhe großen Wert gelegt, Sportschuhe sind tabu. In der Regel wird kein Arztkittel getragen. Dies muss bei einem Aufenthalt unbedingt beachtet werden, da man schnell auf eventuelle Auffälligkeiten hingewiesen wird. Jeanshosen, T-Shirts oder zu kurze Röcke bzw. ein zu tiefer Ausschnitt sollten tunlichst vermieden werden. In den operativen Fächern wird hingegen fast ausschließlich die bei uns ebenfalls gängige OP-Kleidung („Scrubs") getragen.

Weiterhin sollte man bei der Planung eines Aufenthaltes unbedingt berücksichtigen, dass die Jahreszeiten, je nach Klimazone, im Vergleich zu den europäischen um ein halbes Jahr „verschoben" sind. Insbesondere um die Weihnachtszeit gibt es in vielen Abteilungen lediglich ein reduziertes Programm und weniger Patienten, Notfälle werden natürlich immer behandelt. In der Regel merkt man dies auch als Student, da in den australischen Sommerferien (ca. eine Woche vor Weihnachten bis Mitte Januar) viele Ärzte Urlaub haben und es weniger zu tun gibt.

Sprache und Regionen

Australien ist in sechs Provinzen und drei Territorien untergliedert, die Hauptstadt ist Canberra. Die Landessprache ist Englisch, der australische Akzent ist allerdings gerade zu Beginn eines Praktikums für viele Studenten gewöhnungsbedürftig. Ein entsprechender Sprachnachweis wird im Rahmen einer Famulatur bzw. eines PJ-Tertials nahezu immer gefordert.

Bewerbung

Für eine Bewerbung um einen Praktikumsplatz, egal ob Famulatur oder PJ, werden in Australien in der Regel neben den gängigen Dokumenten (Motivationsschreiben, Lebenslauf etc.) eine Reihe von Impfnachweisen, ein polizeiliches Führungszeugnis und entsprechende Versicherungsnachweise benötigt. Die Universitäten sind sehr gut organisiert und stellen auf ihren Internetseiten meist eine Liste der verlangten Dokumente zur Verfügung.

Zudem hat jedes größere Haus eine eigene Koordinationsstelle („Elective Coordinator"), die für die Organisation von Studentenaufenthalten zuständig ist. Bei Unklarheiten lohnt es sich einfach nachzufragen; die australischen Universitäten bekommen jährlich sehr viele Anfragen ausländischer Studenten und sind im Umgang damit entsprechend routiniert.

In Australien haben viele Universitäten festgelegte Bewerbungszeiträume, in denen die Unterlagen für ein Praktikum eingegangen sein müssen. Ausnahmen durch die großen Universitäten werden erfahrungsgemäß eher selten gemacht. Man sollte also bereits früh genug mit der Organisation beginnen, idealerweise ein bis zwei Jahre vor Praktikumsbeginn. Unter den Bewerbungsvoraussetzungen wird häufig angegeben, dass man sich bereits im letzten oder vorletzten Jahr seiner Ausbildung befinden muss. In vielen Häusern ist somit eine Famulatur nur in den höheren Semestern oder eben nur ein PJ-Abschnitt möglich.

Zu beachten sind weiterhin die hohen Studiengebühren, die meist pro Woche oder pro Monat berechnet werden. Diese betragen je nach Universität und Klinik gut und gerne bis zu 500 Australische Dollar (AUD) pro Woche (entspricht ca. 330 €). Für ein ganzes Tertial werden den somit unter Umständen Studiengebühren von bis zu 8000 AUD fällig (ca. 5200 €). Zudem ist meist eine Bewerbungsgebühr von ca. 100–200 AUD (65–130 €)

zu entrichten damit die Bewerbung überhaupt bearbeitet wird. Obwohl es in kleineren Städten und peripheren Häusern auch günstigere Optionen gibt, ist eher mit einem kostspieligen Aufenthalt zu rechnen, da auch die Lebenshaltungskosten in Australien im Vergleich zu Deutschland deutlich höher sind.

Erfahrungsbericht: Mareike U., Universität des Saarlandes

„Der Sektor `Bildung` und das Anlocken ausländischer Studenten ist in Australien ein wichtiger Wirtschaftszweig. Die Gebühren, selbst für eine einmonatige Famulatur, sind verglichen mit anderen Ländern sehr hoch und fast auf amerikanischem Niveau. Meine einmonatige Famulatur (ohne Flug) hat inklusive Bewerbungsgebühren sowie Studiengebühren knapp 3000 € gekostet. Mein Tipp: Früh genug Geld auf die Seite legen, damit man danach noch durch Australien reisen kann."

Besonders hilfreich ist das von der Universität Sydney angebotene FAQ zu medizinischen Praktika in Australien [124]. Häufig gestellte Fragen zu verschiedenen Themen (Bewerbungsablauf, Bescheinigungen, Dress Code u. v. m.) werden hier detailliert beantwortet. Natürlich gibt es Unterschiede zwischen den einzelnen Universitäten, hier finden sich allerdings besonders viele Hinweise insbesondere für deutsche Studenten.

Je nach Gastinstitution und Aufenthaltsdauer werden unterschiedliche Arten von Visa benötigt. Hier sollte man sich unbedingt frühzeitig bei der zuständigen Person („Elective Coordinator") informieren, da die Bearbeitung, je nach Visum, teilweise sehr viel Zeit beanspruchen kann. Oft wird im Rahmen eines speziellen Visums für Tätigkeiten im Gesundheitssektor von der australischen Einwanderungsbehörde eine Gesundheitsuntersuchung durch einen autorisierten Arzt verlangt. Diese Untersuchung ist mit zusätzlichen Kosten von ca. 250 € verbunden, die vom Antragssteller übernommen werden müssen. Neben einer umfänglichen Anamnese beinhaltet sie eine körperliche Untersuchung sowie die Anfertigung von Röntgenaufnahmen des Thorax. Da es hier in der Vergangenheit schon häufiger zu Änderungen kam, sollte man sich rechtzeitig bei der australischen Einwanderungsbehörde informieren [125]. Eine weitere gute Anlaufstelle stellt die australische Botschaft in Berlin dar [126].

Erfahrungsbericht: Marie A., Universität Duisburg

„Während meines PJ-Tertials am Royal North Shore Hospital in Sydney habe ich auch zwei andere deutsche Studenten getroffen, die für eine Famulatur mit einem anderen Visum nach Australien gekommen sind als ich. Hier sollte man unbedingt Rücksprache mit dem Elective Coordinator halten und sich nicht allein auf alte Erfahrungsberichte verlassen."

Gehalt, Lebenshaltungskosten und Unterkunft

Nicht nur die Studiengebühren, sondern auch die Lebenshaltungskosten sowie die Mieten in Australien liegen deutlich über den hiesigen. Gerade in den großen Metropolen Melbourne und Sidney ist dies besonders zu spüren. Im Rahmen der Bewerbung wird ausländischen Studenten in der Regel ein Wohnheimplatz in einem der zahlreichen

Wohnheime („Staff Accomodation" oder „Nursing Homes") angeboten. Die Preise liegen meist unter dem allgemeinen Mietniveau, zudem kommt man hier auch gleich mit anderen ausländischen Studenten in Kontakt. In ländlichen Gebieten ist unbedingt auf die Verkehrsanbindung zu achten, da das öffentliche Transportsystem außerhalb der großen Städte eher dürftig ausgebaut ist und häufig ein Auto benötigt wird.

Sofern bereits alle verfügbaren Wohnheimplätze im entsprechenden Zeitraum ausgebucht sind, bekommt man häufig eine Liste mit Gastfamilien oder bewährten Studenten-WGs. Hier lohnt sich ein Preisvergleich und man sollte genau darauf achten, welche Kosten zusätzlich zur eigentlichen Miete anfallen. Wer über das Internet keine Unterkunft findet, kann die ersten Nächte auch in einem günstigen Backpacker unterkommen und sich dann vor Ort auf die Wohnungssuche begeben. Vor allem die unter Touristen beliebten Backpacker haben häufig ein schwarzes Brett mit allerlei Angeboten. Zu den in Australien häufig genutzten Wohnungsbörsen zählen „Gumtree", „Flatmate Finders" und „Flatmates" [127–129].

Erfahrungsbericht: Remo G., Universität Bochum

„Meiner Erfahrung nach ist die Suche nach einer Unterkunft vor Ort deutlich effektiver und ergiebiger als via Internet in Deutschland. Es gibt sehr viele Touristen in Australien und entsprechend viel Bewegung auf dem Wohnungsmarkt."

Medizinische Praktika in Australien werden nicht entlohnt, es fallen hingegen die bereits im vorherigen Abschnitt beschriebenen Studiengebühren an.

Freizeitwert

Australien bietet einen hohen Freizeitwert und einzigartige Landschaften. Neben den sonnigen Stränden gibt es auch im Inland viel zu entdecken, die Distanzen werden von Touristen aber häufig unterschätzt. Viele Destinationen im Inland sind in der Regel nur per Flug gut zu erreichen. Über potenzielle Ausflugsziele sollte man sich mithilfe der gängigen Reiseführer informieren, die Australier stehen aber erfahrungsgemäß oft mit Rat und Tat zur Seite.

7.9 Neuseeland

Neben Australien gehört Neuseeland unter deutschen Studenten zu den beliebtesten Zielen in Ozeanien. Das häufig als „grüne Insel" bezeichnete Land lockt mit einer immensen Naturvielfalt und vielen unberührten bzw. dünn besiedelten Gebieten. Der Bewerbungsaufwand ist moderat, die Bewerbungsgebühren sind zwar hoch, aber verglichen mit Australien oder den USA noch im Rahmen. Die maximale Praktikumsdauer von häufig sechs Wochen macht vielen Studenten bei der Anerkennung des Praktikums Probleme.

Allgemeines

Zu den in Neuseeland am häufigsten gesprochenen Sprachen gehören Englisch und Te Reo Māori, eine polynesische Sprache des indigenen Volks der Māori. Verglichen mit dem australischen Akzent wird das neuseeländische Englisch von vielen Studenten als besser verständlich empfunden. In Neuseeland bezahlt man mit

dem Neuseeland Dollar (NZD). Das Preisniveau und die
Lebenshaltungskosten in Neuseeland lassen sich allerdings
nur bedingt mit denen in Deutschland vergleichen; einige
Dinge sind sehr viel teurer und manches wesentlich billi-
ger. Als zuverlässige Reisebegleiter mit wertvollen Informationen werden häufig der „Lonely Planet" Reiseführer und
das Buch „Gebrauchsanweisung für Neuseeland" empfohlen [130, 131].

Wie in vielen englischsprachigen Ländern ist auch in
Neuseeland das Tragen eines Arztkittels eher unüblich.
Der Dresscode im Krankenhaus ist „formal"; Herren tragen Stoffhosen und Hemden, Damen ein Kleid oder Rock
und Bluse. Daneben gilt es auf entsprechendes Schuh-
werk zu achten. Erfahrungsgemäß ist das ärztliche Personal meist sehr international aufgestellt. Die Weiterbildung
zum Facharzt gilt innerhalb Neuseeland als hart und hält
viele Hürden, wie z. B. regelmäßige Zwischenprüfungen,
bereit. Genauere Informationen hierzu finden sich auf der
Homepage des „Medical Council of New Zealand" [132].

Bewerbung

Zu den wohl bekanntesten Universitäten gehören die
„University of Otago" und die „University of Auckland
[133–135]. Beide bieten Praktika für ausländische Studenten an, eine Voraussetzung ist jedoch, dass Sie sich im letzten Jahr Ihrer Ausbildung befinden (PJ). Darüber hinaus
gibt es einige wenige akademische Lehrkrankenhäuser, die
auch Praktika für Studenten im fünften Jahr anbieten. Je
nach Stadt (Wellington oder Christchurch) unterscheiden
sich die Bewerbungsmodalitäten der University of Otago.
Das Bewerbungsverfahren und die Grundvoraussetzungen

für ausländische Bewerber haben sich in der Vergangenheit mehrfach geändert, weshalb man sich diesbezüglich nicht auf Erfahrungsberichte verlassen sollte.

Die Gebühren betragen momentan zwischen 1250–2000 NZD pro Monat, was ca. 750–1200 € entspricht. Im Vergleich zu den USA oder Australien werden zumeist weniger Dokumente benötigt, Impfnachweise, ein neg. MRSA-Abstrich und ein polizeiliches Führungszeugnis sind jedoch unumgänglich. Aufenthalte in Neuseeland sind nicht nur unter deutschen Studenten beliebt und die Anzahl der Plätze ist oft sehr beschränkt. Bewerben Sie sich also frühzeitig (mindestens ein Jahr vorher, besser zwei) und beachten Sie die entsprechenden Fristen (meist März bis Mai für das kommende Jahr). Viele Einrichtungen bieten zudem nur Praktika mit einer Maximaldauer von vier bis sechs Wochen, acht Wochen sind eher die Ausnahme [136]. Wenn überhaupt bietet sich Neuseeland nur für ein halbes Tertial an, in seltensten Fällen lassen sich über universitäre Austauschprogramme längere Aufenthalte organisieren. Für ein Praktikum in Neuseeland wird in den meisten Fällen ein Arbeitsvisum verlangt. Hierfür muss man mit ca. 250 € rechnen.

》 Achten Sie bei der Bewerbung auf Hinweise für deutsche Studenten bezüglich der Anerkennung! (Beispiel Auckland University: Students from German Universities are usually not eligible as the University of Auckland cannot provide core clinical training and is not able to verify documentation.)

Gehalt, Lebenshaltungskosten und Unterkunft

Medizinische Praktika werden in Neuseeland nicht vergütet, es fallen hingegen Gebühren für die Bewerbung an. Verglichen zu Australien sind diese meist etwas niedriger. Die durchschnittlichen Lebenshaltungskosten liegen über denen in Deutschland. Ein weiterer wichtiger Kostenfaktor stellt der Flug nach Neuseeland dar. Es lohnt sich, die Preise zunächst eine Weile zu beobachten und die entsprechenden Airlines zu vergleichen. Je nach Jahreszeit und Abflugort sollte man jedoch mindestens 1000 € einplanen. Ein Direktflug von Deutschland existiert bisher nicht. Die Flugzeit beträgt, je nach Zwischendestination, ca. 24–30 Stunden. Die großen Airlines fliegen zumeist nur Auckland auf der Nordinsel an. Aufgrund der großen Distanz empfiehlt es sich, das Praktikum in Neuseeland entweder am Anfang des PJs oder am Ende zu absolvieren.

Die Preise für Unterkünfte liegen etwas über dem deutschen Durchschnitt. Wer in einem der vergleichsweise günstigen universitären Wohnheime unterkommen kann, sollte sich trotzdem zunächst anhand von Erfahrungsberichten über deren Zustand informieren. Viele ältere Gebäude sind nur schlecht isoliert und verfügen nicht über eine Zentralheizung. Im Dezember beginnt die

Hauptsaison für Touristen in Neuseeland. Hier ist bis ca. März mit höheren Preisen für Unterkünfte und Automobile zu rechnen. Eine Alternative zu den Wohnheimen stellen die zahlreichen Hostels dar. Die in Neuseeland bekannteste Wohnungsbörse ist „TradeMe", hier ein Zimmer von Deutschland aus zu finden, ist allerdings oft schwierig, da neuseeländische Vermieter ihren zukünftigen Mieter fast immer persönlich kennenlernen wollen [137].

7.10 Südafrika

Die Republik Südafrika ist unter deutschen Medizinstudenten die beliebteste Destination für eine Famulatur oder ein PJ-Tertial auf dem afrikanischen Kontinent. Die Bewerbung gestaltet sich dabei oft zäh und langwierig. Das Teaching in den akademischen Lehrkrankenhäusern der großen Universitäten gilt als sehr gut. Als Student hat man die Möglichkeit Krankheiten zu sehen, die man in Deutschland eher selten zu Gesicht bekommt. Die HIV- und Tuberkulose-Prävalenz ist sehr hoch. Aufgrund der nach wie vor weit verbreiteten offenen Feuerstellen sind auch Verbrennungen ein großes Thema. Zudem ist die Sicherheitslage vielerorts nach wie vor als kritisch zu sehen, Stich- und Schussverletzungen begegnet man in der Klinik häufig.

Allgemeines
Die ca. 54 Millionen Einwohner starke Republik Südafrika hat offiziell elf Amtssprachen. Die bekanntesten sind Afrikaans, Englisch und Zulu. Die meisten Menschen in Südafrika sprechen Englisch, im Krankenhaus

kommt man damit erfahrungsgemäß sehr gut zurecht. In den Kliniken sind Arztkittel eher unüblich, wie im anglo-amerikanischen Raum wird auch hier Wert auf schicke Kleidung und feines Schuhwerk gelegt. In der Notaufnahme und in den chirurgischen Disziplinen werden Scrubs getragen.

Die Touristensaison beginnt im Dezember und geht bis einschließlich April (Sommer in Südafrika). Aufgrund der milden Temperaturen im Winter sind Reisen in die Kap-Provinzen jedoch zu jeder Jahreszeit gut möglich.

Zu den bekanntesten Universitäten Kapstadts gehören die „University of Cape Town" (Universität Kapstadt) und die „University of Stellenbosch" [138, 139]. Das bekannteste akademische Lehrkrankenhaus der „Faculty of Medicine and Health Sciences" der Stellenbosch Universität ist das „Tygerberg Hospital" im Norden Kapstadts. Die „University of Cape Town" hat zahlreiche akademische Lehrkrankenhäuser, u. a. das „Groote Schuur Hospital", das „New Somerset Hospital" und das „Victoria Hospital". Das „Groote Schuur Hospital" ist spätestens seit der ersten Herztransplantation durch Christiaan Barnard am 3. Dezember 1967 besonders populär. Jedoch sind auch die anderen Kliniken nicht nur unter deutschen Studenten äußerst beliebt. Häufig sind die verfügbaren Plätze schon für zwei oder mehr Jahre im Voraus vergeben, eine frühzeitige Bewerbung ist unumgänglich.

Außerhalb Kapstadts sind die „University of the Witwatersrand" in Johannesburg und die „University of Kwazulu-Natal" in Durban erwähnenswert [140, 141]. Beide sind ebenfalls sehr beliebt, auch wenn man bei seinem Aufenthalt deutlich weniger deutsche Studenten als in Kapstadt antreffen wird. Die bekannteste Universität in der Hauptstadt Pretoria ist die gleichnamige „University of Pretoria" [142]. Gerade in den großen Universitätskrankenhäusern ist das Niveau der medizinischen Versorgung durchaus mit Deutschland vergleichbar, allerdings haben viele Patienten aufgrund mangelnder finanzieller und logistischer Mittel keinen Zugang zu diesem System. Auf ethische und kulturelle Aspekte im Rahmen eines Auslandsaufenthaltes wird an späterer Stelle erneut eingegangen (Kap. 9).

Bewerbung

Die großen Universitäten bieten auf ihrer Homepage zum Teil sehr detaillierte Beschreibungen zum Ablauf der Bewerbung und zum Praktikum selbst an [143–145]. Zu beachten sind hier die teils sehr strengen Bewerbungsfristen! Für einige Praktika muss man sich offiziell bereits 18 Monate im Voraus bewerben. Da Südafrika für medizinische Praktika eine äußerst beliebte Destination darstellt, reicht dies jedoch häufig nicht aus. Idealerweise sollte man sich seinen Platz zwei Jahre im Voraus sichern. In einigen Kliniken liegt die maximale Praktikumsdauer aufgrund der hohen Nachfrage bei maximal acht Wochen.

Die Gebühren für ein Praktikum unterscheiden sich von Universität zu Universität und sind in den letzten Jahren stetig angestiegen. Die noch vor einigen Jahren gültige Faustregel (ca. 10 % Gebührensteigerung pro Jahr) ist mittlerweile nur noch bedingt gültig. Spitzenreiter im Hinblick auf die Studiengebühren ist aktuell die „University of Cape Town". Ein zweiwöchiges Praktikum kostet hier z. Z. umgerechnet knapp 500 €. Für einen zweimonatigen Aufenthalt zahlt man also bereits ca. 2000 € Studiengebühren.

Der Bewerbungsablauf selbst gestaltet sich oft langwierig. Hier ist viel Geduld gefragt, werden E-Mails doch häufig gar nicht oder erst nach einigen Monaten beantworten. Der telefonische Kontakt ist für eine initiale Anfrage stets vorzuziehen. Steht eine Antwort bereits länger aus, sollten Sie sich nicht scheuen aktiv nachzufragen und persönlich beim jeweiligen „Elective Coordinator" anzurufen. Neben einem Motivationsschreiben werden ein tabellarischer Lebenslauf, Sprach- und Gesundheitsnachweise und das Registrierungsformular des „Health Professions Council of South Africa" (HPCSA) benötigt [146]. Bei einigen Universitäten sind die Kosten hierfür bereits in der Bewerbungsgebühr enthalten, ansonsten werden umgerechnet ca. weitere 70 € fällig.

» Einige Universitäten, wie z. B. die Universität Kapstadt, haben ihre Bewerbungsverfahren und das System der Platzvergabe aufgrund der stetig wachsenden Anzahl an Praktikumsanfragen im Jahr 2017 komplett überarbeitet. Verlassen Sie sich nicht auf alte Erfahrungsberichte, sondern informieren Sie sich aktiv selbst über die aktuellen Bedingungen.

In einigen Fällen sind weitere Nachweise notwendig, z. B. ein Nachweis über ausreichende finanzielle Mittel oder eine Kopie eines Rückflugtickets. Abschließend sei noch erwähnt, dass man sich an einigen Universitäten für ein Praktikum im letzten bzw. vorletzten Studienjahr befinden muss.

Erfahrungsbericht: Gernot K., Universität Rostock

„Zum Nachweis über ausreichende finanzielle Mittel reichen meistens einer oder mehrere Kontoauszüge. Ein spezielles Schreiben der Bank ist nicht notwendig".

Gehalt, Lebenshaltungskosten und Unterkunft

Praktika in Südafrika werden nicht bezahlt, es fallen jedoch die oben beschriebenen Gebühren an. Die Währung in der Republik Südafrika ist der südafrikanische Rand (ZAR). Ein Euro entspricht momentan ca. 15 Rand. Flüge nach Südafrika kosten, je nach Fluggesellschaft und Abflugort, zwischen 700 und 1000 €. Die großen Universitäten in Kapstadt bieten für internationale Studenten sichere Unterkünfte in Kliniknähe an. Die Räume sind zwar meist eher schlicht eingerichtet, bieten jedoch alles Notwendige und man findet schnell Kontakt zu anderen internationalen Studenten und Ärzten. Wer sich selbst ein Zimmer sucht, sollte unbedingt die lokalen Preise vergleichen und sehr genau auf die Lage der Unterkunft achten.

Verglichen mit Deutschland verzeichnet Südafrika vor allem in den Großstädten hohe Kriminalitätsraten.

So weist das Auswärtige Amt darauf hin, dass vor allem die Innenstädte von Johannesburg, Pretoria, Durban und Kapstadt nach Geschäftsschluss und insbesondere nach Einbruch der Dunkelheit gemieden werden sollten. Fußwege alleine gelten als gefährlich, an Sonn- und Feiertagen sollte man sich nur in Gruppen in den Innenstädten aufhalten. Auch tagsüber wird zu erhöhter Vorsicht geraten, selbst öffentliche Verkehrsmittel sind mit Vorsicht zu genießen [147].

》》 Unbedingt die aktuellen Reise- und Sicherheitshinweise des Auswärtigen Amtes beachten.

Auch wenn man nicht weit von der Klinik entfernt wohnt, sollte man unbedingt ein Auto mieten, da Fußwege alleine gefährlich sein können. Zahlreiche Angebote hierzu findet man im Internet. Wer im internationalen Wohnheim des Krankenhauses oder der Universität wohnt, kann sich auch bequem mit anderen Studenten zusammentun und so Geld sparen. Generell sollten die Sicherheitshinweise und Warnungen ernst genommen werden. So empfiehlt die „Stellenbosch University" die krankenhauseigenen Unterkünfte schon rein aus oben erwähnten Sicherheitsgründen („For your own safety and ease of access to the hospital, it is recommended that students live on campus during the entire period of their visit.") [148].

> **Erfahrungsbericht: Fatima U., Universität München**
>
> „Die Sicherheitsproblematik in Südafrika wird in meinen Augen in vielen Erfahrungsberichten etwas heruntergespielt. Ich wurde während meines Aufenthaltes zwei Mal überfallen. Von Ausflügen alleine kann ich nur abraten".

Sonstiges

Trotz offiziellem Ende der Apartheid ist diese vielerorts noch immer nicht überwunden und sogar teilweise in gegensätzlichen Rassismus umgeschlagen. Es handelt sich hierbei um ein sehr sensibles Thema und die großen Kulturgegensätze zwischen Schwarz und Weiß sind erfahrungsgemäß an vielen Orten Südafrikas weiter vorhanden. Deshalb sollte man sich diesbezüglich vor seinem Aufenthalt in den einschlägigen Reiseführern belesen.

Aufgrund der hohen HIV-Prävalenz wird von Studenten oft die Frage gestellt, ob das Mitführen einer Postexpositionsprophylaxe Pflicht bzw. ratsam ist. Diese Frage kann nicht pauschal beantwortet werden und ist letztendlich auch eine Einzelfallentscheidung. Offiziell halten die großen akademischen Lehrkrankenhäuser die Postexpositionsprophylaxe auf dem Campus für internationale Studenten kostenlos bereit. Ob und in wie weit man sich darauf verlassen möchte, muss jeder für sich individuell entscheiden.

> **Erfahrungsbericht: Marek B., Universität Essen**
>
> „Ich persönlich würde mir auf jeden Fall eine eigene HIV-Postexpositionsprophylaxe mitnehmen. Zwar ist eine PEP häufig in den Studiengebühren inbegriffen, doch in der Realität habe ich bei einer Kommilitonin große Diskussionen und eine damit verbundene verzögerter Einnahme erlebt."

Mehr hierzu finden Sie auch in Abschn. 5.5 dieses Buches. Ein Blick auf die Checklisten „Prävention der beruflichen Nadelstichverletzungen" und „Sofortmaßnahmen nach beruflicher Nadelstichverletzungen" vor Reiseantritt wird ebenfalls empfohlen.

» Für die chirurgischen Disziplinen und in der Notaufnahme (Wundversorgung) sollte man unbedingt eine Schutzbrille mitnehmen, um sich vor einer Kontamination des Auges mit Blutspritzern zu schützen.

7.11 Südkorea

Südkorea gilt nach wie vor als Geheimtipp unter vielen Medizinstudenten. Eine exzellente Lehre und universitäre Medizin auf höchstem Niveau machen das Land besonders verlockend. Hinzu kommt die einzigartige kulturelle Erfahrung. Der Bewerbungsprozess gestaltet sich meist unkompliziert. Die größten und bekanntesten Universitäten des Landes befinden sich der Millionenmetropole Seoul.

Allgemeines

Südkorea ist für viele Menschen nach wie vor eher unbekannt und „exotisch". In den Medien taucht es meist nur aufgrund seiner Spannungen mit Nordkorea auf.

Nach dem Koreakrieg hat sich das Land jedoch zu einer der bedeutendsten Volkswirtschaften der Welt entwickelt. Gerade die großen Konzerne Samsung, LG und Hyundai sind mittlerweile weltweit bekannt und haben zumindest teilweise marktbeherrschende Stellungen erreicht. Bildung hat in der konfuzianisch geprägten koreanischen Gesellschaft einen enormen Stellenwert und aus medizinisch akademischer Perspektive hat das Land sehr viel zu bieten.

Die wohl bekannteste und angesehenste Universität des Landes ist die „Seoul National University" (SNU) [149]. Unter den Koreanern häufig als das „Harvard Asiens" bezeichnet, ist sie das Ziel vieler Absolventen. Ein Abschluss an der SNU kommt nahezu einer Jobgarantie gleich. Das Zulassungsverfahren zum Medizinstudienplatz unterscheidet sich zwar von Universität zu Universität, allen gemein ist jedoch der sehr kompetitive Bewerbungsprozess. Neben exzellenten Noten (eine einzige falsche Antwort im Abschlussexamen kann bereits ausreichen, um gar nicht unter den besten Absolventen zu landen) fließen andere Leistungen mit ein. Neben einem herausragenden Motivationsschreiben wird ebenso stark auf außerschulische Aktivitäten wie z. B. ehrenamtliches Engagement, freiwillige Praktika und die Teilnahme an Forschungsprojekten geschaut. Viele Koreaner erwerben zunächst einen Bachelor in einem anderen Fachbereich, bevor sie sich um einen Medizinstudienplatz bemühen.

Erfahrungsbericht: Max S., Universität des Saarlandes

„Es ist sehr beeindruckend für einen kurzen Zeitraum in dieses hochkompetitive System einzutauchen, um zu sehen, wie viel und wie hart in den koreanischen Kliniken gearbeitet wird. Vollgestopfte Tage mit Visiten, Vorlesungen, Lehrveranstaltungen, wissenschaftlicher Arbeit und gemeinsamen Abendessen mit Kollegen sind gang und gäbe. Wer dies nicht zu seiner Lebensaufgabe macht, hat keine Chance."

Zu den berühmtesten und angesehensten medizinischen Fakultäten in Seoul gehören neben der Seoul National University das „Yonsei University College of Medicine", das College of Medicine der „Catholic University of Korea" und die School of Medicine der „Sungkyunkwan University" [150–153]. Außerhalb Seouls hat sich das College of Medicine der „University of Ulsan" einen Namen gemacht. Wie bereits durch den Namen angedeutet, gehört das im Norden Seouls gelegene Seoul National University Hospital zur Seoul National University. Unter den meisten Koreaner gilt sie als die bedeutendste Klinik des Landes [154]. Zu den größten Krankenhäusern der Republik gehören zudem das ASAN Medical Center (angeschlossen an die „University of Ulsan") und das Samsung University Hospital (angeschlossen an die „Sungkyunkwan University") [155, 156]. Die letzteren werden von den Großkonzernen Hyundai und Samsung betrieben. Erwähnenswert ist auch noch das Gil Medical Center der „Gachon University". Aufgrund der Vielzahl an Partnerschaften mit deutschen Universitäten und dem gut strukturieren Freizeitprogramm zieht es jährlich einige deutsche Studenten dorthin [157].

> **Erfahrungsbericht: Yumi K., Universität München**
>
> „Die plastische Chirurgie hat in Südkorea einen besonders hohen Stellenwert. Wer sich hierfür interessiert, sollte sich unbedingt eine der privaten Kliniken in Gangnam anschauen; allein hier gibt es über 600 „Schönheitskliniken". Zwar klappt es bei mir mit der Anerkennung nicht, eine einmalige Erfahrung ist es aber allemal."

Bewerbung

Die Bewerbung gestaltet sich meist unkompliziert. Der Bewerbungsprozess ist gerade bei den großen Kliniken ausführlich und detailliert in englischer Sprache auf der jeweiligen Homepage beschrieben [158–160]. Mittlerweile wird teilweise eine geringe Bearbeitungsgebühr verlangt. Die koreanischen Universitäten und Kliniken sind insbesondere unter Studenten anderer asiatischer Länder (Taiwan, China, Mongolei, etc.) beliebt, planen Sie also genügend Vorlaufzeit ein. Auf das Motivationsschreiben sollten Sie besonderen Wert legen, da Sie davon ausgehen können, dass es von den später für sich zuständigen Personen genauestens gelesen wird.

> **Erfahrungsbericht: Paula S., Universität Rostock**
>
> „Ich habe eine sechswöchige Famulatur am ASAN Medical Center in der Chirurgie gemacht. Ich kann jedem nur empfehlen sich den vielen anderen meist asiatischen Studenten anzuschließen, so erhält man einen viel tieferen Einblick in das dortige Medizinstudium und die Kultur."

Viele der täglichen Vorlesungen und Präsentationen (sowie ein Teil der Patientenakten) sind auf Englisch. Koreanisch-Kenntnisse sind nicht nötig, es wird aber sehr gerne gesehen, wenn man den einen oder anderen Satz beherrscht. Ohne Koreanisch-Kenntnisse sind die Interaktionsmöglichkeiten mit den Patienten allerdings eingeschränkt, da die ältere Generation kaum Englisch spricht. Hier eignen sich vor allem Fächer wie die Chirurgie oder die Radiologie. Für ausländische Studenten ist die Betreuung jedoch generell hervorragend, sodass fehlende Sprachkenntnisse kein Hindernis darstellen sollten.

Erfahrungsbericht: Sarah B., Universität Frankfurt

„Der koreanische Krankenhausalltag ist höchst interessant. Hier treffen High-Tech-Medizin und fachlich exzellente, hochspezialisierte Ärzte auf Sechsbett-Zimmer und sehr hierarchische Strukturen. Für Beobachter eine einmalige kulturelle Erfahrung."

» Das koreanische Alphabet („Hangul/Hanguel") ist relativ einfach und innerhalb weniger Stunden zu erlernen. Für einen Korea-Aufenthalt sollte man sich diese Mühe unbedingt machen, da dies die Orientierung und Kommunikation deutlich erleichtert.

Die koreanischen Ärzte und Studenten sind ausländischen Studenten gegenüber meist sehr offen und werden sich häufig nach der Motivation erkundigen, ihr Land zu besuchen. Oft wird man bereits am ersten Tag von den neuen Kollegen zum Essen eingeladen, um sich besser kennen zu lernen. Dies sollte man unter keinen Umständen ausschlagen! Um das Land und seine Leute verstehen zu können, sollten auch Einladungen zu universitären Veranstaltung (wenn auch am Abend um 22:00 Uhr) niemals abgelehnt werden.

> **»** WhatsApp wird in Korea kaum verwendet. Bereits vor Ihrer Anreise sollten Sie sich das koreanische Äquivalent, die App KakaoTalk, besorgen, um leichter und schneller Anschluss zu finden.

Abschließend sei noch der Dresscode in südkoreanischen Krankenhäusern erwähnt. Auf ein entsprechendes Äußeres wird großen Wert gelegt, vor allem die Studenten tragen formelle Kleidung und schicke Schuhe. Viele Ärzte tragen kurze, Sakko-artige Kittel mit dem entsprechenden Logo oder dem Symbol der Klinik. In Südkorea verbeugt man sich, Hände schütteln ist unüblich. Die Strukturen sind sehr hierarchisch, insbesondere gegenüber Vorgesetzten.

Gehalt, Lebenshaltungskosten und Unterkunft

Ein Gehalt wird für ein Praktikum in Südkorea nicht gezahlt. Der koreanische Won (KRW) ist die offizielle Währung Südkoreas, 1 € entspricht ca. 1300 KRW. Die Lebenshaltungskosten in Südkorea sind in etwa mit den hiesigen zu vergleichen. Jedoch sind insbesondere in der Hauptstadt Seoul die Mieten besonders hoch. Man sollte sich deshalb aktiv um ein Zimmer in einem Studentenwohnheim bemühen. Diese sind, je nach Lage, mit ca. 400–600 € pro Monat noch vergleichsweise günstig. Eine Alternative hierzu stellen das klassische Guesthouse oder ein sogenanntes „Goshiwon" dar (Achtung: sehr eng!). In Wohnheimen sind Einzelzimmer für Studenten übrigens eher eine Rarität und werden, wenn überhaupt, an das männliche Geschlecht und bevorzugt an Koreaner vergeben. Die meisten Wohnheime haben geschlechtergetrennte Ebenen.

Die Kosten für die öffentlichen Verkehrsmittel sind verglichen mit Deutschland gering. Gerade die Hauptstadt Seoul verfügt über ein exzellent ausgebautes U-Bahn-Netz. Alle Stationen sind auch in englischer Sprache beschrieben bzw. werden auch auf Englisch angesagt. Das Busnetz ist ebenfalls gut ausgebaut und sehr zuverlässig. Die Kosten für Verpflegung hängen stark von den eigenen Vorlieben ab. Westliches Fast-Food und frisches Obst sind verhältnismäßig teuer, koreanisches Essen hingegen zumeist gut erschwinglich. Auch das Essen in den meisten Kliniken ist nicht schlecht, allerdings gibt es hier oft wenig Auswahl und Vegetarier bekommen bei der doch eher fleischlastigen koreanischen Küche Probleme.

Die Preise für Flüge nach Korea sind saisonal sehr unterschiedlich. Sofern Sie ausreichend Zeit haben, lohnt es sich, die Flugpreise zunächst zu beobachten und zu vergleichen. Je nach Flugroute kann man einen Flug mit Zwischenstopp (z. B. über Helsinki oder Peking) schon ab 600 € bekommen. Direktflüge, z. B. von Frankfurt nach Incheon, sind teilweise ab 700 € verfügbar. Der Transfer von Incheon, Südkoreas größtem Flughafen, nach Seoul gestaltet sich in der Regel problemlos und nimmt ca. ein bis zwei Stunden in Anspruch. Inlandsflüge innerhalb Koreas, z. B. zur beliebten Feriendestination Jeju Island, sind oft bereits ab 100 € zu finden.

7.12 Dänemark

Exemplarisch für die skandinavischen Länder soll an dieser Stelle unser nördlicher Nachbar Dänemark etwas ausführlicher besprochen werden. Dänemark ist unter deutschen Studenten insbesondere aufgrund seines sehr guten Gesundheitssystems, den flachen Hierarchien und der exzellenten Work-Life-Balance besonders beliebt. Ein direktes Korrelat zum deutschen PJ existiert nicht. Trotz der engen geographischen Nachbarschaft trifft man verhältnismäßig selten auf deutsche Mitstudenten.

Allgemeines

Zu den bekanntesten und renommiertesten Universitäten Dänemarks gehören im Hinblick auf die Medizin neben der Universität Kopenhagen (Københavns Universitet) die Universität Aarhus (Aarhus Universitet) und die süddänische Universität in Odense (Syddansk Universitet) [161–163]. Die wohl renommierteste und populärste Klinik des Landes ist das zur Universität Kopenhagen gehörende „Rigshospitalet" in der Hauptstadt [164]. Das bettentechnisch größte Krankenhaus des Landes findet sich in Odense [165]. Aufgrund seiner exzellenten Forschung hat sich die Universitätsklinik in Aarhus einen Namen gemacht [166]. Daneben gibt es eine Vielzahl weiterer Krankenhäuser wie z. B. in Hillerød oder Aalborg, die unter deutschen Studenten bekannt sind [167, 168].

Die Hierarchien in Dänemark sind im Allgemeinen deutlich flacher als in Deutschland. Patienten werden geduzt und duzen wiederum auch das ärztliche Personal. Auch untereinander ist man, häufig sogar mit dem Chef der Abteilung, per Du. Das Teamgefühl und das Verhältnis zwischen ärztlichem und pflegerischem Personal gelten ebenfalls als sehr gut. Auf ein gutes Arbeitsklima und respektvollen Umgang wird sehr großen Wert gelegt. Auch auf die 37,5-Stunden-Woche sind die Dänen besonders stolz. Überstunden fallen aufgrund der guten Besetzung eher selten an, sodass genügend Zeit bleibt, um das Land und die Kultur zu erkunden.

Bewerbung

Immer wieder verschlägt es vereinzelt deutsche Studenten nach Dänemark. Eine Bewerbung für ein medizinisches Praktikum ist an den meisten Universitätskliniken und großen Lehrkrankenhäusern nur innerhalb der dänischen Semesterferien möglich. Die Sommerferien beginnen zumeist im Juni und gehen bis Mitte September. Dies ist auch wettertechnisch die ideale Reisezeit, da es in den

Wintermonaten schnell kalt und dunkel wird bzw. viel regnet. Anfang und Ende der jeweiligen Semesterferien findet Sie auf den Internetseiten der großen Universitäten.

>> **In den Monaten Juli und August gibt es in nahezu allen Kliniken Dänemarks ein „reduziertes Programm". Viele Dänen sind im Urlaub in ihren traditionellen Sommerhäusern. Die Klinik wirkt an Tagen mit geringen Patientenaufkommen verlassen und nahezu ausgestorben.**

Wer seinen Aufenthalt nicht über ein Austauschprogramm, wie z. B. Erasmus, plant, kann sich direkt beim ärztlichen Direktor bzw. Chef der jeweiligen Abteilung bewerben. Idealerweise sollte die Bewerbung auf Dänisch erfolgen (man bewirbt sich am besten um einen „klinisk ophold"), Englisch ist aber auch problemlos möglich. Die Dänen sprechen generell sehr gut Englisch, ziehen aber Unterhaltungen in der Landessprache vor. Um wirklich auch medizinisch von seinem Aufenthalt profitieren zu können, sollte man zumindest Dänisch-Grundkenntnisse vorweisen können. Die geschriebene Sprache hat viele Ähnlichkeiten zu unserer, die Aussprache gilt als schwierig. Für längere Aufenthalte, d. h. ab acht Wochen, ist meist ein Sprachnachweis erforderlich. Viele Dänen sprechen und verstehen Deutsch, tun dies aber erfahrungsgemäß eher ungern.

» In Dänemark gibt es für Ausländer viele Möglichkeiten, an einen kostenlosen Dänisch-Sprachkurs zu kommen, wenn man eine CPR-Nummer oder einen Arbeitsvertrag vorweisen kann.

Neben dem Motivationsschreiben werden meist nur ein tabellarischer Lebenslauf sowie eine Immatrikulationsbescheinigung benötigt. Gebühren für ein Praktikum fallen, wenn überhaupt, nur an den großen Universitäten an. An einigen Häusern ist die maximale Praktikumsdauer auf drei Monate beschränkt.

Erfahrungsbericht: Birte D., Universität Dresden

„Auf ca. 25 Bewerbungen habe ich nur drei Rückmeldungen bekommen. Einem Kommilitonen, der ebenfalls nach Dänemark wollte, ging es ähnlich. Lasst euch nicht entmutigen und probiert es auch an kleineren Häusern im Norden und Westen Dänemarks."

In Dänemark gibt es kein Korrelat zum deutschen PJ. Das Konzept einer Famulatur ist eher unbekannt. Die dänischen Studenten haben fest eingeplante Einsätze auf den Stationen während des Semesters. Erfahrungsgemäß werden die Skandinavier als freundlich, aber Fremden gegenüber zunächst als kühl und zurückhaltenden beschrieben. Wer medizinisch von seinem Praktikum profitieren möchte, sollte unbedingt über genug Eigeninitiative verfügen.

>> Einige   Landesprüfungsämter erkennen Aufenthalte in Skandinavien nicht oder nur unter speziellen Bedingungen an. Informieren Sie sich diesbezüglich rechtzeitig.

Erfahrungsbericht: Lennart O., Universität Freiburg

„Die dänischen Kollegen, die ich kennenlernen durfte, haben mich zwar immer nett gegrüßt, mich jedoch hauptsächlich in Ruhe gelassen. Dies erweckte zunächst einen eher desinteressierten Eindruck. Das stimmte jedoch nicht. Man braucht einfach Zeit und Eigeninitiative, um sich zu integrieren und muss als Ausländer aktiv auf die Dänen zugehen.

Gehalt, Lebenshaltungskosten und Unterkunft

Die Lebenshaltungskosten und Mieten liegen in Dänemark und in Skandinavien allgemein über dem deutschen Durchschnitt. Die Löhne, aber auch die Steuerbelastung, befinden sich ebenfalls deutlich über dem hiesigen Niveau. Aufgrund der hohen Mietpreise in den großen Städten Kopenhagen, Aarhus und Odense sollte man sich deshalb früh um ein Zimmer in einem

Studentenwohnheim bemühen. Für ein Praktikum in Dänemark erhält man in der Regel keine Vergütung.

Wer seinen Aufenthalt selbst organisiert und nicht über ein offizielles Programm kommt, hat meist keinen Anspruch auf einen Platz im Studentenwohnheim. Die Wohnungssuche in Kopenhagen und Aarhus gilt als besonders schwierig. Neben den einschlägigen Facebook-Gruppen gibt es verschiedene Wohnungsportale. Einige davon sind jedoch kostenpflichtig und erfordern eine Registrierung. Zu den bekanntesten und am häufigsten genutzten Portalen zählen „Boligportal", „Lejebolig" und „Minlejebolig" [169–171]. Darüber hinaus gibt es einige stadtspezifische Portale wie z. B. „Aarhusbolig" [172].

Erfahrungsbericht: Frank L., Universität des Saarlandes

„Die Zimmersuche in den großen dänischen Städten stellte während meiner Aufenthalte immer die größte Hürde dar. Hier darf man sich nicht entmutigen lassen und sollte auch seine Arbeitskollegen auf die Suche aufmerksam machen, da man ohne Vitamin B nur schwer an ein Zimmer kommt."

Das öffentliche Verkehrsnetz in Dänemark ist sehr gut ausgebaut. In den größeren Städten ist die Anschaffung eines Fahrrads ratsam, da die Infrastruktur hierauf ausgelegt ist und man durch spezielle Fahrradwege und Ampeln sehr gut von A nach B kommen kann. Parkplätze in Kopenhagen, Odense und Aarhus sind nicht nur sehr teuer, sondern auch Mangelware. Die Anreise mit dem Auto ist deshalb nur bedingt empfehlenswert. Für Reisen empfehlen sich insbesondere Langstreckenbusse, z. B. „Rødbillet" (jetzt Flixbus) [173].

7.13 Italien

Bei einer Auflistung der gefragtesten Destinationen unter deutschen Studenten darf Italien natürlich nicht fehlen. Zu den beliebtesten Zielen gehören neben der „ewigen Stadt" Rom, die Städte Bologna, Mailand, Meran und Bozen. Die Ausbildung der Assistenten und Studenten gilt als sehr theorielastig und wenig praxisorientiert. Gute Italienischkenntnisse und viel Eigeninitiative sind deshalb Pflicht, um auch medizinisch etwas dazu zu lernen. Das Bewerbungsverfahren ist, verglichen mit anderen Ländern, häufig relativ einfach, da nur wenige Dokumente benötigt werden.

Allgemeines

Italien ist sicherlich eines der beliebtesten Erasmus-Länder schlechthin. Viele Studenten weltweit, insbesondere aus Asien und dem angloamerikanischen Raum, zieht es für ein Semester dorthin. Neben viel Kultur und einer exzellenten Küche locken malerische Städte und Landschaften. Zu den bekanntesten medizinischen Fakultäten in Rom gehören die der Universität „La Sapienza" und die der „Università Cattolica del Sacro Cuore" [174, 175]. Außerhalb der ewigen Stadt sind die Universitäten in Mailand, Padova und Bologna zu nennen [176–178]. Die beliebtesten Destinationen für Famulaturen und PJ sind die Städte Meran und Bozen (Südtiroler Sanitätsbetrieb) [179].

Einen Platz zu ergattern ist in Italien relativ einfach. Es empfiehlt sich, den jeweiligen Institutsleiter oder Chefarzt direkt anzuschreiben (siehe Bewerbung).

Die Erfolgschancen einer Bewerbung auf Italienisch sind verglichen mit einer Bewerbung in englischer Sprache deutlich höher. Der Bewerbung sollte unbedingt eine Praktikumsbeschreibung beiliegen. In Italien sind studentische Praktika im Rahmen des Medizinstudiums eher unbekannt und nicht fester Bestandteil des Curriculums. Studenten fallen in vielen Häusern auf den Stationen oder im OP keine festen Aufgaben zu. Die klassischen Aufgaben (Blutentnahmen, EKG schreiben) gibt es nicht und die Tätigkeit beschränkt sich meist auf Mitlaufen und Zuschauen.

Bewerbung

Um sich um einen Praktikumsplatz in Italien zu bewerben, genügt meist eine formlose E-Mail an den ärztlichen Direktor der gewünschten Abteilung oder an dessen Sekretariat. Dies betrifft insbesondere die Krankenhäuser in Bozen und Meran. Die klassische „maximale Praktikumsdauer", wie in einigen angloamerikanischen Ländern, gibt es in Italien nicht. Somit kann man sich in Italien auch um ein ganzes PJ-Tertial bewerben. Neben einem Motivationsschreiben und einer aktuellen Immatrikulationsbescheinigung werden zumeist nur wenige weitere Dokumente benötigt. Ein Sprachnachweis wird häufig nicht explizit gefordert, eine gute sprachliche Vorbereitung ist trotzdem sehr wichtig, da viele Patienten nur wenig Englisch sprechen. Auch in den Krankenhäusern in Bozen und Meran finden alle Visiten und Besprechungen in italienischer Sprache statt.

Eine weitere Möglichkeit, einen Platz zu bekommen, besteht über universitäre Austauschprogramme und

Partnerschaften. Die italienischen Universitäten haben viele Partneruniversitäten im Rahmen des Erasmus-Programms. Dadurch ist auch eine finanzielle Unterstützung durch die entsprechende Erasmusförderung möglich. Erwähnenswert ist, dass das Konzept des praktischen Jahres bzw. einer Famulatur in Italien nahezu unbekannt ist. Erwähnen Sie bei der Bewerbung also unbedingt, welche Vorstellungen Sie von dem Praktikum haben. Dabei ist es allerdings wichtig, realistisch zu bleiben, denn die italienischen Studenten haben selbst auch nur sehr wenige praktische Elemente in ihrer Ausbildung. Praktikumsgebühren gibt es in der Regel nicht. Einige Häuser fordern jedoch mittlerweile eine Bearbeitungsgebühr (meist zwischen 25 und 50 €).

Gehalt, Unterkunft und Lebenshaltungskosten

Ein Gehalt für eine Famulatur oder einen PJ-Abschnitt wird in Italien nicht bezahlt. Viele Universitäten erlauben aber explizit Praktika im Rahmen eines Erasmus-Aufenthaltes. Diesen Vorteil sollte man nutzen, um an eine zusätzliche Förderung zu kommen. So kommt man auch besser an einen Wohnheimplatz. Gerade zu Semesterbeginn (Februar bzw. September/Oktober) sind Wohnungen in den großen Städten aufgrund der vielen Erasmus-Studenten Mangelware. Darum sollte man den Praktikumsbeginn, wenn möglich, nicht in diesen Zeitraum legen.

Zu den bekanntesten und am häufigsten genutzten Wohnungsportalen gehören „Bakeca", „Easystanza", „Affitto" und „Subito" [180–183]. Wer hier nicht fündig wird, sollte sich in den sozialen Netzwerken umschauen.

In nahezu allen Erasmus-Städten gibt es spezielle Gruppen für Studenten (Erasmus + Stadtname, oder „Appartamenti per studenti" + Stadtname, oder „Case a Stadtname").

Die Lebenshaltungskosten in Italien unterscheiden sich nicht wesentlich von denen in Deutschland. Das Preisniveau fällt von Norden nach Süden etwas ab, die großen Metropolen Rom, Mailand und Venedig sind bezüglich der Mieten besonders teuer. Mailand gehört übrigens zu den teuersten Städten Europas. Die Miete für ein kleines Einzelzimmer in Nähe des Stadtzentrums beträgt hier zumeist 600 € und mehr. Die Preise für Lebensmittel sind teilweise etwas höher als in Deutschland. Planen Sie also genügend Geld ein, um das kulinarische Angebot des Landes voll auskosten zu können.

8

Das Praktikum

8.1 Der erste Tag

Der erste Arbeitstag ist für viele Studenten mit Aufregung und Nervosität verbunden.

> Klären Sie mit der für Sie zuständigen Person bereits einige Tage vorher ab, wann und wo Sie sich melden sollen.

Pünktliches Erscheinen ist selbstverständlich, am besten, man trifft schon etwas früher ein, um genügend Puffer zu haben.

© Springer-Verlag GmbH Deutschland, ein Teil von
Springer Nature 2018
M. Storz, *PJ und Famulatur im Ausland,* Springer-Lehrbuch,
https://doi.org/10.1007/978-3-662-57657-1_8

» Wer schon einige Tage zuvor angereist ist, kann sich bereits im Voraus die Klinik ansehen, um sich zu orientieren.

In einigen Ländern, wie z. B. in Japan, ist zudem ein kleines **Gastgeschenk** üblich. Häufig wird man als Student direkt mit in die Frühbesprechung genommen und bekommt dort die Möglichkeit, sich vorzustellen. Nutzen Sie diese Möglichkeit, um etwas über Ihren Ausbildungsstand zu erklären, denn in einigen Ländern gibt es kein Korrelat zum praktischen Jahr.

> Generell ist es ratsam, sich lieber einmal zu viel als zu wenig vorzustellen und immer offen und höflich zu bleiben.

In manchen Häusern ist es zudem üblich, dass man am ersten Tag einen **Rotationsplan** erhält, der Informationen zum Aufenthalt enthält. Ist dies nicht der Fall, fragen Sie Ihren Betreuer, wo und wann Sie die ersten Tage erscheinen sollen. Idealerweise werden Sie direkt zu Beginn einmal durch die Klinik geführt und erhalten ein Badge und einen Spind mit Aufbewahrungsmöglichkeiten. Sofern möglich, sollte man unbedingt den Kontakt zu Studenten, die bereits einige Zeit in der entsprechenden Abteilung verbracht haben, suchen.

Gerade bei administrativen Dingen, aber auch bei alltäglichen Problemen wie der Beschaffung von Arbeitskleidung kann man so an wertvolle Tipps kommen. Zudem wissen die lokalen Studenten meist genau, wo, wann und bei wem es guten Unterricht gibt.

Da viele Ärzte aufgrund des hektischen Berufsalltags nur unregelmäßig Zeit haben, um Mittag zu essen, hat man so zudem die Möglichkeit, gleich in Kontakt mit anderen Personen zu kommen. Häufig genießen Sie als ausländischer Student einen gewissen Sonderstatus und viele Studenten sind stolz, Ihnen am Wochenende oder nach der Arbeit ihr Land zu zeigen. Dadurch ergibt sich nicht nur die Möglichkeit, tiefer in eine andere Kultur einzutauchen, sondern auch neue Freundschaften zu schließen. Dies erlaubt es, Einblicke in das Studentenleben der dortigen Medizinstudenten zu gewinnen, was zudem nicht selten zu einer anderen Perspektive auf das eigene Studium führt.

Erfahrungsbericht: Roland I., Universität Mainz

„Ich habe einen Monat im Oman famuliert und war total begeistert. Es kommen relativ wenige Europäer und die dortigen Studenten haben mich stets sehr gut behandelt. Am Wochenende haben sie sogar öfters Ausflüge mit mir gemacht und mir ihr Land gezeigt. Mein Tipp für einen Auslandsaufenthalt: Einfach auf andere Studenten zugehen, mit dem Medizinstudium hat man bereits das erste Gesprächsthema, über das man sich austauschen kann."

8.2   Der Praktikumsverlauf

Ob man seine Famulatur bzw. sein PJ im Ausland oder in Deutschland absolviert, macht im Hinblick auf den eigenen Status keinen Unterschied: Man ist weiterhin Medizinstudent und absolviert ein Praktikum, das Teil des Studiums ist. Die in Deutschland für PJ-Studenten typischen Aufgaben (Blutentnahmen, das Legen von Verweilkanülen etc.) entfallen im Ausland häufig. Dafür gibt es, je nach Land, andere Aufgaben, die in der Regel von Studenten übernommen werden müssen (Patientenaufnahmen, das Schreiben von EKGs etc.).

Gerade am Anfang des Praktikums kommt viel Neues auf einen zu und es empfiehlt sich, nicht gleich mit unzähligen Wünschen und Forderungen in das Praktikum zu starten, sondern sich zunächst ein Bild der alltäglichen Abläufe zu machen. Gerade während eines PJ-Tertials hat man mehr Zeit, um die Dinge in Ruhe anzugehen und sich allmählich zu integrieren. Hat man erste Kontakte geknüpft und war gemeinsam mit den neuen Kollegen einige Male gemeinsam Mittagessen, merkt man schnell, mit wem man gut klarkommt und an wen man sich bezüglich Fragen am besten wenden kann. Es dauert erfahrungsgemäß einige Zeit, bis die ärztlichen Kollegen sich an den neuen Studenten gewöhnt haben. Natürlich ist dies von Land zu Land und von Kultur zu Kultur unterschiedlich. Vielmals braucht es auch eine große Portion Eigeninitiative und viele Studenten tun sich schwer damit, aktiv nach Dingen zu fragen. Mit der Zeit entwickelt man eine Art Fingerspitzengefühl für solche Situationen und lernt damit umzugehen. Wer Interesse zeigt, wird selten abgewiesen, gerade im anglo-amerikanischen Raum nimmt das Teaching von Studenten eine wichtige Rolle ein.

Auf der anderen Seite sollte man aber auch bedenken, dass sich die Ausbildungsbedingungen von Assistenz-ärzten im Ausland häufig von denen in Deutschland unterscheiden. In einigen Ländern ist es nach wie vor normal, dass Assistenten jeden dritten Tag einen 24-Stun-den-Dienst absolvieren – ohne Freizeitausgleich. Man darf es gerade jungen Assistenzärzten nicht verübeln, wenn diese mal nicht ansprechbar sind oder vor lauter Stations-arbeit nur wenig Zeit für Studentenunterricht haben. In einigen Jahren (oder Monaten) ist man wahrscheinlich selbst als Assistenzarzt tätig und wird ggf. in einer ähn-lichen Situation sein. Wer auch bei unbeliebten Aufgaben seine Hilfe anbietet (Botengänge, administrative Aufgaben wie Telefonate), wird aus Erfahrung bei spannenden Fällen umso öfters und schneller hinzugezogen.

Wie auch in Deutschland sollte man während des PJ regelmäßig einen Blick in das von der Heimatuniversität zur Verfügung gestellte PJ-Logbuch werfen. Dieses dient dazu, den theoretischen und praktischen Wissenszuwachs zu dokumentieren. Das PJ-Logbuch ist häufig Voraus-setzung für den Erhalt der Tertialbescheinigung. Die Regularien sind auch hier sehr unterschiedlich. Einige Universitäten fordern lediglich eine Unterschrift für das gesamte Logbuch, andere wiederum setzen voraus, dass einzelne Untersuchungen oder Dienste gegengezeichnet werden. Erfahrungsgemäß wird das PJ-Logbuch von vielen Studenten häufig vernachlässigt, es stellt jedoch eine gute

Orientierungshilfe dar, was man im jeweiligen PJ-Tertial gesehen oder gemacht haben sollte.

Überdies sollte man auch während eines Auslandstertials jede Chance wahrnehmen, seine medizinischen Fähigkeiten zu verbessern. Wer in der Frühbesprechung oder bei einer Fortbildung die Chance hat, einen Patientenfall vorzustellen, sollte dies unbedingt wahrnehmen. Häufig bekommt man durch die Kollegen wertvolles Feedback, trainiert seine Fremdsprachenkenntnisse und bereitet sich so zugleich auf das Examen vor. Weiterhin bekommen Sie manchmal die Möglichkeit, an einem kleinen Forschungsprojekt teilzunehmen. Auch dies sollten Sie bei wissenschaftlichem Interesse nicht ablehnen, da man dadurch die Chance hat, an einer Publikation beteiligt zu sein. Dies ist besonders dann hilfreich, wenn man sich später an einer Universitätsklinik bewerben möchte. Es hilft ungemein, alle Angebote der dortigen Ärzte als „Chance" zu sehen, um selbst besser zu werden und um seinen Horizont zu erweitern. Bei entsprechendem Interesse und Engagement wird man manchmal auch auf Fortbildungen oder medizinische Konferenzen eingeladen.

Natürlich ist es, je nach Destination, auch möglich, sich ein „ruhiges und bequemes" Tertial mit viel Freizeit zu gestalten oder an seiner Doktorarbeit zu arbeiten. Wie in Deutschland hängt auch im Ausland viel von der eigenen Einstellung ab.

> Je besser man seine eigenen Ziele und Bedürfnisse kennt, desto mehr kann man aus seinem Praktikum herausholen.

Dabei ist es auch wichtig, das PJ als „Ganzes" zu sehen und nicht einzelne Tertiale isoliert zu betrachten. Die Ausbildung im PJ geht insgesamt über 48 Wochen und häufig erkennt man erst retrospektiv, was man im vorherigen Tertial alles mitnehmen konnte.

8.3   Der letzte Tag

An Ihrem letzten Tag stehen häufig noch eine Reihe organisatorischer und administrativer Dinge an. Damit Ihnen diese leichter fallen, empfiehlt es sich, eine **Checkliste** zu erstellen. Klären Sie Unklarheiten unbedingt frühzeitig ab und planen Sie genügend Pufferzeit ein, falls Sie noch am selben Tag abreisen müssen.

Checkliste erstellen
Aufgrund der Vielzahl an Punkten, die es am Ende des Praktikums zu beachten gibt, hat sich eine Checkliste bewährt. Hat man alle notwendigen Dokumente und Unterlagen zusammen? Wurden alle ausgeliehenen Gegenstände der Klinik (Badge, Arbeitskleidung, Spindschlüssel, Telefon etc.) wieder zurückgegeben?

》 Sofern eine Kaution für diese Gegenstände hinterlegt wurde, sollte auf die entsprechenden Öffnungszeiten der jeweiligen Büros geachtet werden.

Planen Sie genügend Zeit für eine eventuell angebotene Evaluation des Aufenthalts ein. Dies dient nicht nur zur weiteren Verbesserung der angebotenen Programme, sondern ermöglicht es auch, positives Feedback zu geben. Viele Studenten bringen an ihrem letzten Tag zudem als Dankeschön noch einen Kuchen oder ein kleines Frühstück zur Frühbesprechung mit.

Man sollte sich anschließend genügend Zeit nehmen, um sein Gepäck in aller Ruhe zu packen und um die Unterkunft in sauberem Zustand hinterlassen zu können. Ein Termin für die Zimmerschlüsselübergabe sollte frühzeitig ausgemacht werden. Achten Sie bei der Übergabe auf einen sauberen Zustand der Unterkunft, da sonst ggf. zusätzliche Gebühren für eine weitere Reinigung anfallen. Zudem sollte man sich den ordnungsgemäßen Zustand seiner Unterkunft immer schriftlich bestätigen lassen, damit man bei entsprechenden Nachforderungen ausreichend gewappnet ist. Wer sein Zimmer schon morgens abgeben muss, ist gut beraten, sich rechtzeitig nach einer geeigneten Unterbringungsmöglichkeit für sein Gepäck umzusehen. Wer in einem Wohnheim untergekommen ist, sollte nicht mehr ins Gepäck passende Küchenutensilien und Lebensmittel nicht einfach wegwerfen, sondern den Zimmernachbarn oder der Allgemeinheit zur Verfügung stellen.

Erfahrungsbericht: Martina S., Universität Ulm

„Mein Zimmer war der zuständigen Person der Hauswirtschaft bei Abreise an einigen Stellen nicht sauber genug. Zwar wurde mir angeboten, es erneut zu reinigen, aufgrund meines gebuchten Zugtickets blieb mir hierfür allerdings keine Zeit mehr. Die Reinigung wurde mir dann nachträglich in Rechnung gestellt."

Dokumente richtig ausgestellt und gestempelt?
Wie bereits an früherer Stelle erwähnt, ist es für eine reibungslose Anerkennung der Famulatur bzw. des PJ-Abschnitts wichtig, sich eine entsprechende Bestätigung ausstellen zu lassen. Worauf hier besonders geachtet werden muss, wurde bereits an früherer Stelle ausführlich erklärt (Abschn. 2.2 und 3.3). Klären Sie unbedingt frühzeitig ab, ob Ihr Betreuer an Ihrem letzten Tag überhaupt arbeitet und wer wann die entsprechenden Dokumente unterschreibt.

> Hier sei nochmals ausdrücklich darauf hingewiesen, dass das Datum des Stempels nicht vor dem letzten Arbeitstag liegen darf, da dies die Anerkennung gefährdet.

Referenz-/Beurteilungsschreiben
Auch dieses Thema wurde an früherer Stelle bereits erläutert (Abschn. 3.3). Natürlich werden Sie für eine einmonatige Famulatur kein umfangreiches Arbeitszeugnis erhalten, allerdings sollten Sie sich insbesondere im Rahmen des PJ umso mehr darum bemühen. Klären Sie frühzeitig ab, ob und wer ein entsprechendes Zeugnis ausstellt. Vor allem im Rahmen der Bewerbung um die erste Arbeitsstelle ist dies hilfreich. Ein kleines Dankeschön für die Mühe und die Organisation des Aufenthaltes ist hier meist angebracht.

Kontaktdaten

Sichern Sie sich unbedingt die Kontaktdaten des Betreuers bzw. der für Sie zuständigen Personen vor dem letzten Arbeitstag. Auch die E-Mail-Adressen anderer Studenten, die Sie während des Aufenthaltes kennengelernt haben, sind vielleicht später noch hilfreich. Wer einen erneuten Aufenthalt plant, hat so direkt einen potenziellen Ansprechpartner. Über entsprechende Kontakte und Bekannte kann man zudem an andere Institutionen vermittelt werden. Häufig entstehen durch Auslandsaufenthalte tolle Freundschaften, die man gut pflegen sollte. Vielleicht haben Sie später einmal die Möglichkeit, bei einem Gegenbesuch einen Teil der Gastfreundschaft zurückzugeben.

8.4   Sonstiges

Hilfe, ich finde keinen Anschluss! Was tun?

Während Auslandsaufenthalte für viele ein unvergleichliches Erlebnis darstellen, kommt es auch vor, dass einige Studenten Enttäuschungen erleben und schlechte Erfahrungen machen. Das Wichtigste vorweg:

Lassen Sie sich niemals entmutigen.

Chronisch unterbesetzte Abteilungen gibt es überall und es kann auch in Deutschland passieren, dass man als Student nicht richtig in ein Team eingebunden wird bzw. niemand

Zeit für Sie findet. Obwohl hier natürlich die eigene Einstellung einen großen Einfluss hat, kann es immer vorkommen, dass man trotz großer Mühe einfach keinen Anschluss findet.

Geben Sie niemals auf!

Wer nach zwei Tagen schon den Kopf hängen lässt und aus Frustration nur noch sporadisch in die Klinik geht, hat schlechte Chancen auf eine Besserung der Situation. Gerade am Anfang ist es besonders wichtig, Präsenz und Interesse zu zeigen. In vielen Ländern gibt es zu den deutschen Famulaturen bzw. zum PJ kein Korrelat und die betreuenden Ärzte brauchen Zeit, um den Ausbildungsstatus zu erfassen und entsprechend passende Aufgaben zu finden. Gerade bei einem Auslandspraktikum darf man nicht schüchtern sein, sondern sollte sich stets vorstellen und offen auf die Kollegen zugehen.

Sollten Sie trotz der „richtigen" Einstellung Probleme haben, Anschluss oder Aufgabengebiete zu finden, gibt es eine Reihe von Optionen, die man auf jeden Fall ausprobieren sollte. Studenten, die Routine im Legen von Verweilkathetern oder im Blut abnehmen erlangen wollen, sollten unbedingt beim Pflegepersonal nach Möglichkeiten fragen. Hier ist man meist für jede Hilfe dankbar und gibt Ihnen zu Beginn auch meist Hilfestellungen und Tipps. Beachten Sie, dass Sie dieser Tätigkeit im Rahmen eines reinen „Observerships" bzw. „Shadowing"-Programms nicht nachkommen dürfen (Abschn. 4.8).

Manchmal kann es auch hilfreich sein, aktiv am Schichtbetrieb teilzunehmen und Spät- und Nachtdienste mitzumachen. Je nach Disziplin gibt es z. B. in der Nachtschicht weniger Arbeit als tagsüber, was ggf. eine intensivere Betreuung ermöglicht. Klären Sie solche Dinge am Besten im Voraus mit dem Betreuer ab.

Erfahrungsbericht: Rüdiger H., Universität Frankfurt

„Ich habe einen Monat in der Orthopädie im Aberdeen Royal Infirmary in Schottland famuliert. Während tagsüber immer viele Studenten da waren, gab es oft wenig zu tun. Nach zwei Wochen habe ich gefragt, ob ich auch an den Nachtschichten teilnehmen dürfte, was sich bald als Glücksgriff herausstellen sollte. Hier gab es immer richtig viel zu tun und ich hatte meist eine 1:1-Betreuung durch den zuständigen Assistenzarzt."

Wie bereits zuvor erwähnt, ist es immer ratsam, zumindest ein Lehrbuch dabei zu haben, um sich während Leerlaufphasen selbst beschäftigen zu können. Zudem gibt es im Internet eine Reihe von Ressourcen und Beschäftigungsmöglichkeiten. Wer in der Radiologie famuliert, kann sich z. B. über „Learning Radiology" oder „Radiopaedia" bei Bedarf selbst mit entsprechenden Fällen versorgen [184, 185]. Ein sehr gutes interaktives Online-Tutorial zur CT-Diagnostik wird für Studenten kostenlos von der radiologischen Abteilung der Universität Virginia zur Verfügung gestellt [186]. Ähnliche Portale gibt es auch für Fächer wie Pathologie oder Dermatologie [187–192]. Eine mehrere Fachrichtungen umfassende Onlineplattform sind die E-Learning-Module der Medizinischen Fakultät der Universität Bern [193]. Diese sind nicht nur optisch besonders ansprechend gestaltet, sondern beinhalten auch viele Quizelemente und Tests zur Wissensüberprüfung. Zudem gibt es natürlich noch die Möglichkeit ggf. in eine andere Abteilung hinein zu schnuppern. Dies sollten Sie allerdings vorher mit Ihrem Betreuer absprechen.

Weiterhin lohnt es sich, sich bei den hiesigen Studenten über empfehlenswerte Vorträge und Kurse zu informieren. Als ausländischer Gaststudent ist man dort meist ein gern gesehener Gast und kann Einblicke in die jeweilige Lehrkultur bekommen. Die hiesigen Studenten haben in vielen Ländern festgelegte Aufgaben und man kann von ihnen oft viel lernen, da die studentische Ausbildung in anderen Ländern, wie z. B. Frankreich, deutlich praxisnaher als in Deutschland gestaltet ist. Als ausländischer Student wird man zudem meist nicht als „Konkurrent" wahrgenommen, der Aufgaben für sein Logbuch erledigen muss, sondern eher als zusätzlicher Beobachter.

Insbesondere an den großen Universitätskliniken gibt es zudem interdisziplinäre Konferenzen, Vorträge und Workshops. Wer die Augen offen hält, findet sicherlich viele Möglichkeiten, sich außerhalb der eigenen Rotation weiter fortzubilden.

Erfahrungsbericht: Bea M., Universität Würzburg

„Während meines PJ-Tertials in Manchester habe ich mich häufig einfach den lokalen Studenten angeschlossen. Diese waren über lohnenswerte Kurse und Fortbildungen immer bestens informiert. So konnte ich an mehreren Sonographiekursen teilnehmen – am besten im Voraus sich kurz und freundlich vorstellen und fragen, ob man spontan dabei sein darf."

Wer trotz Einsatz und Wille keinen Anschluss findet, hat natürlich auch außerhalb der Klinik die Möglichkeit sich zu beschäftigen. Schließlich plant man einen Auslandsaufenthalt nicht nur, um ein anderes Gesundheitssystem zu sehen, sondern auch, um ein neues Land und andere Kulturen zu entdecken. Trotzdem sei hier nochmals erwähnt, dass es gerade im Ausland teilweise etwas länger dauert, bis sich die Ärzte an einen neuen, ausländischen Studenten gewöhnt haben und erste Barrieren abgebaut sind. Man darf hierbei nicht zu schnell die Motivation verlieren und sollte genügend Geduld mitbringen.

Hilfe, ich habe den Eindruck, ich lerne nicht genug!?
Hierbei handelt es sich um einen subjektiven Eindruck, den viele Studenten während einer Auslandfamulatur haben. Hilfreich ist es, wenn man bereits eine oder zwei Famulaturen in Deutschland absolviert hat, um einen direkten Vergleich zu haben. Natürlich mindern fehlende Sprachkenntnisse und Kommunikationsprobleme den Wissenszuwachs.

> Häufig vergessen wir jedoch, dass der Lernerfolg einer Famulatur sich nicht nur über medizinisches Fachwissen, sondern auch über Lebenserfahrung definiert.

Wer sich neuen Herausforderungen und Problemen stellt, gewinnt automatisch an Lebenserfahrung und lernt zudem, auch in besonders schwierigen Situationen einen kühlen Kopf zu bewahren. Insbesondere letztere Fähigkeit ist für den späteren Stationsalltag von großer Bedeutung.

Erfahrungsbericht: Beatrice L., Universität Regensburg

„Ich habe zwei Famulaturen in Afrika (eine in Ruanda und eine in Burundi) gemacht. Insbesondere das Ausstattungsniveau der kleinen und ländlich gelegenen Krankenhäuser ist nicht mit Deutschland zu vergleichen. Die Ärzte sind aber sehr gut ausgebildet und man lernt schnell mit fehlenden Materialen umzugehen und sich mit dem Vorhandenen zu behelfen."

Gerade bei Aufenthalten außerhalb Europas ist dies wichtig. Der Lerneffekt eines Praktikums ist letztendlich von vielen Faktoren abhängig. Neben der Betreuung spielen Eigeninitiative, Engagement und natürlich das Setting eine große Rolle. Trotz modernster Geräte und spannender Krankheitsbilder kann es vorkommen, dass niemand für Sie Zeit hat bzw. Ihnen Dinge zeigt und erklärt.

Häufig wird vergessen, dass einem dies als Student in Deutschland auch jederzeit passieren kann.

Viele Studenten haben zudem eine zu hohe Erwartungshaltung an diese Aufenthalte, meist beeinflusst durch übermäßig positiv gefärbte Erfahrungsberichte von früheren Kommilitonen.

So finden sich im Internet zahlreiche Berichte, bei denen „alles perfekt" und „sehr gut" war. Wer mit einer utopischen Erwartungshaltung an sein Praktikum herangeht, wird meist enttäuscht. Während der eine Student eine Eins-zu-Eins-Betreuung „benötigt", um einen hohen

Lerneffekt zu erzielen, ist der andere froh, wenn er viel Zeit zur freien Verfügung hat und wälzt lieber Bücher und liest Fachartikel, um seine zuvor gewonnen Eindrücke zu komplettieren. Jeder von uns ist ein Individuum, hat individuelle Lernstrategien und eigene Erwartungen an ein Praktikum. Den Eindruck, subjektiv „zu wenig zu lernen", hat nahezu jeder Student einmal während des PJs. Er basiert aber häufig auf einem Vergleich mit anderen Eindrücken und muss sich später in retrospektiver Betrachtung gar nicht als richtig herausstellen.

In solchen Fällen hilft es auch, sich die wichtigsten Botschaften (sogenannte Bullets, Key Points, Core Messages, etc.) des Tages schriftlich festzuhalten und im Rahmen des Praktikums erneut anzuschauen. Gerade bei Auslandfamulaturen zu Beginn des klinischen Studienabschnittes ist es oft auch so, dass eine wahre Flut an Eindrücken und Informationen (medizinisch, sozial, kulturell) über junge Studenten hereinbricht. Die Fähigkeit, diese zu differenzieren und zu erkennen, was später ggf. einmal wichtig sein könnte, kommt erst mit der Zeit. Wer unter dem Strich den Eindruck hat, das Praktikum sei eine schlechte Wahl gewesen oder „nicht förderlich" für den weiteren Berufsweg, hat zudem immer die Gewissheit, dass eine Famulatur zumeist auf 30 Tage und ein PJ-Abschnitt auf maximal vier Monate beschränkt ist. Die Vorstellung, alle Praktika werden gleich gut und gleich lehrreich, ist leider utopisch.

Abschließend sei noch erwähnt, dass es natürlich Unterschiede zwischen Famulatur und PJ gibt. Ziel der ersten Famulatur ist es nicht, das Intubieren perfekt zu erlernen oder ein Brugada-Syndrom im EKG zu erkennen, sondern medizinische Zusammenhänge zu verstehen und Abläufe und Strukturen kennenzulernen. Warum nimmt man in einem bestimmten Fall Blutkulturen ab und wie läuft das? Was ist eine kalkulierte Antibiose? Welche Rolle spielen die Kollegen der Radiologie bei einer Fokus-Suche? Natürlich würde man gerne von Anfang an „praktisch" und „voll" dabei sein. Die Medizin ist allerdings ein riesiges Gebiet, das sich einem erst peu á peu erschließt und nicht nach der ersten Famulatur. Eine Famulatur kann häufig auch als eine Art Bestätigung gesehen werden. Wer z. B. eine einmonatige Famulatur in der Chirurgie absolviert und täglich ungern in den OP geht, der weiß schnell, dass ein operatives Fach für ihn eher ungeeignet ist. Famulaturen kann man als Art „Orientierung betrachten". Das PJ soll den Studenten auf die Tätigkeit als Assistenzarzt so gut wie möglich vorbereiten. Hier ist es dann wirklich essentiell, grundlegende Dinge zu lernen (z. B. Grundstrukturen der Patientenversorgung). Wie organisiere ich mich? Wie lege ich einen Zugang? Wie gewinne ich eine Blutkultur? Wie befunde ich ein EKG- oder ein Röntgenbild? Die Anforderungen an das PJ sind höher und wachsen mit steigendem Kompetenzniveau auch von Tertial zu Tertial. Ob ein Praktikum den gewünschten Lerneffekt hat, lässt sich abschließend meist nur retrospektiv beurteilen. Dies gelingt, wenn man mit etwas zeitlichem Abstand objektiv herauszufinden versucht, was man wirklich gelernt hat und was nicht. Sich während einer Famulatur verrückt zu machen, dass ein Kollege an einer anderen Klinik eventuell mehr lernen könnte, ist weder förderlich noch unterstützend.

9

Ethische und kulturelle Aspekte

Wer ein Praktikum in einem wirtschaftlich unter-
entwickelten Land mit schlechter medizinischer Versorgung plant, wird unter Umständen schnell mit einer
Reihe von beachtlichen ethischen Herausforderungen
konfrontiert [194–196]. Unter anderem zeigen Studien,
dass hier der Wissensstand westlicher Studenten häufig überschätzt wird und ihnen dabei oft mehr Kompetenzen zugeschrieben werden, als sie eigentlich besitzen
[194]. Darüber hinaus besteht unter Studenten oft
große Unsicherheit, wie man in einem ressourcenarmen
Kontext seine in diesem Ausbildungsstand doch eher limi-
tierten klinischen Fähigkeiten am besten einbringt, um
Patienten zu helfen. Einige Publikationen berichten über
Situationen, in denen Studenten an Untersuchungen teilnehmen, die ihre fachlichen Kompetenzen übersteigen [195].

© Springer-Verlag GmbH Deutschland, ein Teil von
Springer Nature 2018
M. Storz, *PJ und Famulatur im Ausland,* Springer-Lehrbuch,
https://doi.org/10.1007/978-3-662-57657-1_9

Ein Großteil der medizinischen Praktika findet zudem nach wie vor nicht im Rahmen eines strukturierten universitären Austausches bzw. Programms statt, sondern wird von Studenten selbst organisiert. In diesem Zusammenhang mangelt es dann meist an Vorbereitungskursen, die Studenten entsprechend auf ethische Problemsituationen vorbereiten könnten [197].

Planen Sie also einen Auslandsaufenthalt außerhalb der westlichen Welt, müssen Sie sich deshalb frühzeitig Gedanken über dieses wichtige Thema machen. Gerade in Ländern mit eingeschränkter medizinischer Versorgung kann es zu prekären Situationen kommen, weshalb man sich schon vor dem Aufenthalt verschiedene Fragen stellen sollte. Wie verhalte ich mich, wenn ich aufgefordert werde, eine Untersuchung bzw. einen Eingriff durchzuführen, der meine fachlichen Kompetenzen übersteigt? Wie gehe ich mit fehlenden bzw. nicht sauberen Arbeitsmaterialien um? Wie verhalte ich mich, wenn ich aufgefordert werde, bei einem Eingriff zu assistieren, den ich aus ethischer Perspektive nicht unterstützen kann?

Natürlich müssen auch landesspezifische kulturelle Aspekte beachtet werden. In einigen Ländern ist es z. B. nach wie vor undenkbar, dass eine Patientin von einem männlichen Studenten (vor allem gynäkologisch) untersucht wird. Wie verhalte ich mich in solchen Situationen und wie gehe ich adäquat damit um? Welche Rolle spielen Religion und Tradition in der Patientenversorgung? Hier kann es zu Konflikten zwischen einer rationalen medizinischen Entscheidung und kulturellen Traditionen kommen.

Darüber hinaus müssen Sie sich bereits bei der Wahl der Destination im Klaren darüber sein, dass viele medizinische Leistungen in Entwicklungsländern aus finanzieller Perspektive nur einem selektiven Bevölkerungsteil zur Verfügung stehen. Was macht man, wenn ein Patient eine Untersuchung oder ein Medikament dringend benötigt, sich dies aber nicht leisten kann? Ein weiteres Beispiel: Während allein aus versicherungstechnischen und rechtlichen Gründen kein Arzt in den USA einem Studenten die Durchführung eine Lumbalpunktion allein überlassen würde, kann Sie diese Situation in einem Entwicklungsland, insbesondere in einem ressourcenarmen Kontext, durchaus treffen.

Um in so einer Situation adäquat handeln zu können, gilt es zunächst, sein eigenes Kompetenzniveau zu kennen. Eine kanadische Studie hat jedoch gezeigt, dass Studenten häufig nur unzureichend auf ethische Fragen im Rahmen internationaler medizinischer Praktika vorbereitet sind [198]. Dowell und Merrylees sehen dies ähnlich – es wird argumentiert, dass viele Studenten medizinische Auslandspraktika als Urlaub auffassen und entsprechend schlecht vorbereitet sind [199]. Dabei ist es ratsam, sich bereits vor seinem Aufenthalt gedanklich mit potenziell unerwünschten Situationen auseinanderzusetzen, um dann vor Ort zumindest etwas besser damit umgehen zu können.

9.1   Das eigene Kompetenzniveau

Stellen Sie sich vor, Sie famulieren in einer ländlichen und etwas abgelegenen Klinik in Südamerika. Sie werden gebeten, bei einem Patienten, der sich gerade in der

Ambulanz vorstellt, eine ca. 5 × 1 cm große Schnittwunde im Handbereich zu versorgen, die er sich laut eigener Aussage kurz zuvor bei der Arbeit zugezogen hatte. Die Wunde ist provisorisch mit ausreichend Druck verbunden, der Patient beklagt jedoch Schmerzen und gestikuliert wild. Während Sie Probleme mit dem lokalen Dialekt des Patienten haben, werden Sie von dem betreuenden Oberarzt aufgefordert, sich zeitnah um die Wundversorgung zu kümmern, da dieser dringend bei der Versorgung eines anderen Patienten benötigt wird. Allerdings handelt es sich hier erst um Ihre zweite Famulatur, zudem haben Sie bisher selbst nie eine Wunde versorgt bzw. genäht, sondern immer nur dabei zugesehen.

Diese Situation wirft viele Fragen auf. Wie verhält man sich nun „korrekt"? Soll man ablehnen, weil man unsicher ist? Wer kümmert sich um den Patienten, wenn nicht Sie? Ist es nicht besser, der Patient bekommt eine minderwertige bzw. unzureichende Versorgung als überhaupt keine Hilfe? Viele Fragen, wenig Zeit. Anhand dieser doch noch eher „harmlosen" Situation wird bereits klar, welche Fragen auf Sie zukommen können. Was also tun?

Zunächst sollten Sie sich fragen, ob Sie den Eingriff bzw. die Untersuchung in Deutschland als Student durchführen dürften. Bei einer simplen Blutentnahme ist dies genauso klar (ja, täglich, ohne Supervision) wie bei einer Appendektomie (nein, selbst unter Supervision nicht). In diesem konkreten Fall ist es gut möglich, dass man in Deutschland, z. B. nach einer OP unter Supervision, die Hautnaht durchführen darf. Die nächste Frage an sich selbst liegt also auf der Hand: „Kann ich diese Situation alleine und ohne ausreichende Supervision bewältigen oder benötige ich Hilfe?" Wer lediglich einmalig an einer Banane zwei Einzelknopfnähte gemacht hat, ist sicherlich nicht in der Lage, eine größere Wunde adäquat zu versorgen. Mit der vorherigen Frage geht somit eine weitere zwingend einher: „Gefährde ich den Patienten (oder mich selbst) durch mein Handeln?"

In unserem konkreten Beispiel folgte der Student der nachhaltigen Aufforderung seines Oberarztes. Trotz seiner erst zweiten Famulatur und wenig klinischer Erfahrung sammelte er alle verfügbaren Utensilien und begann mit der Wundversorgung. Da er seinem Oberarzt durch die Supervision nicht noch mehr Arbeit aufbürden wollte, erfolgte zunächst keine Rücksprache. Nach Inspektion, Säuberung und Desinfektion der Wunde kam es zunächst zu mehreren frustranen Nähversuchen. Mit Unterstützung einer erfahrenen Krankenpflegerin gelang dem Studenten letztendlich im fünften Anlauf ein annähernd passables Ergebnis. Zwar erfüllte die Naht keine höheren optischen Ansprüche, dafür hielt sie und die Blutung sistierte. Zufrieden präsentierte der Student das Ergebnis am Abend seinem Oberarzt, der sich erst freute und wenig später die Hände über dem Kopf zusammenschlug. Was war geschehen?

Zwar wurde die Wunde passabel genäht, vor lauter Aufregung, Adrenalin und Druck hatte der Student allerdings die Anamnese vernachlässigt. Den lokalen Dialekt hatte er ja sowieso nur teilweise verstanden. Schnell stellte es sich heraus, dass es sich um einen Hundebiss handelte – die Wunde hätte primär also erst einmal offengelassen werden sollen. Dieses Beispiel verdeutlicht die große Problematik in diesem Setting. Der Student wollte unbedingt

helfen, überschritt dabei jedoch sein eigenes Kompetenzniveau. Weder hatte er genügend Fachwissen, noch die
entsprechenden manuellen Fähigkeiten, noch war er der
Sprache ausreichend mächtig.

Er wusste, dass seine Ausbildung eine zusätzliche zeitliche
Belastung für die lokalen Ärzte darstellt und wollte diesen
Umstand durch Engagement kompensieren. Letztendlich
musste die Wunde jedoch durch den Oberarzt erneut untersucht und geöffnet werden, was keiner Zeitersparnis gleich-
kam. Es ist also absolut notwendig, sich schon frühzeitig,
am besten vor Annahme einer Aufgabe, zu fragen, ob man
dieser gewachsen ist und wo man ggf. Hilfe bekommen
kann. Falls keine Unterstützung verfügbar ist und sie sich
überfordert fühlen, sollten Sie solche Aufforderungen
freundlich, aber nachdrücklich ablehnen [200]. Ein von
Studenten der „Barts and The London School of Medicine
and Dentistry" geschriebener Quick Guide fasst diesen
Sachverhalt prägnant zusammen: „Remember that no care
is better than harm" [201]. Es ist keine Schande, fehlendes
Wissen bzw. fehlende Fähigkeiten einzugestehen. Als Student befindet man sich in der Ausbildungsphase, was man
jederzeit im Hinterkopf behalten muss.

> Selbst während des praktischen Jahres, also kurz vor Ende
> der studentischen Ausbildung, ist man formal gesehen noch
> kein Arzt und es besteht auch kein Anlass, so zu tun als ob.

Auch wenn man von Patienten oder dem Pflegepersonal
wie ein vollwertiger Arzt behandelt wird, darf man sich
unter keinen Umständen in diese Rolle drängen lassen

[202]. Gerade in armen Ländern mit schlechter medizinischer Versorgung stellt o. g. Situation zudem eine nicht tolerierbare Ressourcenverschwendung dar. Insbesondere sterile Einmalprodukte, Lokalanästhetika und Medikamente sind hier oft Mangelware. Der potenziell negative Einfluss internationaler Studenten in diesem Kontext wird jedoch in Untersuchungen immer wieder angedeutet und muss sehr ernst genommen werden [203].

Kommen wir auf unser konkretes Beispiel zurück, wird schnell klar, dass im Rahmen der fünf erfolgten Nähversuche eine große Menge an sterilen Materialen vergeudet wurde, was nun weitere ethischen Fragen aufwirft, da diese Materialien später im Rahmen der Versorgung anderer Patienten nicht zur Verfügung stehen [204]. Wer in dieser Situation seinen Teil zum Erfolg beitragen möchte, kann dies auf anderem Wege tun. So hätte der Student z. B. den Patienten für die Naht lagern und aufklären oder einem erfahreneren Kollegen seine Assistenz bei der Wundversorgung anbieten können. Auch das Miteinbeziehen der anwesenden Krankenschwestern wäre ratsam gewesen.

9.2 Notfälle und vital bedrohliche Situationen

Bei der zuvor beschriebenen Situation handelt es sich nicht direkt um eine vitale Bedrohung. Wie soll man sich aber während eines medizinischen Notfalls verhalten, bei dem das Leben eines Patienten akut gefährdet ist (z. B. eine ausgeprägte Blutung oder ein anaphylaktischer

Schock)? Diesbezüglich werden mitunter sehr kontroverse Diskussionen geführt und die Meinungen unterscheiden sich teilweise deutlich. Zunächst sollten Sie natürlich versuchen, erst gar nicht in solche Situationen zu kommen. Dies kann zum Beispiel durch kontinuierliche Supervision während eines Praktikums geschehen, indem Sie Ihren Betreuer nicht von der Seite weichen. Wer im Arztkittel auf eigene Faust auf Streifzüge durch die Notaufnahme geht, hat natürlich ein viel höheres Risiko in unangenehme Situationen zu kommen, die für einen Anfänger böse enden können.

Bereits zu Beginn Ihres Aufenthaltes sollten Sie mit Ihrem Betreuer besprechen, wie Sie sich in Notfallsituationen verhalten müssen. Idealerweise lassen Sie sich eine entsprechende Telefonnummer geben, unter der jederzeit qualifizierte Hilfe verfügbar ist. Dies ist jedoch gerade in Entwicklungsländern oder in unterbesetzten Häusern häufig nicht möglich. Kommt es zu einem Notfall und kein erfahrener ärztlicher Kollege steht zur Seite, sollten Sie zunächst so gut wie möglich Ruhe bewahren und folgende elementare Frage stellen: „Profitiert der Patient von meiner geplanten Intervention/Handlung oder verschlimmere ich die Situation dadurch sogar?" Dabei müssen auch mögliche Komplikationen bei Misslingen in Betracht gezogen werden. Eine allgemeingültige Aussage kann hier natürlich nicht getroffen werden, es bedarf der individuellen Abwägung jeder Situation. Neben dem eigenen Können spielen hier weitere Faktoren, wie z. B. die Ausstattung und Verfügbarkeit von Materialen, eine wichtige Rolle. In ihrem „Medical Electives Toolkit" fasst die British Medical Association die Situation folgendermaßen zusammen: „Students should not intervene where they are more likely to make matters worse. Where there is a reasonable likelihood however that an intervention can prevent or mitigate serious harm to a patient, then it can be appropriate to assist" [205]. Im Klartext heißt dies, dass bei annehmbarer Erfolgschance ein studentisches Eingreifen durchaus zu vertreten ist.

Sofern es jedoch die Möglichkeit gibt, zeitnah Hilfe durch einen erfahreneren Kollegen zu bekommen, sollte man in einer potenziell überfordernden Situation besser die Finger von einer eigenen Intervention lassen, um den Patienten nicht zu gefährden.

> Unter gar keinen Umständen dürfen solche Situationen als „Training der eigenen Fähigkeiten" genutzt werden.

Anzumerken ist noch, dass die Kompetenz nicht-ärztlichen Personals von Studenten unter solchen Gegebenheiten leider häufig unterschätzt wird. Jedoch kann die Hilfe einer erfahrenen Hebamme oder eines erfahrenen Krankenpflegers in kritischen Lagen Gold wert sein und sollte immer in Anspruch genommen werden. Rangordnungen oder sonstige Konzepte sind hier vollkommen irrelevant, es zählt lediglich das Wohl des Patienten. Ziel ist es, gemeinsam die Situation solange zu stabilisieren, bis professionelle Hilfe verfügbar ist. Abschließend sei an dieser Stelle noch erwähnt, dass unerwünschte Situationen, in die Sie als Student verwickelt sind, stets sauber dokumentiert und schriftlich festgehalten werden sollten. Dies kann später im Hinblick auf versicherungstechnische und juristische Fragen von Relevanz sein [206].

9.3   Wertschätzung und Integrität

Für medizinische Praktika im Ausland, egal wo auf der Welt, gelten im Umgang mit Patienten dieselben Regeln wie auch in Deutschland. Jeder Patient hat das Recht zu erfahren, dass Sie ein Student sind und Ihre universitäre Ausbildung noch nicht erfolgreich abgeschlossen haben. Dies sollte man bereits zu Beginn des Patientenkontaktes klar kommunizieren. Den Studentenstatus zu verschweigen, ist nicht nur unethisch, sondern kommt überdies auch einer Täuschung gleich. Selbst wenn auf dem Namensschild in Großbuchstaben „International Student" geschrieben steht, sollten Sie nochmals explizit darauf verweisen, da in vielen Teilen der Welt die Menschen nach wie vor keinen Zugang zu freier Bildung haben und somit weder lesen noch schreiben können.

Vor jedem Eingriff, sei es eine simple Blutentnahme oder eine Aszitespunktion, hat der Patient das Recht auf eine ausführliche und verständliche Aufklärung. Diese muss, wie auch bei uns, in einfacher Sprache über Nutzen und Risiken einer Untersuchung aufklären. Dies gilt es auch dann zu beachten, wenn sich die juristischen Rahmenbedingungen in dem Zielland grundlegend von den hiesigen unterscheiden. Leider gab es schon vereinzelte Berichte über Studenten, die Praktika in Ländern mit schlechter medizinischer Versorgungslage dazu genutzt haben, um ihre eigenen praktischen Fähigkeiten an mittellosen Patienten mit niedrigem Bildungsniveau zu „trainieren". Dies ist absolut verwerflich und unethisch. Sofern eine Untersuchung nicht zur Diagnose beiträgt bzw. keinen therapeutischen Effekt hat, ist diese zu unterlassen.

> Die eigene Ausbildung darf unter keinen Umständen über das Wohl des Patienten gestellt werden.

Das Einverständnis sollte auch im Rahmen eines Praktikums übrigens immer schriftlich eingeholt werden. Selbstverständlich gelten Diskretion und die ärztliche Schweigepflicht auch im Ausland.

9.4   Kulturelle Unterschiede und Werteorientierungen

Wer im Ausland einen Teil seiner Praktika absolviert, wird sehr schnell auf gänzlich andere Wertvorstellungen und Traditionen stoßen. Zwar gibt es bereits innerhalb Europas große Unterschiede, die Kontraste zwischen Europa bzw. Nordamerika und dem Rest der Welt sind jedoch noch deutlich höher. So sind Dinge, die deutschen Studenten selbstverständlich erscheinen, in anderen Ländern oft eher die Ausnahme. Dies betrifft zum Beispiel Themen wie die Autonomie des Patienten oder das Selbstbestimmungsrecht der Frau.

Im Umgang mit Patienten und deren Angehörigen kommt man nahezu automatisch immer wieder in Situationen, die man selbst als „nicht richtig" erachtet. Trotzdem empfiehlt es sich, diesen zunächst mit Offenheit, Feinfühligkeit und Respekt zu begegnen. So herrschen z. B. bezüglich der Arzt-Patienten-Beziehung in einigen Teilen der Welt nach wie vor sehr paternalistische Verhältnisse. Der Arzt fällt dabei nahezu allein die Entscheidung über die Therapie und das weitere Vorgehen bei einem Patienten. Dieser ist dabei gar nicht oder nur marginal beteiligt. Dies mag auf uns zunächst sehr befremdlich wirken, werden doch im Studium Werte wie Empathie und „Shared-decision-making" vermittelt.

Ein weiteres klassisches Thema stellen die Geschlechterrollen dar. Verglichen mit Deutschland gibt es auch hier in vielen Kulturen noch sehr große Unterschiede. In einigen Teilen der Welt ist es nach wie vor üblich, dass der Mann gesundheitliche Fragen „im Interesse" seiner Frau entscheidet, auch im Hinblick auf Themen wie Sexualität und bei gynäkologischen Fragestellungen. Hier trifft man schnell auf Situationen, die mit unseren Wertvorstellungen nicht vereinbar sind. Trotzdem gilt es auch hier, einen gesunden Mittelweg zwischen „Offenheit bzw. Akzeptanz" und kritischem Hinterfragen zu finden. Wer bereits am ersten Tag einer Famulatur lautstark gegen etablierte Verhältnisse protestiert, wird wenig Anklang und Unterstützung finden. Gerade zu Beginn eines Praktikums sollte man Kritik, wenn überhaupt, eher subtil und feinfühlig einfließen lassen. Dies gilt auch, wenn man explizit nach seiner Meinung gefragt wird.

Eine kritische Haltung ist jedoch gerade im Hinblick auf ethische Fragestellung von enormer Bedeutsamkeit.

Aufgaben, die man aus eigener Perspektive ethisch nicht vertreten kann (z. B., weil die Würde des Patienten dadurch verletzt wird), sollte man höflich, aber bestimmt ablehnen. Dies kann z. B. die Abtreibung eines Kindes betreffen, welche von der Familie gefordert wird, aber von der Mutter eigentlich gar nicht gewollt ist. Gerade bei schlechter Vorbereitung kann es hier mitunter zu traumatisierenden Erlebnissen und damit verbundenen Schuldgefühlen kommen, die unbedingt im Nachhinein (siehe auch Kap. 10) aufgearbeitet werden sollten [196].

Der Umgang mit kulturellen Unterschieden ist schwierig und erfordert Fingerspitzengefühl. An dieser Stelle ist noch ein im „Canadian Medical Association Journal" erschienener Artikel von Dr. Einterz erwähnenswert, welcher speziell auf kulturelle und ethische Aspekte im Rahmen von Praktika in Afrika eingeht [207]. Planen Sie hier einen Aufenthalt, stellt dieser Erfahrungsbericht eine exzellente erste Hilfestellung dar. Diejenigen, die sich intensiver mit der Materie beschäftigten möchten, sollten zudem einen Blick auf das Handbuch der ärztlichen Ethik („Medical Ethics Manual") des Weltärztebundes („World Medical Association") werfen [208]. Hiervon existiert auch eine ins Deutsche übersetzte, jedoch nicht bebilderte Version [209].

9.5 Administrativer Aufwand und Belastung des Gastgebers

Zu guter Letzt gilt es noch einen Blick auf die administrative Seite einer Famulatur bzw. eines PJ-Tertials zu werfen. Durch die Planung des Aufenthaltes entsteht

für die Gastuniversität bzw. das entsprechende Lehrkrankenhaus meist ein hoher administrativer Aufwand.
Dies beginnt bereits mit der großen Menge an Formularen, die ausgefüllt, geprüft und unterzeichnet werden müssen. Überdies muss für Sie als Famulant bzw. PJ-Student
ein passender Rotationsplan erstellt werden, der eine gute
Betreuung gewährleistet und Einblicke in verschiedene
Bereiche eines Faches gewährt. Zudem werden Zugangs-
daten für die verwendete Software, ein Badge, Essenskarten
und viele weitere Dinge benötigt. Den Hauptaufwand
stellt letztendlich jedoch die kontinuierliche Supervision
während eines Praktikums dar.

Daneben muss Ihnen ein regelmäßig verfügbarer
Ansprechpartner für offene Fragen zur Verfügung gestellt
werden. Gerade in Ländern mit medizinisch schlechter
Versorgung gibt es aber oftmals nicht ausreichend Personal, um die eigenen Leute gut auszubilden. Einen fremden Studenten, der im ungünstigsten Fall nicht einmal
die Landessprache spricht, in den stressigen Klinikalltag
gut zu integrieren, ist nicht einfach und mit viel zusätzlicher Arbeit verbunden. Immer mehr Kliniken gehen
deshalb dazu über, Gebühren für ein Praktikum zu verlangen (Abschn. 4.7). Wer z. B. an einer renommierten
Klinik in Boston famuliert und hierfür knapp 2000 US
Dollar pro Monat bezahlt, muss bezüglich des Aufwands
sicherlich kein schlechtes Gewissen haben. Wer allerdings
sein PJ-Tertial an einer ländlichen afrikanischen Klinik ableistet und dort sogar noch eine kostenlose Unterkunft gestellt bekommt, sollte sich umso mehr Gedanken
darüber machen, wie er den durch sein Praktikum entstehenden Aufwand für den Gastgeber reduzieren kann.

Der Faktor, den Sie selbst am besten beeinflussen können, ist natürlich die Sprache. Gerade wenn Sie der Landessprache nicht mächtig sind, müssen viele Informationen, z. B. im Rahmen einer Visite, extra für Sie ins Englische übersetzt werden. Dies frisst nicht nur Zeit, sondern unterbricht den Arbeitsfluss der Mitarbeiter. Je besser die Sprachkenntnisse und Kommunikationsfähigkeiten, desto weniger Arbeit entsteht für das Gegenüber. Hilfreiche Tipps finden sich hierzu im Abschn. 5.6. Sofern Sie die Landessprache einigermaßen sicher beherrschen, können Sie Ihrem Betreuer auch einen Teil der Arbeit (z. B. Anamnesegespräche) abnehmen. Dadurch sind Sie nicht nur besser in den Klinikalltag eingebunden, es bleibt häufig auch mehr Zeit für das Teaching.

Daneben spielt die Arbeitseinstellung eine wichtige Rolle. Wer im Rahmen der morgendlichen Visite oder Frühbesprechung regelmäßig eine Stunde Unterricht bekommt, sollte sich z. B. nicht zu schade sein, auch mal einen Botengang zum Kliniklabor zu machen. Allgemein gilt:

> Je mehr Arbeit Sie Ihrem Betreuer abnehmen (meist kleine und eher unbeliebte Aufgaben wie Laboranforderungen, Blutentnahmen, Schellong-Tests etc.), desto mehr Zeit hat dieser für Sie.

Dennoch sollte man sich immer wieder vergegenwärtigen, dass die Patientenversorgung an erste Stelle steht, erst danach kommt die medizinische Ausbildung. In Erfahrungsberichten kritisieren deutsche Studenten zudem immer wieder, dass die lokalen Studenten bevorzugt behandelt werden würden.

Hierzu sei gesagt, dass Sie als Gaststudent die entsprechende Klinik nach wenigen Wochen wieder verlassen werden, die heimischen Studenten jedoch potenziell später dort arbeiten. Es ist also völlig normal, dass z. B. für einen nigerianischen Arzt die Ausbildung der eigenen Studenten, die später auch in Nigeria arbeiten, an erster Stelle stehen sollte. Dies ist darum auch eine Investition in die eigene Zukunft. Als Gaststudent ist man eben „Gast" und muss dies auch ein Stück weit akzeptieren.

Abschließend sei noch erwähnt, dass man erst im Rahmen mehrerer Auslandsaufenthalte langsam ein Gespür dafür entwickelt, wie man sich am besten einbringt und aus medizinischer Perspektive aus einem Praktikum am meisten mitnimmt. Neben Geduld und Neugier ist gerade bei Auslandsaufenthalten auch immer viel Eigeninitiative gefragt, da z. B. in vielen Ländern die Famulatur ein gänzlich unbekanntes Konzept darstellt. Zudem werden Sie spätestens nach dem Studium, sobald Sie Ihren ersten eigenen Studenten betreuen, merken, wie schwierig es ist, dies neben der Arbeit noch unter einen Hut zu bringen. Gerade gegenüber Berufsanfängern sollten Sie deshalb immer Nachsicht haben, diese stehen besonders unter Druck. Die Anforderungen an das ärztliche Personal wachsen ständig und es ist schwer, diesen jederzeit voll gerecht zu werden.

10

Systematische Nachbereitung

10.1 Debriefing

Ein Auslandspraktikum sollte retrospektiv systematisch aufgearbeitet werden (sogenanntes „Debriefing") [210–212].
Das erhöht nicht nur den Lerneffekt, sondern bietet Studenten ein Forum, um sich über das Erlebte auf verschiedenen
Ebenen auszutauschen [213]. Oft erfolgt eine Nach-
besprechung bzw. Aufarbeitung leider nur im Rahmen
von Praktika, die durch Organisationen oder Universitäten
organisiert wurden. Wer eine Famulatur bzw. ein PJ-Tertial
auf eigene Faust organisiert hat, kommt häufig nicht in den
Genuss einer strukturierten Nachbereitung. Laut einer australischen Studie werden zudem Programme zur systematischen
Aufarbeitung von den Universitäten viel zu selten angeboten
oder Studenten nehmen nur sporadisch daran teil [214].

© Springer-Verlag GmbH Deutschland, ein Teil von
Springer Nature 2018
M. Storz, *PJ und Famulatur im Ausland,* Springer-Lehrbuch,
https://doi.org/10.1007/978-3-662-57657-1_10

Dabei ist es wichtig, sich nach einem Praktikum mit anderen Studenten auszutauschen. Hierbei geht es selbstverständlich nicht nur um positive Erfahrungen, sondern auch um negative und belastende Erlebnisse [210]. Letztere sollten besonders sorgfältig und ausführlich besprochen werden, nur so kann man Dinge im Rahmen weiterer Praktika besser machen bzw. sich in unangenehmen Situationen in Zukunft passender verhalten. Nach Dismukes et al. ist die Fähigkeit der kritischen retrospektiven Analyse Grundvoraussetzung für Studenten, um über das Niveau einer Basisausbildung hinaus zu wachsen [211]. Im Rahmen einer systematischen Aufarbeitung können dabei verschiedenste Fragen diskutiert werden. Dies betrifft neben dem medizinischen Lernerfolg hauptsächlich Fragen zur persönlichen Entwicklung.

Was haben Sie über sich selbst gelernt? Sind Sie durch den Aufenthalt flexibler bzw. anpassungsfähiger geworden? Wo sehen Sie Defizite? Gibt es eine Situation, die Ihnen nachdrücklich in Erinnerung bleiben wird? Haben Sie in einer Situation falsch oder unpassend reagiert? Wie hat sich Ihre Perspektive auf das deutsche Medizinstudium und die Krankenversorgung hierzulande verändert? Hat Ihr absolviertes Praktikum einen Einfluss auf Ihre Zukunftspläne und Karriereziele?

Wer sich diese Fragen nach einem Praktikum stellt, entwickelt häufig nochmals eine ganz andere Perspektive auf das Erlebte. Man lernt sich sozusagen von einer „anderen Seite" kennen, denn gerade im straff organisierten Medizinstudium geht es häufig nur noch um das Sammeln von Unterschriften und Scheinen. Eine systematische Nachbereitung kann zudem beim Wiedereinleben nach einem längeren Auslandsaufenthalt helfen. Wer auch negative Aspekte ausreichend und kritisch beleuchtet, kann im Rahmen einer systematischen Aufarbeitung mit Dingen und Erlebnissen „abschließen". Wer hingegen nicht kritisch über Erlebnisse reflektiert, lässt sich vielleicht durch negativen Erfahrungen entmutigen und verzichtet in Zukunft auf weitere Praktika. So bedeutet entgegen der weit verbreiteten Meinung vieler Medizinstudenten ein Praktikum mit niedrigem Lernerfolg nicht automatisch „verschwendete" Zeit.

Die Aufarbeitung geschieht oft in Kleingruppen unter erfahrener Supervision. Dabei handelt es sich meist um eine oder mehrere Personen, die in der Vergangenheit schon mehrere Aufenthalte koordiniert haben. Die Abläufe sind dabei höchst unterschiedlich, neben Gesprächen können z. B. Poster oder Präsentationen einzelner Studenten gezeigt werden, über die dann im Anschluss diskutiert wird. Wird Ihnen ein entsprechendes Programm oder Treffen angeboten, sollten Sie dieses Angebot auf keinen Fall ausschlagen. Hier entstehen zudem häufig gute Kontakte und man kann neue Inspiration für zukünftige Praktika erhalten.

Für den Fall, dass es dieses Angebot nicht gibt, haben Sie auch andere Möglichkeiten. So können Sie solch ein Treffen gegebenenfalls selbst organisieren, z. B. zu Semesterbeginn nach einer Famulaturperiode. Dies kann ganz informell mit Freunden und Kommilitonen bei einer Tasse Kaffee und Keksen geschehen. Jedem Teilnehmer sollte die Möglichkeit gegeben werden, eine für ihn unangenehme Situation (z. B. im Umgang mit Patienten, Fehlverhalten durch Kollegen, eine Nadelstichverletzung etc.)

zu schildern. Danach kann in der Gruppe erörtert werden, wie die anderen Kollegen reagiert hätten bzw. gemeinsam nach Lösungen gesucht werden. Natürlich ist es hier besonders vorteilhaft, wenn auch Studenten aus höheren Semestern anwesend sind, die bereits mehr klinische Erfahrung gesammelt haben.

Eine weitere Möglichkeit besteht im Verfassen eines Erfahrungsberichtes. Wer seine Erlebnisse und Eindrücke zu Papier bringt, reflektiert über seinen Aufenthalt und hat so die Möglichkeit, sich nochmals mit positiven und negativen Aspekten des Aufenthaltes auseinander zu setzen. Von einem guten Erfahrungsbericht profitiert natürlich besonders die kommende Generation an Medizinstudenten. Diesen kann man in einer der vielen Erfahrungsberichtdatenbanken online stellen. Für Teilnehmer an manchen Austauschprogrammen ist das Schreiben eines Berichtes teilweise sogar verpflichtend. Manche Organisationen entlohnen die Einreichung eines Berichtes.

10.2 Der eigene Erfahrungsbericht

Worauf kommt es nun bei einem guten Erfahrungsbericht an? Sofern Sie Ihren Aufenthalt nicht selbst organisiert haben, sollten Sie zunächst prüfen, ob eine bestimmte Formatvorlage gefordert wird? Häufig gibt es Anforderungen an die Mindestlänge des Berichts und z. B. an die Gliederung. Zudem ist ein chronologischer Aufbau (von der Idee über die Bewerbung bis hin zum Praktikum selbst) ratsam.

Zuerst sollte ein grober Überblick über die Art des Praktikums (Famulatur, Praktisches Jahr, Forschungsaustausch, Global-Health Elective etc.) und die Eckdaten (Dauer, Zeitraum etc.) gegeben werden, ergänzt um die Fachrichtung und die jeweilige Station. Darüber hinaus ist es für den Leser besonders interessant, wie Sie an den Praktikumsplatz gekommen sind.

Danach empfiehlt sich eine kurze Einleitung, in der Sie Ihre Motivation für Ihren Auslandsaufenthalt darlegen. Warum haben Sie gerade in diesem bestimmten Land bzw. dieser Institution ein Praktikum absolviert? Wie sind Sie darauf aufmerksam geworden und wie haben Sie sich beworben?

Bei der Beschreibung des Bewerbungsverfahrens empfiehlt es sich, Angaben zur Bearbeitungsdauer und zur Verlaufszeit zu machen. Auch Angaben zu den Bewerbungskosten und sonstigen Formalitäten (benötigtes Visum, Versicherungen, etc.) sind für den Leser hilfreich. Musste eine Teaching Fee entrichtet werden und welche zusätzlichen Kosten kamen auf Sie im Rahmen der Bewerbung zu? Haben Sie rechtzeitig eine Zusage bekommen und wie zufriedenstellend lief die Korrespondenz? Bei bezahlten Praktika ist auch die Höhe des Gehalts interessant, die Angabe aber natürlich kein Muss. Auch Angaben zu sonstigen Vergütungen (kostenlose Unterkunft, freie Mahlzeiten in der Kantine, kostenloser Parkplatz etc.) sind hier aufschlussreich.

Anreise und Unterkunft stellen den nächsten Punkt dar. Haben Sie eine Unterkunft über Ihre Gastuniversität/ Klinik etc. bezogen? Wenn ja, würden Sie diese weiterempfehlen und gibt es Dinge, auf die unbedingt geachtet werden muss (z. B. nur Doppelzimmer verfügbar, Ausgangssperre ab einer bestimmten Uhrzeit etc.). Wie ist das Preis-Leistungs-Verhältnis zu beurteilen und wie zufrieden sind Sie mit Ihrem Zimmer gewesen?

Das zentrale Element eines Erfahrungsberichtes stellen natürlich der Inhalt des Praktikums und Angaben zur Klinik dar. Wodurch zeichnet sich letztere aus? Wie groß ist die Klinik, gibt es Schwerpunkte oder einen besonderen Fokus? In welcher Abteilung haben Sie Ihr Praktikum absolviert und welche Tätigkeiten haben Sie übernommen? Gab es ein strukturiertes Curriculum für Sie und wurden Sie gut in das Team integriert? Sind Sie auf andere Studenten gestoßen und welche Veranstaltungen und Programmpunkte, Abteilungen etc. können Sie besonders empfehlen? Wie gut war Ihre Betreuung und wie hoch der Lerneffekt? Wurde regelmäßiger Studentenunterricht gewährleistet? Hatten Sie die Möglichkeit unter Supervision eigene Patienten zu betreuen? Gab es regelmäßig die Möglichkeit sich mit anderen Kollegen auszutauschen und zu Mittag zu essen?

Neben inhaltlichen Angaben sind auch Informationen zu den Rahmenbedingungen interessant. Wie lief die Kommunikation ab und welche Sprachkenntnisse wurden benötigt? Musste eigene Arbeitskleidung mitgebracht werden oder wurde diese in ausreichender Menge vom Arbeitgeber zur Verfügung gestellt? Auch Angaben zu den Arbeitszeiten und zu eventuell anfallenden Diensten sind hilfreich? Gab es Probleme bei der Anerkennung des Praktikums?

Abschließend sollten Sie zumindest noch kurz auf landesspezifische und kulturelle Gegebenheiten eingehen.

Worauf muss besonders geachtet werden und was gilt es zu vermeiden? Ein prägnantes und kritisches Fazit am Ende des Erfahrungsberichtes ist für den Leser besonders interessant. Würden Sie Ihr Praktikum weiterempfehlen und falls nein, warum nicht? Eine differenzierte Betrachtungsweise ist hierbei obligat. Dies bedeutet, dass man sein Praktikum mit anderen Erfahrungen vergleicht und eine realistische Bewertung abgibt. Wer in einer ländlichen Klinik in einem ressourcenarmen Land mit eingeschränkter medizinischer Versorgung famuliert, wird nicht auf die gleichen Hygienestandards wie in Deutschland treffen und sollte dies entsprechend auch bei der Bewertung berücksichtigen.

Eine Liste mit hilfreichen Ressourcen, die während Ihres Aufenthaltes von großen Nutzen waren, rundet einen guten Erfahrungsbericht ab. Beachten Sie, dass Postadressen, Telefonnummern und E-Mailadressen sich häufig ändern. Es lohnt sich deshalb, zunächst seinen Ansprechpartner nur namentlich zu nennen. Ohnehin sollten Sie genaue Kontaktdaten nicht ohne dessen Zustimmung online stellen. Wer möchte, kann seinen Erfahrungsbericht zudem noch mit einem oder mehreren Fotos aufwerten. Achten Sie auch hier auf den Datenschutz. Eine Checkliste mit den wichtigsten Informationen, die jeder Bericht enthalten sollte, findet sich in Abschn. 12.2.

11

Forschungsaufenthalte. Summer Schools. Global- und Public-Health-Projekte

Neben Famulaturen und dem PJ gibt es eine Vielzahl weiterer Möglichkeiten, als Medizinstudent ins Ausland zu kommen. Die bekannteste Option ist sicherlich ein **Erasmus-Aufenthalt**, der allerdings an eine Mindestaufenthaltsdauer von drei Monaten geknüpft ist [215]. Unter den kürzeren Alternativen gewinnen insbesondere kurzzeitige Forschungsaufenthalte („**Short-term Research Electives**") immer mehr an Popularität. Ähnlich einer Famulatur geht man hierbei als Medizinstudent ins Ausland, um sich für einen kurzen Zeitraum einer Forschungsgruppe anzuschließen. Unter Supervision arbeitet man dann an einer meist sehr spezifischen Fragestellung. Häufig ist die Arbeit auf Labortätigkeiten beschränkt, allerdings gibt es auch Projekte mit eher klinisch orientierten Fragestellungen. Ziel ist es dabei, die Grundzüge des wissenschaftlichen Arbeitens zu

© Springer-Verlag GmbH Deutschland, ein Teil von Springer Nature 2018
M. Storz, *PJ und Famulatur im Ausland,* Springer-Lehrbuch,
https://doi.org/10.1007/978-3-662-57657-1_11

erlernen. Darüber hinaus könnten die Ergebnisse am Ende in Form eines Posters, eines Kurzvortrages oder im Idealfall im Rahmen einer Peer-Review-Publikation in einer medizinischen Fachzeitschrift präsentiert werden.

„**Research Electives**" sind insbesondere für diejenigen interessant, die prinzipiell ein Interesse an Forschung haben und z. B. an der Schnittstelle zwischen klinischer Medizin und Forschung arbeiten möchten. Auch für Studenten mit Interesse an einer akademischen bzw. universitären Karriere und dem Wunsch sich später ggf. zu habilitieren, bietet diese Art von Praktikum eine gute Möglichkeit einen ersten Kontakt mit verschiedenen Forschungsgruppen zu knüpfen.

Forschungsaufenthalte sind keine Zulassungsvoraussetzung zum zweiten Abschnitt der ärztlichen Prüfung, sondern rein fakultativ. Dadurch sind sie häufig auch nicht an einen bestimmten Zeitraum gebunden und können theoretisch auch während des Semesters gemacht werden. Dies ist insbesondere dann interessant, wenn man auf einen erneuten Prüfungstermin warten muss oder in einem Freisemester doch ein wenig Beschäftigung sucht.

Wer sein Studium in Regelstudienzeit absolviert, verliert unter Umständen durch einen mehrwöchigen Forschungsaufenthalt ein Semester, was aber, je nach späterem Karriereweg, kein Hindernis darstellen sollte. Gerade Aufenthalte an renommierten Universitäten in Nordamerika oder innerhalb Europas werten den Lebenslauf stark auf. Dies ist insbesondere im Hinblick auf die stark umkämpften Stellen in der naturwissenschaftlichen Forschung sicherlich ein großer Vorteil und kann Ihnen bei einem Quereinstieg helfen.

Bezüglich des Bewerbungsablaufs gibt es viele Ähnlichkeiten zu normalen Praktika. Neben den gängigen Unterlagen (Lebenslauf, Zeugnisse, etc.) ist vor allem ein überzeugendes Motivationsschreiben entscheidend. Zu den in Deutschland bekanntesten Programmen zählen der „Forschungsaustausch" der BVMD und das „RISE-Programm" (Research Internships in Science and Engineering) [216]. Natürlich kann man sich einen entsprechenden Aufenthalt auch selbst organisieren und sich direkt bei der Wunschuniversität oder Institution bewerben. Praktika in Kanada und den USA sind dabei besonders beliebt, aber die Konkurrenz, speziell aus Indien und den asiatischen Ländern, sehr hoch.

Einige Universitäten bieten Forschungspraktika direkt auf ihrer Homepage an, bei anderen wiederum lohnt es sich, den Leiter einer Forschungsgruppe direkt zu kontaktieren. Gerade wer ein Praktikum an einer renommierten Universität wie z. B. der „Johns Hopkins School of Medicine" oder dem „Memorial Sloan Kettering Cancer Center" absolvieren möchte, sollte zudem über entsprechende Referenzen verfügen [217, 218]. Dabei handelt es sich nur um zwei ausgewählte Beispiele, es gibt jedoch eine Vielzahl an Institutionen und Universitäten weltweit, die ähnliche Programme anbieten. Mittels Suchmaschine und dem Begriff „Research Elective" wird man zumeist schnell fündig. Eine weitere Möglichkeit besteht darin, über den eigenen Doktorvater oder die eigene Forschungsgruppe erste Kontakte ins Ausland zu knüpfen.

Wer sich genauer mit der Materie beschäftigten möchte, sollte sich unbedingt den Kurzleitfaden „How to get involved with undergraduate research" von John H. McCullough von der Newcastle Universität anschauen [219]. Ebenfalls empfehlenswert ist ein vor einiger Zeit im „Student BMJ" erschienener Artikel von Katherine Bettany zur Rolle von Medizinstudenten in der Forschung [220].

Wenn Sie bereits anderweitig promoviert haben (z. B. in Form eines Ph.D.-Titels) kommt auch ein Forschungsaufenthalt im Ausland als Postdoktorand (Post-Doc) in Betracht. Die Dauer entsprechender Programme liegt aber zumeist deutlich über der eines gängigen ein- bzw. zweimonatigen Research Electives.

Neben Forschungsaufenthalten gibt es noch eine Vielzahl weiterer Möglichkeiten, insbesondere in den Gebieten „Global und Public Health".

Auch diese sind rein fakultativ und bieten die Möglichkeit, über den Tellerrand des Medizinstudiums hinauszuschauen. Die Bewerbung erfolgt hier ebenfalls entweder individuell oder über organisierte Programme wie z. B. dem „Public-Health-Austausch" der BVMD [221].

Eine weitere Möglichkeit eines jedoch eher kürzeren Auslandsaufenthaltes stellen die sog. **„Summer Schools"** dar. Der aus dem angloamerikanischen stammende Begriff umfasst zumeist symposiumsartige Kurse, die der beruflichen bzw. privaten Fort- und Weiterbildung dienen. Im Gegensatz zu einer Famulatur enthalten diese nicht unbedingt einen klinischen Teil am Patientenbett. Unter Umständen bestehen diese hauptsächlich aus Vorträgen, Diskussionen und Workshops. Auch das Thema muss nicht zwangsläufig rein medizinischer Natur sein. Der Fokus kann ggf. auch auf einer anderen Fachrichtung liegen (z. B. Psychologie). In einigen Fällen kann eine Summer School mit einer 14-tägigen Famulatur kombiniert werden. Dies wird Ihnen dann entsprechend als einmonatige Famulatur in der jeweiligen Fachrichtung bestätigt.

Summer Schools werden auch in Deutschland immer populärer und umfassen Zeiträume von wenigen Tagen bis zu mehreren Wochen. Um die Teilnahme müssen sie sich zumeist schriftlich bewerben. Hier reichen eine aktuelle Immatrikulationsbescheinigung, ein Lebenslauf und ein Motivationsschreiben. Einige Institutionen vergeben die verfügbaren Plätze nach Reihenfolge der Anmeldungen.

> Also schnell sein!

Zudem gibt es oft die Möglichkeit, sich um ein zusätzliches Reisestipendium zu bewerben, das die Kosten für Anreise und Unterkunft größtenteils abdeckt.

Summer Schools werden von immer mehr Universitäten und Fachgesellschaften angeboten. Als Beispiele seien exemplarisch die Summer Schools der deutschen Gesellschaft für Unfallchirurgie, der deutschen Gesellschaft für Angiologie, der deutschen Gesellschaft für Allgemeinmedizin und Familienmedizin und die der deutschen Gesellschaft für Endokrinologie genannt [222–225]. Ähnliche Veranstaltungen werden von vielen Einrichtungen angeboten. Zumeist finden sich entsprechende Aushänge im zuständigen Studiendekanat, in den einzelnen Kliniken und in der Bibliothek. Viele Fachgesellschaften informieren zudem auch online über anstehende Veranstaltungen.

Auch wenn die Teilnahme an einer Summer School aufgrund des kurzen Zeitraums oder des Inhalts ggf. nicht als Famulatur anerkannt werden kann, sollten Sie eine Teilnahme bei Interesse an der Thematik trotzdem in Erwägung ziehen. Diese bieten oft eine individuelle Betreuung, die Chance auf Gespräche mit Experten der jeweiligen Fachrichtung und einen Blick über den Teller-rand des eigenen Studiums hinaus. Diesbezüglich sind vor allem Kurse außerhalb der Medizin sehr interessant. Zur Finanzierung sei auf Kap. 6 verwiesen; auch hier gibt es häufig viele Fördermöglichkeiten. Die Teilnahme an einer Summer School ist insbesondere für diejenigen interessant, die keinen längeren Auslandsaufenthalt wünschen oder erstmal „klein" anfangen wollen. In einigen Fällen sind die Programme auch mit der Möglichkeit an der Teilnahme eines Sprachkurses verbunden, was für viele Studenten eine zusätzliche Motivation darstellt.

12

Hilfreiche Ressourcen

Dieses Kapitel listet verschiedene Informationsquellen, die Ihnen im Rahmen des Auslandsaufenthaltes, aber auch generell während der Studentenzeit von Nutzen sein können. Diese beinhalten neben Internetseiten auch Bücher und andere Medien. Die Nutzung ist, sofern nicht ausdrücklich vermerkt, kostenfrei.

12.1 Fachzeitschriften für Medizinstudenten

„Student BMJ" ist die wohl bekannteste Fachzeitschrift für Medizinstudenten und wird von der British Medical Journal Gruppe herausgegeben; sie erscheint in regelmäßigen Abständen seit 1992 [226, 227]. Es handelt sich dabei um

© Springer-Verlag GmbH Deutschland, ein Teil von Springer Nature 2018
M. Storz, *PJ und Famulatur im Ausland,* Springer-Lehrbuch,
https://doi.org/10.1007/978-3-662-57657-1_12

eine der ersten internationalen Fachzeitschriften für Medizinstudenten, die Themen über das Studium, den Berufseinstieg und die Medizinwelt beinhaltet. Besonders lesenswert sind die Rubriken „Clinical" und „Careers" mit vielen interessanten Artikel rund um den Arztberuf und den damit verbundenen Karriereoptionen. Um auf alle Artikel zugreifen zu können, muss ein Account erstellt werden. Überdies besteht die Möglichkeit, selbst Artikel einzureichen.

Das „Australian Medical Student Journal" (AMSJ) gehört ebenfalls zu den bekanntesten Fachzeitschriften speziell für Medizinstudenten [228]. Seit dem Jahr 2009 erscheint es zwei Mal jährlich. Auch hier stammt ein Großteil der publizierten Artikel von Studenten. Der Fokus liegt auf Originalarbeiten und Reviews. Um einen Artikel einreichen zu können, muss man an einer australischen Universität eingeschrieben sein.

Daneben gibt es eine Reihe weiterer Fachzeitschriften, an deren Entstehung Medizinstudenten maßgeblich beteiligt sind. Hier ist vor allem das jährlich mehrfach herausgegebene „University of Toronto Medical Journal" zu nennen [229]. 1923 gegründet, ist es Kanadas älteste Fachzeitschrift, die von Studenten herausgegeben wird. Auch hier besteht die Möglichkeit, selbst Artikel einzureichen. Zudem sind noch das zweimal jährlich erscheinende „Dalhousie Medical Journal" und das „University of Ottawa Journal of Medicine" erwähnenswert [230, 231]. Letzteres erscheint bilingual und enthält sowohl englischsprachige als auch französischsprachige Fachartikel. Eine lesenswerte Übersichtsarbeit zum Thema „Medical Student Journals" wurde vor kurzem im E-Journal „Education for Health: Change in Learning and Practice" veröffentlicht [232].

Abschließend sei noch die Onlineplattform „The Medical Student" genannt, auf der wöchentlich interessante Artikel rund um das Medizinstudium sowie um Themen wie Ausbildung und Gesundheitspolitik veröffentlicht werden [233].

12.2 Checklisten

Die Checklisten dieses Abschnitts dienen zur Vorbereitung Ihres Aufenthaltes und sollen unter anderem die Planung erleichtern. Diese reichen von einer Kostenberechnung des Aufenthaltes bis hin zum Inhalt einer soliden Reiseapotheke. Ein Anspruch auf Vollständigkeit wird nicht erhoben.

Checkliste: Bewerbung/Formalia (Tab. 12.1)
Folgende Liste gibt einen Überblick über die in Abschn. 4.5 aufgeführten Dokumente. Beachten Sie, dass nicht für jeden Praktikumsplatz alle Unterlagen benötigt werden und die Liste je nach Destination etwas angepasst werden muss. Generell gilt:

> Je größer und renommierter die Wunschklinik, desto mehr Nachweise werden in der Regel gefordert.

Achten Sie beim E-Mailversand auf saubere und gut lesbare Scans (Scanauflösung von mindestens 300 DPI). Alle offiziellen Dokumente (Dean's Letter, Transcript of Records, etc.) sollten von Ihrer Universität gestempelt werden. Hierzu wendet man sich am besten an das Studiendekanat.

Tab. 12.1 Checkliste Bewerbung/Formalia

Dokument	Vorhanden?
Anschreiben	
Motivationsschreiben	
Tabellarischer Lebenslauf	
Offizielles Empfehlungsschreiben des Dekans der Heimatuniversität (Dean's Letter) mit Stempel und Unterschrift	
Empfehlungsschreiben	
Leistungsnachweise bzw. Notenspiegel (Transcript of Records)	
Aktuelle Immatrikulationsbescheinigung	
Gesundheitseignung und Impfnachweise	
Fremdsprachennachweise	
Polizeiliches Führungszeugnis	
Versicherungsnachweise (Krankenversicherung, Berufshaftpflicht)	
Zahlungsbestätigung (Administration Fee, Teaching Fee)	
Landesspezifische Dokumente (z. B. USMLE-Nachweis bei einem Aufenthalt in den USA)	
Sonstige Dokumente (MRSA-Test, Tuberkulose-Screening, Confidentiality Agreement, Drug Screening, Nachweis über ausreichend finanzielle Mittel, etc.)	

Checkliste: Orientierender Zeitplan (Tab. 12.2)

Der folgende Zeitplan dient als orientierende Hilfestellung, wann man welche Dinge im Rahmen der Organisation in Angriff nehmen sollte. Die Organisation ist letztendlich jedoch stark von der Art des Praktikums (Famulatur oder PJ-Tertial), der Dauer und der Vorerfahrung abhängig. Wer bereits im Rahmen eines vorherigen Auslandsaufenthaltes Dokumente und Referenzen gesammelt hat, muss diese „nur" aktuell halten und nicht komplett bei null anfangen.

Tab. 12.2 Checkliste: Orientierender Zeitplan

	Erledigt?
Phase I: Orientierungsphase (ca. 12–24 Monate vor Praktikumsbeginn)	
Recherche und Orientierung. Ziel bestimmen. In Frage kommende Kliniken und Universitäten sichten. Erfahrungsberichte lesen	
Zeitraum und Dauer (inklusive Alternativdaten) festlegen	
Bewerbungsablauf recherchieren. Gibt es eine Bewerbungsfrist? Welche Dokumente werden benötigt? Welche Kosten kommen auf mich zu? Wer ist mein primärer Ansprechpartner bei der Organisation?	
Phase II: Entscheidungsfindung und Bewerbungsphase (12–18 Monate vor Praktikumsbeginn)	
Entscheidungsfindung. Favoritenliste erstellen und, je nach Zulassungsvoraussetzungen, gezielt Plätze anfragen	
Bewerbung schreiben (Letter of Motivation, CV etc.)	
Parallel weitere benötigte Dokumente besorgen (Referenzschreiben, Sprachnachweise, Gesundheitsnachweise, etc.)	
Phase III: Zusage (ca. 6 bis 12 Monate vor Praktikumsbeginn)	
Bei erhaltener schriftlicher Zusage den gewünschten Platz bestätigten und andere Plätze absagen	
Anfallende Gebühren rechtzeitig überweisen. Praktikumsverträge unterschreiben. Weitere Formalitäten klären	
Rücksprache mit dem Landesprüfungsamt bezüglich Anerkennung von Studienleistungen halten	
Falls notwendig parallel Sprachkurs organisieren. Gerade bei Kursen, die über die Universität angeboten werden, auf die Anmeldefrist achten!	

(Fortsetzung)

Tab. 12.2 (Fortsetzung)

	Erledigt?
Phase IV: Vorbereitung (ca. 3 bis 9 Monate vor Praktikumsbeginn)	
Teilnahme an Sprachkursen und sonstigen Vorbereitungskursen	
Finanzierung überprüfen. Auslands-Bafög beantragen. Stipendienmöglichkeiten sichten	
Visum beantragen	
Anreise planen und ggf. Flüge oder andere Tickets buchen	
Wohnungssuche beginnen. Unterkunft organisieren. Frühzeitig Wohnheime anfragen	
Impfstatus rechtzeitig überprüfen	
Versicherungsstatus überprüfen	
Internationalen Studentenausweis und Führerschein besorgen	
Verträge kündigen. Eigene Wohnung bzw. eigenes Zimmer untervermieten	
Falls bereits bekannt: zukünftigen Betreuer anschreiben und sich vorstellen	
Phase V: finale Vorbereitung	
Siehe Checkliste: „Vor der Abreise"	

Erfahrungsgemäß sollte man sich bei fehlender Vorerfahrung spätestens ein Jahr vor Praktikumsbeginn um die Bewerbung kümmern. Bei besonders beliebten Zielen, wie z. B. bei einem PJ-Tertial in der Schweiz, sollte man bis zu zwei Jahre Vorlaufzeit einplanen. Die Übergänge der einzelnen Phasen sind fließend, einige Institutionen verschicken Zusagen zudem erst ca. drei Monate vor Praktikumsbeginn, was eine frühzeitige Planung erschwert und Flexibilität erfordert.

Checkliste: Vor der Abreise (Tab. 12.3)

Was ist vor der Abreise zu beachten? Folgende Checkliste gibt einen Überblick über die wichtigsten Erledigungen vor dem Auslandsaufenthalt. Je nach Dauer und Umfang eines Aufenthaltes muss die Liste natürlich an die eigenen Bedürfnisse und Bedingungen angepasst werden.

Checkliste: Reiseapotheke (Tab. 12.4)

In diesem Abschnitt finden Sie eine Liste von Medikamenten und sonstigen Dingen, die in einer guten Reiseapotheke nicht fehlen sollten. Die Liste ist ggf. an das

Tab. 12.3   Checkliste: Vor der Abreise

Erledigungen vor dem Auslandsaufenthalt	Erledigt?
Wohnung	
Was passiert mit meiner Wohnung? Untermieter organisieren oder Vertrag kündigen und Hausrat einlagern	
Wer kümmert sich um meine Post? Nachsendeantrag bei der Post stellen bzw. Posteingang mit Nachbarn und Freunden klären	
Wer kümmert sich um mein Inventar (Pflanzen etc.) und sieht regelmäßig nach dem Rechten? Wer kümmert sich um mein Haustier?	
Anrufbeantworter einrichten	
Verträge und Abonnements	
Verträge kündigen oder einfrieren (Internet, Telefon, Handy; Strom und Wasser; Fitnessstudio, Zeitschriften, Online-Abonnements, GEZ, Vereinsmitgliedschaften, KFZ etc.)	
Formales	
Wohnsitz abmelden oder ummelden	
Neue Adresse bei der Heimatuniversität und beim LPA registrieren	

Tab. 12.4 Checkliste: Reiseapotheke

	Eingepackt?
Medikamente	
Dauermedikation (z. B. L-Thyroxin, Kontrazeptiva etc.)	
Analgetika und Antiphlogistika (z. B. Ibuprofen, Paracetamol)	
Antidiarrhoika (z. B. Loperamid, Kohletabletten)	
Antihistaminika bei Allergien (z. B. Cetirizin)	
Antiemetika gegen Reiseübelkeit und Erbrechen (z. B. Vomex)	
Antiseptika (z. B. Povidon-Jod)	
Hypnotika (z. B. Zolpidem)	
Sonstige (ggf. HIV-PEP, abschwellendes Nasenspray, Lutschtabletten, Augen- bzw. Ohrentropfen etc.)	
Sonstiges	
Pflaster, Verbandsmaterial, ggf. Fieberthermometer	
Desinfektionsmittel, Hygienetücher	
Sonnenschutz (z. B. Sonnencreme, Sonnenbrille etc.)	
Repellentien	
Ohrenstöpsel, Schlafmaske	

Zielland und die dortige medizinische Versorgung anzupassen. Achten Sie bei Flugreisen unbedingt auf die korrekte Verpackung und die landesspezifischen Einfuhrbedingungen.

Checkliste: Gepäck (Tab. 12.5)

Abhängig von Zielland, Aufenthaltsdauer und Geschlecht muss die folgende Gepäckliste den Gegebenheiten angepasst werden. An dieser Stelle sei erneut auf die teils sehr strengen Dresscodes in manchen Kliniken hingewiesen. Unbedingt entsprechend den Koffer packen!

Tab. 12.5 Checkliste: Gepäck

	Eingepackt?
Papiere, Dokumente	
Ausweis und Reisepass (inklusive Kopien)	
Tickets und Visum (inklusive Kopien)	
Bargeld, Kreditkarte, Travelers Checkes	
Praktikumsdokumente (Kopie des Vertrags, Kopie Curriculum, Gesundheitsnachweise) und Vordrucke (Praktikumsbescheinigung, etc.)	
Adressliste (Universität, Unterkunft, Kontaktdaten von zuhause etc.).	
Falls notwendig: Vignette kaufen	
Kleidung	
Stark abhängig vom Zielland und der Dauer des Praktikums (Jahreszeit beachten). Neben bequemer und legerer Alltagskleidung unbedingt auf ausreichend schicke Kleidung (siehe landesspezifische Kapitel) einpacken. Individuell sehr unterschiedlich!	
Falls nicht gestellt: Arbeitskleidung (Arztkittel oder Scrubs, Schuhe)	
Reiseapotheke (siehe Checkliste Reiseapotheke)	
Technik (Laptop, Smartphone, Ladekabel, Stromadapter etc.)	
Literatur und Lehrmaterialien	

Checkliste: Sofortmaßnahmen nach beruflicher Nadelstichverletzung

Stichverletzungen im Rahmen des ärztlichen Berufes sind häufig und kommen trotz höchster Sorgfalt immer wieder vor. Auch wenn dies in Anbetracht der Situation oft schwierig ist, sollte man versuchen, zunächst einen kühlen Kopf zu bewahren. Hierbei gilt es einige wichtige Dinge innerhalb der ersten Sekunden nach einem Ereignis sofort zu beachten. Dadurch wird das Infektionsrisiko

minimiert. Hierauf wird mit der Checkliste „Sofortmaßnahmen nach beruflicher Nadelstichverletzungen" eingegangen.

1. Aktuelle **Tätigkeit sofort** und ohne Verzögerung **unter-
   brechen**.
2. **Bluten lassen**! Den spontanen Blutfluss nicht sofort
   unterbinden, so wird potenziell infektiöses Material
   herausgespült. Die Wunde nicht quetschen!
3. **Spülung**! Die Spülung sollte mit Wasser und Seife
   oder einem Antiseptikum (Händedesinfektionsmittel
   oder Hautantiseptikum auf Ethanolbasis, mindestens
   70 %-ige Lösung) erfolgen.
4. **Vorgesetze informieren**, Hilfe durch fachkundiges Personal organisieren. D-Arzt aufsuchen.
5. **Beratung** in Anspruch nehmen, serologische Untersuchungen organisieren, HIV-PEP erwägen.

Das Abschätzen des Infektionsrisikos ist essentiell. Darauf basierend kann eine rationale Entscheidung über
die Notwendigkeit einer medikamentösen Prophylaxe
getroffen werden. Hier sei erneut auf die entsprechende
Literatur verwiesen [51, 52, 53]. Eine Nadelstichverletzung im Rahmen einer beruflichen Tätigkeit, egal ob
Famulatur oder praktisches Jahr, ist ein **Arbeitsunfall**.
Dieser muss unbedingt dem zuständigen Betriebs- oder
Durchgangsarzt gemeldet werden. Dies hat rechtliche
und versicherungstechnische Gründe.

Damit es gar nicht erst dazu kommt, sollte man bei sämtlichen Maßnahmen mit spitzen Gegenständen (Blutentnahmen, Legen von Verweilkanülen, Nähen etc.) folgende Punkte stets beachten.
Prävention der beruflichen Nadelstichverletzungen

1. **Ruhe und Konzentration.** Blutentnahmen sollten niemals schnell noch vor dem Mittagessen oder zwischen Tür und Angel erledigt werden. Auch für eine simple Blutentnahme sollten Sie sich genügend Zeit zur Vorbereitung nehmen. Störfaktoren reduzieren.
2. Da Sie mit potentiell infektiösem Material (Blut) in Kontakt kommen, sollten stets **Handschuhe** getragen werden.
3. Bei jeder Maßnahme mit spitzen Gegenständen sollten Sie einen **Abwurfbehälter** mit sich führen. Davon unbedingt Gebrauch machen. Nadeln nie offen liegen lassen, sofort abwerfen, kein Recapping.
4. **Konzentration.** Bei agitierten oder deliranten Patienten Hilfe suchen. Eigenschutz geht vor!

Checkliste: Kostenaufstellung Famulatur/PJ-Tertial (Tab. 12.6)
Anhand der folgenden Tabelle können Sie schnell die ungefähren Kosten Ihres anstehenden Praktikums abschätzen. Sie enthält die wichtigsten Kostenfaktoren. Es hat sich bewährt, zunächst großzügig zu kalkulieren, um ein realistisches Budget zu errechnen.

Tab. 12.6 Checkliste: Kostenaufstellung

Posten	Gebühren in Euro
Bewerbungsgebühren (Application Fee, Registration Fee)	
Teaching Fee	
Andere Gebühren (ärztliche Untersuchungen, Impfungen, Sprachkurs, Zertifikate, Visum)	
Unterkunft (Wohnheim, eigenes Zimmer etc.)	
Verpflegung	
An- und Abreise (Flüge, Bahnfahrt, Benzinkosten etc.)	
Sonstiges (Internet, öffentliche Verkehrsmittel, Hygieneartikel, Körperpflege, Kleidung, Kautionen etc.)	
Lehrmaterialen (Bücher, Kursgebühren etc.)	
Freizeitaktivitäten, Eintrittsgebühren, kulturelle Veranstaltungen, Ausflüge, eventuell Heimatbesuch	
Einmalige Gebühren (Abschlussreinigung Unterkunft, Kosten für die Ausstellung benötigter Dokumente, Teilnahmegebühr Uni-Sport etc.)	
Gesamtsumme	

Checkliste: Erfahrungsbericht (Tab. 12.7)

Folgende Checkliste enthält die wichtigsten Informationen, die jeder Erfahrungsbericht enthalten sollte.

> Beachten Sie, dass es nicht auf die Länge oder den Umfang eines Berichtes, sondern auf dessen Inhalt ankommt.

Kurze und knappe Berichte sind meist eingängiger und deshalb auch besser zu lesen als weitschweifige, seitenlange Berichte.

Tab. 12.7   Checkliste: Erfahrungsbericht

Welche Information sollte mein Erfahrungsbericht unbedingt enthalten?	Vorhanden?
Eckdaten zum Praktikum (Famulatur oder PJ? Dauer und Zeitraum)	
Eckdaten zum Krankenhaus (Stadt, Land, Name, Abteilung)	
Bewerbungsverfahren (Vorlaufzeit, benötigte Dokumente etc.)	
Informationen zu Kosten (Application Fee, Teaching Fee) und Gehalt	
Informationen zu Anreise und Unterkunft	
Informationen zum Praktikum insbesondere:	
Arbeitsbeginn und Arbeitsende. Dienste? Arbeit am Wochenende?	
Ausreichende Supervision? Curriculum vorhanden? Eigene Patienten?	
Art der Tätigkeit? Fachrichtung und Rotationen (Station, OP, Ambulanz)	
Angaben zu Studentenunterricht und Fortbildungen	
Sonstiges: Freizeitprogramm, landesspezifische Besonderheiten	
Kritisches Résumé und kurze Bewertung	
Liste hilfreicher Ressourcen (Links, Bücher, Reiseführer, Adressen etc.)	

12.3 Vorlagen

In diesem Abschnitt finden Sie Vorlagen für Anschreiben, an denen Sie sich orientieren können. Es empfiehlt sich, das Anschreiben so individuell wie möglich zu gestalten. Diese Vorlagen stellen lediglich Orientierungshilfen dar. Hilfreiche Tipps zum Verfassen eines Anschreibens finden sich online im „Medilingua" Portal der Fakultät für Sprach- und Literaturwissenschaften der Ludwig-Maximilians-Universität München [234].

Enquiry I

Date

Betreff: Enquiry regarding a clinical elective at [hier Name des Klinikums einfügen]

Dear Prof. Dr. *[hier Name einfügen]*,

My name is *[hier Name einfügen]*, I am a *[hier Alter einfügen]*-years old clinical medical student, enrolled at *[hier Name einfügen]* University in Germany.
In *[hier Datum einfügen]*, I am going to finish the clinical section of my studies by taking the written part of the so called "State Examination". In order to gain admission to the oral part of the "State Examination", German medical students must successfully complete their "practical year". This involves 16 weeks of work in each of the following areas: Internal medicine, Surgery and one area of free choice. Since Internal medicine is the most intriguing specialty in medicine for me, I seriously consider to specialize in this discipline.

Knowing about its outstanding reputation and the high education level at the Department *[hier Name einfügen]*, I would like to ask if you would accept German students for a clinical elective of at least eight weeks at your department? If so, could you please let me know which further documents and references are necessary in order to apply for an elective *[hier Datum einfügen]*?

I would like to outline, that I am fluent in written and spoken English as well as *[hier weitere Sprachen einfügen]*. Furthermore, I took part in several medical electives abroad, amongst others in *[hier Länder und Instiutionen einfügen]*, in the past. I would be delighted about a consideration of my application and I am looking forward to hearing from you.

Sincerely yours,
Max Mustermann

Enquiry II

Date

Betreff: Enquiry regarding a medical elective at [hier Name des Klinikums einfügen]

Dear Sir or Madam,

My name is *[hier Name einfügen]*, I am a medical student at *[hier Name der Universität einfügen]* University in Germany. Currently, I am in the *[hier Jahr einfügen]* year of medical training. I am writing to enquire as to the possibility of obtaining an elective at your renowned institution.

I am very interested in the subjects of *[hier Disziplin und ggf. Subdisziplin einfügen] and* would like to ask if you accept German students for a clinical elective in the Department of *[hier Name einfügen]*. The dates for the proposed medical elective would be between *[hier Datum einfügen]*. Please note that I could be flexible regarding the timing of the elective.

As a mandatory part of my medical degree, I have already completed several electives in the fields of *[hier frühere Famulaturen einfügen]*. These electives allowed me to gain a very good introduction to many aspects of practical medical training. Furthermore, they enabled me to focus on areas that I would possibly like to specialize in. Knowing about the excellent reputation of your department in the field of *[hier Disziplin und ggf. Subdisziplin einfügen]*, I am convinced that an elective at your institution would be a highly valuable addition to my education. I am particularly interested in *[hier entsprechenden Schwerpunkt einfügen]*.

Please find attached my CV and letters of recommendation. I acknowledge that all costs incurred in regard to an elective at your institution are my own responsibility.

Thank you in advance for considering my application. Please feel free to contact me at any time if you require any further information.

Yours sincerely,
Maximiliane Mustermann

Zahlreiche weitere Beispiele finden sich im Internet. Es wird empfohlen, die Anschreiben so gut wie möglich zu personalisieren. Wer in seinem Anschreiben direkt auf die Bewerbungsvoraussetzungen der Universitäten eingeht und diese anerkennt, erhöht überdies seine Chancen.

Literatur und Internetseiten

1. Drain PK, Primack A, Hunt DD, Fawzi WW, Holmes KK, Gardner P (2007) Global health in medical education: a call for more training and opportunities. Acad Med 82(3):226–230
2. Izadnegahdar R, Correia S, Ohata B, Kittler A, Kuile S ter, Vaillancourt S et al (2008) Global health in Canadian medical education: current practices and opportunities. Acad Med 83(2):192–198
3. Anderson KC, Slatnik MA, Pereira I, Cheung E, Xu K, Brewer TF (2012) Are we there yet? Preparing Canadian medical students for global health electives. Acad Med 87(2):206–209
4. Miranda JJ, Yudkin JS, Willott C (2005) International health electives: four years of experience. Travel Med Infect Dis 3(3):133–141

© Springer-Verlag GmbH Deutschland, ein Teil von Springer Nature 2018
M. Storz, *PJ und Famulatur im Ausland*, Springer-Lehrbuch, https://doi.org/10.1007/978-3-662-57657-1

5. Association of American Medical Colleges GQ Medical School Graduation Questionnaire: all schools summary report: final (2017). https://www.aamc.org/download/481784/data/2017gqallschoolssummaryreport.pdf

6. Wilkinson D, Symon B (1999) Medical students, their electives, and HIV. BMJ 318(7177):139–140

7. Grudzen CR, Legome E (2007) Loss of international medical experiences: knowledge, attitudes and skills at risk. BMC Med Educ 28(7):47

8. Federico SG, Zachar PA, Oravec CM, Mandler T, Goldson E, Brown J (2006) A successful international child health elective: the University of Colorado Department of Pediatrics' experience. Arch Pediatr Adolesc Med 160(2):191–196

9. Thompson MJ, Huntington MK, Hunt DD, Pinsky LE, Brodie JJ (2003) Educational effects of international health electives on U.S. and Canadian medical students and residents: a literature review. Acad Med 78(3):342–347

10. Panosian C, Coates TJ (2006) The new medical 'Missionaries' – grooming the next generation of global health workers. N Engl J Med 354(17):1771–1773

11. Stys D, Hopman W, Carpenter J (2013) What is the value of global health electives during medical school? Med Teach 35(3):209–218

12. Smith JK, Weaver DB (2006) Capturing medical students' idealism. Ann Fam Med 4(suppl 1):32–37

13. Ramsey AH, Haq C, Gjerde CL, Rothenberg D (2004) Career influence of an international health experience during medical school. Fam Med 36(6):412–416

14. Gupta AR, Wells CK, Horwitz RI, Bia FJ, Barry M (1999) The international health program: the fifteen-year experience with Yale University's internal medicine residency program. Am J Trop Med Hyg 61(6):1019–1023

15. Woloschuk W, Harasym PH, Temple W (2004) Attitude change during medical school: a cohort study. Med Educ 38(5):522–534

16. Jeffrey J, Dumont RA, Kim GY, Kuo T (2011) Effects of international health electives on medical student learning and career choice: results of a systematic literature review. Fam Med 43(1):21–28

17. Bissonette R, Routé C (1994) The educational effect of clinical rotations in nonindustrialized countries. Fam Med 26(4):226–231

18. Haq C, Rothenberg D, Gjerde C, Bobula J, Wilson C, Bickley L et al (2000) New world views: preparing physicians in training for global health work. Fam Med 32(8):566–572

19. Mutchnick IS, Moyer CA, Stern DT (2003) Expanding the boundaries of medical education: evidence for cross-cultural exchanges. Acad Med 78(10 Suppl):1–5

20. Miller WC, Corey GR, Lallinger GJ, Durack DT (1995) International health and internal medicine residency training: the Duke University experience. Am J Med 99(3):291–297

21. Anonymous (1993) The overseas elective purpose or picnic? The Lancet 342(8874):753–754

22. https://www.uni-muenchen.de/studium/administratives/pruefungsaemter/07_med/pruefungsamt_mediz/zweiter_abs_ae_pr/praktisches_jahr/index.html. Zugegriffen: 9. Mai 2018

23. www.bvmd.de/unsere-arbeit/austausch/

24. www.ippnw.de/der-verein/studierende/famulieren-engagieren.html

25. www.ets.org/toefl

26. www.ielts.org/

27. www.bundesjustizamt.de/DE/Themen/Buergerdienste/BZR/FZ_node.html

28. www.usmle.org/

29. https://www.rki.de/DE/Content/Infekt/EpidBull/Merkblaetter/Ratgeber_Staphylokokken_MRSA.html. Zugegriffen: 14. Juni 2018

30. www.famulatur-ranking.de

31. www.pj-ranking.de

32. http://www.famcheck.at/

33. https://www.bvmd.de/unsere-arbeit/austausch/erfahrungsberichte/. Zugegriffen: 14. Juni 2018

34. http://www.kneu.ovgu.de/ummd/aaaErfahrungsberichte-p-5314.html. Zugegriffen: 14. Juni 2018

35. www.bundesgesundheitsministerium.de/themen/krankenversicherung/online-ratgeber-krankenversicherung/krankenversicherung/versicherungsschutz-im-ausland.html

36. https://www.marburger-bund.de/mb-treuhand/kooperationspartner/deutsche-aerzteversicherung/studierendeberufshaftpflicht

37. https://www.aerzteversicherung.de/Produkte/Berufshaftpflicht/PJ-Famulatur-im-Ausland

38. www.rki.de/DE/Content/Infekt/Impfen/impfen_node.html. Zugegriffen: 14. Juni 2018

39. www.auswaertiges-amt.de/DE/Aussenpolitik/Laender/Laender_Uebersicht_node.html. Zugegriffen: 14. Juni 2018

40. https://www.gov.uk/browse/abroad/travel-abroad

41. www.who.int/ith/en/

42. https://www.airbnb.de/

43. https://www.craigslist.org/about/sites. Zugegriffen: 14. Juni 2018

44. https://housinganywhere.com/de/

45. www.numbeo.com/cost-of-living/

46. https://www.couchsurfing.com/

47. http://www.hospitalityclub.org/

48. http://globalfreeloaders.com/

49. https://www.urlaubsguru.de/lexikon/couchsurfing/
50. http://www.japanrailpass.net/de/
51. https://www.hivandmore.de/hiv-pep/beruflicheexpostion.shtml
52. Landovitz RJ, Currier JS (2009) Postexposure prophylaxis for HIV infection. N Engl J Med 361(18):1768–1775
53. http://docplayer.org/23190733-Gesundheitsdienst-regionalarztstelle-nairobi.html. Zugegriffen: 14. Juni 2018
54. Kumwenda B, Royan D, Ringsell P, Dowell J (2014) Western medical students' experiences on clinical electives in sub-Saharan Africa. Med Educ 48(6):593–603
55. https://www.hannover.ihk.de/fileadmin/data/Dokumente/Themen/Sicherheit/081030-Merkblatt-IT-Sicherheit-Ausland-neu.pdf. Zugegriffen: 14. Juni 2018
56. http://www.medizin.hhu.de/studium-und-lehre/studium-international/stipendien-und-foerderprogramme/famulaturstipendium-der-medizinischen-fakultaet-duesseldorf.html. Zugegriffen: 14. Juni 2018
57. http://www.erasmusplus.de/
58. https://www.daad.de/hochschulen/programme-weltweit/mobilitaet/promos/de/23661-promos-programm-zur-steigerung-der-mobilitaet-von-studierenden-deutscher-hochschulen/. Zugegriffen: 14. Juni 2018
59. https://www.daad.de/ausland/praktikum/stipendien/de/161-stipendienprogramme/. Zugegriffen: 14. Juni 2018
60. https://www.daad.de/rise/de/rise-weltweit/. Zugegriffen: 14. Juni 2018
61. https://www.cusanuswerk.de/foerderung/finanzielle-foerderung/foerderung-von-studierenden.html. Zugegriffen: 14. Juni 2018
62. https://www.dfjw.org/programme-aus-und-fortbildungen/stipendium-fur-ein-studiengebundenes-praktikum.html. Zugegriffen: 14. Juni 2018

63. www.medizinernachwuchs.de/category/foerdermoeglichkei-ten. Zugegriffen: 14. Juni 2018
64. https://www.deutschlandstipendium.de/de/1625.php
65. https://www.stipendienlotse.de/
66. http://www.mystipendium.de/
67. http://www.scholarshipportal.com/
68. http://www.e-fellows.net/
69. https://www.vergleich.org/stipendium/
70. https://www.daad.de/medien/ausland/dokumente/wege_ins_auslandspraktikum_2013.pdf. Zugegriffen: 14. Juni 2018
71. https://www.daad.de/medien/ausland/dokumente/praktika-brosch%C3%BCre__2018.pdf. Zugegriffen: 14. Juni 2018
72. www.leboncoin.fr/
73. www.cidj.com/vie-pratique/trouver-un-logement
74. www.appartager.com
75. www.adele.org
76. www.caf.fr/
77. http://lcme.org/directory/
78. https://geo.craigslist.org/iso/us
79. http://usa.accommodationforstudents.com/
80. https://www.trulia.com/rent/
81. https://american.uloop.com/housing/
82. https://www.zillow.com/
83. https://www.mcgill.ca/medicine/
84. https://medecine.umontreal.ca/medical-school/
85. https://med.uottawa.ca/en
86. http://www.med.ubc.ca/
87. http://www.med.mun.ca/medicine/home.aspx
88. https://www.afmcstudentportal.ca/
89. http://www.cic.gc.ca/pp-md/pp-list.aspx. Zugegriffen: 14. Juni 2018

90. https://www.canada.ca/en/immigration-refugees-citizenship/services/application/medical-police/medical-exams.html. Zugegriffen: 14. Juni 2018

91. https://geo.craigslist.org/iso/ca

92. https://www.kijiji.ca/

93. http://torontoroommates.ca/downtown-roommates.php

94. https://vanmates.com/

95. https://www.coachcanada.com/

96. https://www.greyhound.ca/

97. www.nhs.uk/pages/home.aspx

98. www.bma.org.uk/collective-voice/committees/patient-liaison-group/resources. Zugegriffen: 14. Juni 2018

99. www.bma.org.uk/

100. www.ucl.ac.uk/medical-school

101. www.smd.qmul.ac.uk/

102. www.kcl.ac.uk/lsm/index.Aspx

103. www.keele.ac.uk/medicine/medicalelectiveplacements-non-keelestudents/. Zugegriffen: 14. Juni 2018

104. https://www.keele.ac.uk/

105. www.ed.ac.uk/medicine-vet-medicine/edinburgh-medical-school/medical-electives. Zugegriffen: 14. Juni 2018

106. https://www.gla.ac.uk/schools/medicine/mus/visitingelectives/. Zugegriffen: 14. Juni 2018

107. https://www.dundee.ac.uk/medicine/study/ug/visiting-electives/. Zugegriffen: 14. Juni 2018

108. http://www.nhs.uk/servicedirectories/pages/nhstrustlisting.aspx. Zugegriffen: 14. Juni 2018

109. www.medschl.cam.ac.uk/education/elective/. Zugegriffen: 14. Juni 2018

110. www.medsci.ox.ac.uk/study/medicine/electives. Zugegriffen: 14. Juni 2018

111. www.kcl.ac.uk/lsm/education/meded/mbbs/electives/visiting.aspx. Zugegriffen: 14. Juni 2018

112. www.spareroom.co.uk/
113. www.rightmove.co.uk/
114. www.accommodationforstudents.com
115. www.gumtree.com/
116. www.tcd.ie/medicine/ug-med/visiting-medical-electives/. Zugegriffen: 14. Juni 2018
117. www.ucd.ie/medicine/studywithus/internationalstudents/incomingelectivestudents/. Zugegriffen: 14. Juni 2018
118. www.ucc.ie/en/medical/incomingelectives/.   Zugegriffen: 14. Juni 2018
119. http://www.daft.ie/
120. https://www.myhome.ie/
121. https://www.rent.ie/student-accommodation/. Zugegriffen: 14. Juni 2018
122. https://www.collegecribs.ie/
123. http://www.educationinireland.com/en/
124. www.sydney.edu.au/medicine/central/electives/faqs.php. Zugegriffen: 14. Juni 2018
125. www.border.gov.au/Trav
126. http://germany.embassy.gov.au/
127. https://www.gumtree.com.au/
128. https://www.flatmatefinders.com.au/
129. https://flatmates.com.au/
130. Atkinson B, Rawlings-Way C, Dragicevich P, Bennett S, Slater L. Lonely Planet Reiseführer. 6. Aufl. Mairdumont, Ostfildern
131. Remus J (2012) Gebrauchsanweisung für Neuseeland. Piper München
132. https://www.mcnz.org.nz/
133. http://www.otago.ac.nz/wellington/study/electives/index.html. Zugegriffen: 14. Juni 2018
134. http://www.otago.ac.nz/christchurch/study/otago013588.html. Zugegriffen: 14. Juni 2018

135. https://www.fmhs.auckland.ac.nz/en/faculty/for/international-students/electives/about-the-elective-scheme.html. Zugegriffen: 14. Juni 2018

136. http://www.hawkesbay.health.nz/about-us/education-and-development/elective-placements-for-overseas-medical-students/. Zugegriffen: 14. Juni 2018

137. https://www.trademe.co.nz/property/residential-property-to-rent. Zugegriffen: 14. Juni 2018

138. http://www.health.uct.ac.za/

139. https://www.sun.ac.za/english/faculty/healthsciences/about-us. Zugegriffen: 14. Juni 2018

140. https://www.wits.ac.za/health/

141. http://scm.ukzn.ac.za/Homepage.aspx

142. http://www.up.ac.za/school-of-medicine. Zugegriffen: 14. Juni 2018

143. https://www.sun.ac.za/english/faculty/healthsciences/Pages/International-undergraduate-elective-students0416-5756.aspx. Zugegriffen: 14. Juni 2018

144. http://www.health.uct.ac.za/fhs/apply/undergrad/international. Zugegriffen: 14. Juni 2018

145. http://scm.ukzn.ac.za/Postgraduate-Information/Student-Electives.aspx. Zugegriffen: 14. Juni 2018

146. http://www.hpcsa.co.za/. Zugegriffen: 14. Juni 2018

147. https://www.auswaertiges-amt.de/de/aussenpolitik/laender/suedafrika-node/suedafrikasicherheit/208400. Zugegriffen: 14. Juni 2018

148. https://www.sun.ac.za/english/faculty/healthsciences/Documents/InternationalDocs/INFORMATION%20PACK%20FOR%20PROSPECTIVE%20FOREIGN%20ELECTIVE%20STUDENTS.pdf. Zugegriffen: 14. Juni 2018

149. http://www.useoul.edu/

150. http://en.medicine.snu.ac.kr/. Zugegriffen: 14. Juni 2018

151. http://medicine.yonsei.ac.kr/en/. Zugegriffen: 14. Juni 2018

152. http://medicine.catholic.ac.kr/eng/
153. https://www.skku.edu/eng_home/edu/hu_science/medical.jsp
154. http://www.snuh.org/intro.do
155. http://eng.amc.seoul.kr/asan/lang/main.do.   Zugegriffen: 14. Juni 2018
156. https://www.samsunghospital.com/gb/language/english/patients/aboutIhs.do. Zugegriffen: 14. Juni 2018
157. http://foreigner.gilhospital.com/
158. http://medicine.snu.ac.kr/oia/product/index2.htm. Zugegriffen: 14. Juni 2018
159. http://eng.amc.seoul.kr/asan/lang/education/langEducationInfoStudent.do. Zugegriffen: 14. Juni 2018
160. https://www.samsunghospital.com/gb/language/english/education/medicalStudent.do. Zugegriffen: 14. Juni 2018
161. http://www.ku.dk/english/
162. http://www.au.dk/en/
163. https://www.sdu.dk/en/
164. https://www.rigshospitalet.dk/
165. www.ouh.dk/wm259883
166. http://www.auh.dk/
167. https://www.nordsjaellandshospital.dk/
168. http://www.aalborguh.rn.dk/
169. https://www.boligportal.dk/en/
170. https://en.lejebolig.dk/
171. https://minlejebolig.dk/By/Aarhus
172. https://www.aarhusbolig.dk
173. http://rødbillet.dk/
174. http://www.farmaciamedicina.uniroma1.it/en
175. http://www.rm.unicatt.it/medicina/
176. http://www.medicina.unimi.it/
177. http://www.medicinachirurgia.unipd.it/
178. http://www.medicina.unibo.it/it

179. http://www.sabes.it

180. http://www.bakeca.it/

181. https://www.easystanza.it/

182. https://www.affitto.it/

183. https://www.subito.it/

184. http://learningradiology.com/

185. https://radiopaedia.org/

186. https://www.med-ed.virginia.edu/courses/rad/

187. www.kgu.de/zmorph/histopatho/patho/pub/index.html

188. https://eliph.klinikum.uni-heidelberg.de/

189. http://pathorama.ch/vslides/index.html

190. http://www.dermis.net/dermisroot/de/home/index.htm

191. https://www.dermquest.com/image-library/image-search/

192. http://www.atlasdermatologico.com.br/index.jsf

193. http://e-learning.studmed.unibe.ch/

194. Elit L, Hunt M, Redwood-Campbell L, Ranford J, Adelson N, Schwartz L (2011) Ethical issues encountered by medical students during international health electives. Med Educ 45(7):704–711

195. Petrosoniak A, McCarthy A, Varpio L (2010) International health electives: thematic results of student and professional interviews. Med Educ 44(7):683–689

196. Crump JA, Sugarman J (2008) Ethical considerations for short-term experiences by trainees in global health. JAMA 300(12):1456–1458

197. Foong Y (2014) International medical electives: time for a rethink? Aust Med Student J 1(4):5–6

198. Dell EM, Varpio L, Petrosoniak A, Gajaria A, McCarthy AE (2014) The ethics and safety of medical student global health electives. Int J Med Educ 10(5):63–72

199. Dowell J, Merrylees N (2009) Electives: isn't it time for a change? Med Educ 43(2):121–126

200. Banatvala N, Doyal L (1998) Knowing when to say 'no' on the student elective. BMJ 316(7142):1404–1405

201. https://assets.electives.smd.qmul.ac.uk/library/original/pdf/2/electives-pack-final.fb319ea10face17dded523d-30c35a1cf.1327917348.pdf. Zugegriffen: 14. Juni 2018

202. Hope R (2004) The elective pack: the medical student's guide to essential international health and development. IHMEC, London

203. Bozinoff N, Dorman KP, Kerr D, Roebbelen E, Rogers E, Hunter A et al (2014) Toward reciprocity: host supervisor perspectives on international medical electives. Med Educ 48(4):397–404

204. Dowell J, Blacklock C, Liao C, Merrylees N (2014) Boost or burden? Issues posed by short placements in resource-poor settings. Br J Gen Pract 64(623):272–273

205. https://www.bma.org.uk/advice/career/going-abroad/medical-electives. Zugegriffen: 14. Juni 2018

206. Hansoti B, Douglass K, Tupesis J, Runyon MS, Sanson T, Babcock C et al (2013) Guidelines for safety of trainees rotating abroad: consensus recommendations from the global emergency medicine academy of the society for academic emergency medicine, council of emergency medicine residency directors, and the emergency medicine residents' association. Acad Emerg Med 20(4):413–420

207. Einterz EM (2008) The medical student elective in Africa: advice from the field. CMAJ 178(11):1461–1463

208. World Medical Association (WMA). Medical ethics manual, 3. Aufl. 2015. https://www.wma.net/wp-content/uploads/2016/11/Ethics_manual_3rd_Nov2015_en.pdf

209. Handbuch der ärztlichen Ethik. Weltärztebund/World Medical Association, WMA. https://www.wma.net/wp-content/uploads/2016/11/ethics_manual_german.pdf. Zugegriffen: 14. Juni 2018

210. Bender A, Walker P (2013) The obligation of debriefing in global health education. Med Teach 35(3):e1027–1034

211. Dismukes RK, Gaba DM, Howard SK (2006) So many roads: facilitated debriefing in healthcare. Simul Healthc 1(1):23–25

212. Wiskin C, Barrett M, Fruhstorfer B, Schmid ML. Compiled on behalf of the MSC UK Electives Committee. Recommendations for undergraduate medical electives: a UK consensus statement. Med Educ: n/a-n/a

213. Lumb A, Murdoch-Eaton D (2014) Electives in undergraduate medical education: AMEE Guide No. 88. Med Teach 36(7):557–572

214. Law IR, Worley PS, Langham FJ (2013) International medical electives undertaken by Australian medical students: current trends and future directions. Med J Aust 198(6):324–326

215. Corr M (2016) So you want to be an Erasmus medical student? Ulster Med J 85(1):60–61

216. https://www.bvmd.de/wer-wir-sind/arbeitsgruppen/ag-forschungsaustausch/. Zugegriffen: 14. Juni 2018

217. https://www.hopkinsmedicine.org/som/students/policies/visitors.html. Zugegriffen: 14. Juni 2018

218. https://www.mskcc.org/hcp-education-training/medical-students/elective. Zugegriffen: 14. Juni 2018

219. http://cures.cardiff.ac.uk/files/2014/10/NSAMR-How-to-get-involved-with-undergraduate-research.pdf. Zugegriffen: 14. Juni 2018

220. Bettany K (2014) Great contributions: medical students in research. Student BMJ. http://student.bmj.com/student/view-article.html?id=sbmj.g2270. Zugegriffen: 14. Juni 2018

221. https://www.bvmd.de/unsere-arbeit/austausch/laenderlisten/public-health-austausch/. Zugegriffen: 14. Juni 2018

222. http://www.dgu-online.de/bildung/studierende/summer-school-dgou.html. Zugegriffen: 14. Juni 2018

223. http://www.gth-online.org/home/events/5.Vaskulaere-Summer-School-2017.php. Zugegriffen: 14. Juni 2018

224. http://www.degam.de/summerschool.html. Zugegriffen: 14. Juni 2018

225. http://www.endokrinologie.net/veranstaltung/ese-summer-school-on-endocrinology-2018.php. Zugegriffen: 14. Juni 2018

226. http://student.bmj.com/student/student-bmj.html

227. Claxton R (1996) The student BMJ. BMJ 313(7060):7766

228. http://www.amsj.org/

229. http://utmj.org/index.php/UTMJ/

230. https://ojs.library.dal.ca/DMJ

231. http://www.uojm.ca/

232. Alamri Y (2016) How do medical student journals fare? A global survey of journals run by medical students. Educ Health 29(2):136

233. http://www.themedicalstudent.co.uk/about/

234. http://www.medilingua.uni-muenchen.de/online_bausteine/job_app/written_appl/index.html. Zugegriffen: 14. Juni 2018

Sachverzeichnis

A

Accomodation 190
Administration Fee 85, 212
Affiliation Agreement 58
AFMC 192, 193
AirBnB 116
American Medical Association
    (AMA) 184
Anreise 118
Anschreiben 56, 311
    Adressat 60
Apostille 78
Application
    Fee 85, 189
    Form 186
Approved Institutions 185

Arbeitseinstellung 283
Arbeitstag
    erster 251
    letzter 257
Arbeitsunfall 308
Arbeitszeugnis 23
Arzt-Patienten-Beziehung 280
Aufarbeitung, systematische
    285
Aufwand, administrativer 281
Auslandsfamulatur 19, 24
    gemeinsame 100
    Österrreich 24
Auslandskrankenversicherung
    78, 107
Auslandspraktikum 2

© Springer-Verlag GmbH Deutschland, ein Teil von
Springer Nature 2018
M. Storz, *PJ und Famulatur im Ausland*, Springer-Lehrbuch,
https://doi.org/10.1007/978-3-662-57657-1

Australian Medical Student
 Journal (AMSJ) 300
Australien 216
 Bewerbung 218
 Freizeitwert 223
 Gehalt 221
 Lebenshaltungskosten 221
 Region 218
 Sprache 218
 Unterkunft 221
 Visum 220
Auswärtiges Amt 122, 142
Auszahlung, direkte 138

B

back-to-basics diagnosis 4
Bargeld 140
Bedrohung, vitale 275
Berufshaftpflichtversicherung
 79, 103, 107
Betriebsarzt 109
Beurteilungsschreiben 259
Bewerbung
 Absagen 91
 Antwort, ausbleibende 91
 Checkliste 301
 Dean's Letter 66
 Dokumente 61
 E-Mail 55
 Empfehlungsschreiben 69
 Fremdsprachennachweis
 75

Führungszeugnis,
 polizeiliches 77
Gebühr 85
Gesundheitsnachweis 71
Immatrikulations-
 bescheinigung 68
Impfung 71
Lebenslauf 64
Motivationsschreiben 62
Telefon 55
Transcript of Records 67
Versicherungsnachweis 78
Zahlungsbestätigung 81
Zeitpunkt 83
Bewerbungsphase 303
Bezahlen 137
Bloodborne Pathogens 189
Bullets 266
Bundesvertretung der
 Medizinstudierenden
 in Deutschland e.V.
 (BVMD) 51
BVMD-Erfahrungsberichtda-
 tenbank 99

C

Carta
 de recomendacion 179
 de solicitud 179
Case Files – Internal
 Medicine 135
Checkliste 257, 301

Bewerbung 301
Erfahrungsbericht 310
erstellen 257
Formalia 301
Gepäck 306
Kostenaufstellung 309
Reiseapotheke 305
Sofortmaßnahmen
Stichverletzung 307
Vor der Abreise 305
Zeitplan, orientierender
302
Chickenpox 72
Clerkships 89
Clinical Elective 64, 88
Colegios Mayores 181
Commonwealth-Stecker 208
Concours 168
Consultant 217
Core
clerkships 68
Messages 266
Rotations 89
cost-conscious practice 4
Couchsurfing 116
Coverage 79
Craiglist 116
Criminal Background Check
77
Curso Fundamentos Clínico
Prácticos 179
Cusanuswerk 148

D
Dalhousie Medical Journal
300
Dänemark 241
Bewerbung 242
Gehalt 245
Lebenshaltungskosten 245
Unterkunft 245
Dänisch-Sprachkurs 244
Dauermedikation 123
Dean's Letter 66, 187, 302
Debriefing 285
Deutsche Akademische Aus-
tauschdienst (DAAD)
148
Deutschland Stipendium 149
Deuxième cycle d'études
médicales (DCEM) 168
Doktorarbeit 65, 103
Dormitories 113
Dossiers 169

E
EC-Karte 139
E-Fellows 149
Einreisebestimmung 121
E-Learning 262
Elective 7
Elective Coordinator 61, 101,
219, 220, 230
Eligibility requirement 61,
86, 184

Elsass 171
Empathie 280
Empfehlungsschreiben 69,
    103
Endbeglaubigung 78
Entscheidungsfindung 303
Erasmus-Aufenthalt 293
ERASMUS-Stipendium 148
Erfahrungsbericht 288, 310
    eigener 288
Erfahrungsberichtdatenbank
    95
Erlebnis, negatives 286
Ethik 269
Europäische Krankenver-
    sicherungskarte 107

F
Fachliteratur 132
Fake-Rezension 96
famcheck.at 98
Famulatur 267
    Anrechnung 25
    Arbeitszeugnis 23
    Bescheinigung 25
    Dauer 18, 24
    Deutschland 24
    Einichtungen 19
    Fachwahl 24
    Formalitäten 15
    im Ausland 19, 24
    Karibik 25

Karriere 25
Krankenhausrichtlinien 24
Krankheit 20
    Nicht-Anerkennung 25
    Österrreich 24
    Sprachkenntnisse 25
    Stempel 25
    Unterkunft 112
    Wochenenden 18
    Zeitraum 16
    Zeugnis 21
famulatur-ranking.de 98
Famulaturstipendium 147
Famulaturverlauf 254
Famulaturzeugnis 21
    Ausstellungsdatum 21
    Besonderheiten 22
    Verlust 25
Famulieren & Engagieren 52
Fernbus 120
final-year student 68
Finanzierungsmöglichkeit
    146
Flu Shot 73, 187
Fördermöglichkeit 146
Forschungsaustausch 295
Forschungsprojekt 256
Foundation Programme 198
Francais medical 127
Frankreich 167
    Bewerbung 173
    Freizeitwert 175
    Gehalt 172

Lebenshaltungskosten 172
Region 170
Sprache 170
Sprachnachweis 170
Unterkunft 172
Französisch für Mediziner
    Gebrauchsanweisung mit
    Wörterbuch für Aus-
    landsaufenthalt und
    Klinikalltag 128
Fremdsprachennachweis 75
Führerschein, internationaler
    136
Führungszeugnis, polizei-
    liches 77
FY1 198
FY2 198

G

Gardes 172
Gastgeber 281
Gastgeschenk 137, 252
Gebühren 145
Gehalt 154
Gelbfieberimpfung 111
General Practitioner (GP)
    197
Gepäck 122
German Grading System 68
Gesundheitsnachweis 71
Global Health Elective 1
GlobalFreeloaders 117

Goshiwon 240
Großbritannien 196
    Bewerbung 202
    Freizeitwert 207
    Gehalt 205
    Lebenshaltungskosten 205
    Region 200
    Sprache 200
    Unterkunft 205

H

Haftpflichtversicherung 166
Halbtax 161, 166
Hands-on Activities 89
Handy 140
Harvard Medical School 57
Health
    Professions Admissions
        Test (HPAT) 209
    questionnaires 71
Hepatitis B 110
Herausforderung, ethische
    269
HIPAA-Training 82, 188
HIVandMore 125
HIV-Exposition, berufliche
    125
HIV-Postexpositionspro-
    phylaxe 125, 233
Hospitalityclub 117
Housing 190
Housing Anywhere 116

I

ICE-Telefonnummer 141
IELTS-Test 75
IGRA-TBC-Test 194
Immatrikulations-
    bescheinigung 68
Impfung 71, 109
Influenzaimpfung 111
Institut für
    Reisemedizin 110
    Tropenmedizin 110
Integrität 278
Internado rotatorio 179
International Office 147
Internationale Ärzte für die
    Verhütung des Atom-
    kriegs (IPPNW) 52
Internet 140
Interns 217
Internship 91, 105
Irish Medical Council 209
Irland 208
    Bewerbung 212
    Freizeitwert 215
    Gehalt 214
    Lebenshaltungskosten 214
    Region 211
    Sprache 211
    Unterkunft 214
Italien 247
    Bewerbung 248
    Gehalt 249
    Lebenshaltungskosten 249
    Unterkunft 249

J

Japan-Rail-Pass 120
Junior Doctor 198

K

Kanada 191
    Bewerbung 193
    Gehalt 195
    Lebenshaltungskosten 195
    nterkunft 195
Kaufkraftausgleich 166
Kaution 257
Key Points 266
Kleidervorschriften 122
klinisk ophold 243
Kompetenzniveau, eigenes
    271, 274
Kontaktdaten 260
Kooperationsprogramm 50
Kostenaufstellung 309
Kurzstipendium für Praktika
    im Ausland 148

L

Landesprüfungsamt 15, 17,
    21, 22, 25, 26, 28, 39,
    42, 44, 59

Le Francais medical 129
Lebenserfahrung 5
Lebenshaltungskosten 154
Lebenslauf 64
Lehrbuch 262
Lenguaje médico espanol 127
Lerneffekt 265
Letter of
  Motivation (LoM) 62
  Recommendation (LoR)
    24, 69
Liaison Committee on Medi-
  cal Education (LCME)
  184
Logbuch 255
London 201

M

Malariaprophylaxe 111
Medical
  Council of New Zealand
    224
  Elective 40, 88, 100
  English 127
  Ethics Manual 281
  Information Protection
    Agreement 83
Médico Interno Residente
  (MIR) 176
Medikamente 123
Medizinernachwuchs 149
Medizinstudiumdauer 145

Memorandum of Understan-
  ding (MoU) 58, 185
Mendel-Mantoux-Test 194
Modernising-Medical-Ca-
  reer-Programm 199
Motivationsschreiben 62
MRSA-Abstrich 82
My Stipendium 149

N

Nadelstichverletzung 307
National Health Service
  (NHS) 196
Neuseeland 223
  Bewerbung 224
  Gehalt 226
  Lebenshaltungskosten 226
  Unterkunft 226
Non-refundable Application
  Fee 86
Notfall 275
Numbeo 116
Nursing Homes 222

O

Observership 28, 39, 89, 103,
  261
Occupational Health
  Assessment 205
Orientierungsphase 303

OSHA-Training 82, 188
Oxford Handbook of Clinical
    Medicine 133

P

Paris 171
PGY1 91
Pikett-Dienst 161, 162
PJ-Informationsabend 41
pj-ranking.de 98
PJ-Stipendium 147
Post-Doc 296
Postgraduate Training 91
Praktikumsplatzbewerbung
    50
Praktikumsverlauf 254
Praktisches Jahr 33, 266
    Äquivalenzbescheinigung
        42
    Arbeitsort 38
    Bescheinigung 42
    Dauer 34
    Fehltage 34, 46
    Formalitäten 34
    im Ausland 38
    Medical Elective 40
    Statusbescheinigung 43
    Teilzeit 46
    Unterbrechung 47
    Unterkunft 112
    Verlauf 254
    Zeitraum 34

Premier cycle d'études
    médicales (PCEM) 167
Prepaid-SIM-Karte 140
Professional
    English in Use Medicine
        128
    Experience 64
PROMOS-Stipendium 148

Q

Quantiferon-Test 194

R

Referenzschreiben 259
Refundable Application Fee
    86
Registrar 217
Reiseapotheke 112, 123
    Checkliste 305
Research Electives 294
Residencias Universitarias
    181
RISE-Programm 295
RISE-weltweit 148
Rotationsplan 252
Rufbereitschaft 162

S

Scamming 115
Scholarshipportal 149

Schweiz 153
  Arbeitsbedingungen 156
  Bewerbungsverfahren 158
  Freizeitwert 160
  Krankenversicherung 164
  Region 154
  Sprache 154
Schweizer Konto 163
Scrubs 218
Semesterticketzurück-
    erstattung 151
Shadowing 89
Shadowing-Programm 261
Shared-decision-making 280
Short Coats 183
Short-term
  Elective Placement 205
  Research Electives 293
Sicherheit im Ausland 142
Skype 141
Sonnencreme 124
Spanien 175
  Bewerbung 179
  Freizeitwert 181
  Gehalt 180
  Lebenshaltungskosten 180
  Region 177
  Sprache 177
  Unterkunft 180
Spanisch für Mediziner
  Lenguaje médico espanol
    129

Spanisch im klinischen Alltag
  Kitteltaschenbuch für den
    Auslandsaufenthalt 130
Specialty
  Registrars (StR) 198
  Trainees (ST) 198
Sprachbescheinigung für
    Auslandsaufenthalte 76
Sprache 126
Sprachkurs 126
Staff Accomodation 222
Stage clinique 174
Statement of
  Good Standing 66
  Support 83
Stipendienlotse des Bundes-
    ministeriums für
    Bildung und Forschung
    149
Stipendium 146
  für Auslandspraktika 147
Student BMJ 299
Südafrika 227
  Bewerbung 229
  Gehalt 231
  Lebenshaltungskosten 231
  Unterkunft 231
Südkorea 234
  Bewerbung 237
  Gehalt 240
  Lebenshaltungskosten 240
  Unterkunft 240
Summer Schools 296

T

Teaching Fee 58, 85, 102, 105, 212
Teaching Sessions 200, 217
Telefon 140
Tertial 34
Tertialbescheinigung 255
The Massachusetts General Hospital Handbook of Internal Medicine 134
The Medical Student 301
The Washington Manual Internship Survival Guide 134
TOEFL-Test 75
TOEFL-Voucher 76
Transcript of Records 67, 187, 302
Tuberkulose 73

U

Unfallversicherung 107
United States Medical Licensing Examination (USMLE) 79
University of Ottawa Journal of Medicine 300
University of Toronto Medical Journal 300
Unterkunft 112, 154
    Kaution 115
    Vorauszahlung 115

Unterschied, kultureller 279
USA 182
    Bewerbung 184
    Gehalt 190
    Lebenshaltungskosten 190
    Region 183
    Sprache 183
    Unterkunft 190

V

Versicherungsnachweis 78
Visum 121
    Ausstellung 121
Vorbereitung 303, 304
Vorlage 311

W

Wahltertial 34
Werteorientierung 279
Wertschätzung 278
Wohnungsvermietung 150

Z

Zahlungsbestätigung 81
Zahlungsmittel 137
Zoll- und Einfuhrbestimmung 122
Zusage 303

Printed in the United States
By Bookmasters